当代名中医专科专病经方
薪传临证绝技丛书

名中医

脾胃病经方薪传临证绝技

主编 李小双 高 伟 张志华

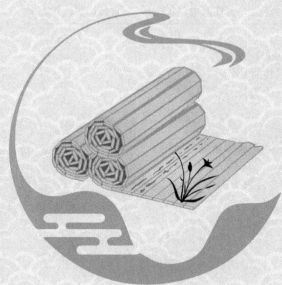

 科学技术文献出版社
SCIENTIFIC AND TECHNICAL DOCUMENTATION PRESS

·北京·

图书在版编目（CIP）数据

名中医脾胃病经方薪传临证绝技 / 李小双，高伟，张志华主编. —北京：科学技术文献出版社，2024.2

（当代名中医专科专病经方薪传临证绝技丛书）

ISBN 978-7-5189-9387-1

Ⅰ.①名… Ⅱ.①李… ②高… ③张… Ⅲ.①脾胃病—中医临床—经验—中国—现代 Ⅳ.① R256.3

中国版本图书馆 CIP 数据核字（2022）第 129951 号

名中医脾胃病经方薪传临证绝技

策划编辑：薛士兵　　责任编辑：刘英杰　张雪峰　　责任校对：张吲哚　　责任出版：张志平

出　版　者	科学技术文献出版社
地　　　址	北京市复兴路15号　邮编 100038
编　务　部	(010) 58882938，58882087（传真）
发　行　部	(010) 58882868，58882870（传真）
邮　购　部	(010) 58882873
官 方 网 址	www.stdp.com.cn
发　行　者	科学技术文献出版社发行　全国各地新华书店经销
印　刷　者	北京虎彩文化传播有限公司
版　　　次	2024 年 2 月第 1 版　2024 年 2 月第 1 次印刷
开　　　本	710×1000　1/16
字　　　数	286千
印　　　张	18　彩插 2 面
书　　　号	ISBN 978-7-5189-9387-1
定　　　价	49.80元

《当代名中医专科专病经方薪传临证绝技》丛书
编 委 会

协编单位　中国中医药研究促进会仲景星火工程分会

中国中医药信息学会人才信息分会

中国针灸学会中医针灸技师工作委员会

世界中医药学会联合会中医疗养研究专业委员会

中国民间中医医药研究开发协会中医膏方养生分会

中关村炎黄中医药科技创新联盟

中华中医药中和医派杨建宇京畿豫医工作室

世界中医药协会国际中和医派研究总会

北京世中联中和国际医学研究院

主编简介

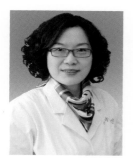

李小双，副主任中医师，1996年毕业于山东中医药大学中医系，于济南市章丘区中医医院参加工作至今。济南市青年名中医，山东中医药学会五运六气专业委员会委员、中医内科专业委员会委员，中华中医药学会五运六气研究专家协作组专家、济南医学会第一届科研管理委员会委员、济南市中医药学会五运六气专业委员会委员、济南中医药学会外治专业委员会副主委、济南医学会第九届理事会理事。擅长运用经方及龙砂医学流派学术理论治疗脾胃病及内科杂病，熟练掌握胃肠镜诊疗技术。近年来在国家级期刊发表论文3篇，先后被评为济南市改善医疗服务行动工作先进个人、济南市章丘区卫生健康局先进工作者、山东省医疗器械不良事件监测工作先进个人、济南市健康扶贫工作先进个人。

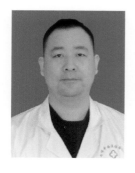

高伟，主治医师，毕业于河南中医药大学，国医大师贺普仁教授亲传弟子，中国传统医学手法研究会会员，郑州市软组织病研究会会员，郑州市中西医结合学会健康管理委员会委员，曾被聘任郑州电视台《健康郑州》栏目健康顾问，主讲录制《中医养生》33期节目。先后师从针刀创始人朱汉章教授学习针刀疗法，水针刀疗法创始人吴汉卿教授学习水针刀疗法，"三通疗法"创始人国医大师贺普仁教授学习火针疗法。从医15年，临证时擅长针药并用，重视食疗，圆机活法，因证施治。

擅长治疗内科胃肠疾病、呼吸道疾病、心脑血管疾病、外科颈肩腰腿痛、风湿、类风湿、妇科病、男科病、皮肤病及各种慢性病。基层医疗病种繁杂，因长期从事基层医疗所以积累了治疗内外妇儿各科杂病的经验。参与编写《中医扶阳学》《温经汤》等临床书籍。

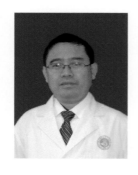

张志华，主任中医师，四川省名中医，博士，乐山市中医医院脾胃病科主任，全国名中医汤一新学术继承人，全国第四批优秀中医临床人才，首批四川省中医优秀临床人才，中华中医药学会脾胃病分会常委，四川省中医药学会理事，四川省中医药学会脾胃病专委会副主任委员，四川省中医药管理局学术和技术带头人，中国医师协会中西医结合医师分会第一届消化病专家委员会委员，乐山市中医药学会副会长。

助推"经方热""经药热"
学术化、规范化、专科化!

《当代名中医专科专病经方薪传临证绝技》丛书终于要出版了!可喜可贺!

这是《医圣仲景文库》系列的成果!

也是我们中和医派中华国医专科专病经方大师研修班的成果!

更是中关村炎黄中医药科技创新联盟中医药国际"一带一路"经方行的成果!

又是中华中医药中和医派杨建宇京畿豫医工作室倡导推动的"经药理论体系"的成果!

也是每年10月21日"世界中医经方日"活动推动的抓手!

而关键所在,《当代名中医专科专病经方薪传临证绝技》丛书有助于推动"经方热""经药热"的学术化、规范化、专科化的发展!

不忘初心,砥砺前行!

重温中医药经典,找回中医药灵魂,再塑中医药伟大,成了中医药人的重要共识与努力导向。提升中医药经典研学力道,钻研中医药经方,以及共同推广普及经方临床应用,成了弘扬中医药经典理论,提高中医药临床服务能力的捷径,成了中医药临床疗效的保障。著名中医药经方大师——黄煌教授,宣讲经方应用,在全球范围内推广普及、规范推进经方的临床应用,助推全球中医"经方热"澎湃前行,是大家公认的挖掘经方宝藏的"兵工团长"。2014年我们中和医派第三代传人王丽娟,主持开展的中华国医专科专病经方大师研修班系列,在北京、南阳、郑州、成都、宁夏、深圳逐次展开,继推至海外。2017年,以黄煌教授为总指挥的中医药国际"一带一路"经方行活动,确定了每年10月21日作为"世界中医经方日",将全球"经方热"推向新的辉煌!继而,在中和医派"经方""精方"基础上,倡导"道地药材""精准用药",强调"动态辨证",推出"经药"概念,创新"经药理论体系",得到"当代神农""中药泰斗"祝之友教授的认可,并以国家中医药管理局全国名老中医药专家祝之友传承工作室的中医临床中药学学科传承的重要内容为导向，大力开展有关中医药"经药"的学术研讨和"经药理论体系"的创新构建，以神农本草经研修班和采药识药班为抓手，以纪念祝之友老教授从事中医药50周年活动为契机，在全国各地乃至港澳台地区、东南亚地区开展中医临床、中药学学术活动及"经药理论"研讨。

祝之友杨建宇经药传承研究室在印度尼西亚巴淡岛挂牌，确定每年农历四月二十六日为"世界中医经药日"。教材专著、专业论文持续出版发表，网络课堂、全球会议持续进行，助推中医"经药热"与"经方热"，相得益彰，携手共进，在中医药时代的大潮中，奔涌前进！

近来，仲景书院经方精英传人、中国中医科学院何庆勇教授，在全国各地开展何庆勇经方经药专题研修班、讲习班，这不但是祝之友教授和我在仲景书院反复宣讲"经药概念"和"经药理论体系"的成果之一，更是"北京－河南－南阳"仲景书院的重大学术成果之一，因为以后还会有更多像何庆勇教授这样的仲景学术精英、"经方""经药"传人，竭力开展"经方""经药"学术传承。再推中医药"经方热""经药热"新高潮，再续中医药"经方热""经药热"新辉煌！

"精研经典弘扬国粹，创新汉方惠泽苍生。"这是国医大师孙光荣教授的题词，也是《当代名中医专科专病经方薪传临证绝技》丛书所有的编者们数十年如一日在学习与临床实践中遵守的准则。熟读中医药经典，夯实中医药基础理论，传承《神农本草经》华夏先民原创治病用药经验精华，探解《黄帝内经》中医药道法自然、天人合一的奥旨，规范在《伤寒杂病论》指导下经方理法方药的临床诊病疗病用药体系，重塑中医药独特的临床辨证思维和优势显著的特色疗法的灵魂，重构中医药"经方""经药"理论体系在中医药理论和临床中的支撑与引领，回归中医药"经方""经药"的学术化发展，规范化推广及其专病专科化应用，促进中医药"经方热""经药热"回归主流中医医院的专病专科科室，成为中医药各专科最普遍的诊疗方式和首要选择，同时，提升中医药学术发展和规范化拓展与应用。而《当代名中医专科专病经方薪传临证绝技》丛书就是围绕各专科专病之优势病种，汇编总结临床卓有成就的各地著名中医专家、临床大家在临床中应用"经方""经药"理论的实践经验和妙招绝技，旨在给年轻中医药学者提供学习"经方""经药"的临床验案及理论精要，更重要的是通过各专病专科的"经方""经药"的汇总，促进临床中各专病专科医师明了各自常用的"经方""经药"，并从中汲取名老中医的临床经验，从而在整体上提升中医药服务大众健康的能力和水平，使中医药"经方热""经药热"走向学术化、规范化、专科化更有理论意义和现实意义，促进中医药事业大发展、大繁荣！

《当代名中医专科专病经方薪传临证绝技》丛书共计30册，是在名誉主编国医大师唐祖宣教授的具体指导下，在各分册主编带领编委会的努力下，历经3年，大家一边干好本职工作，一边积极抗击疫情，利用休息时间，编写稿子，十分辛苦，十分不易，在此给大家道一声"您辛苦啦！大家都是人民的健康卫士！大家都是优秀的抗疫英雄！促进中医药'经方热''经药热'学术化、规范化、专科化发展，大家都是功臣！历史一定会铭记，中医药人不会忘记"。另外，还要感谢科学技术文献出版社对这套书的大力支持和帮助，从选题策划论证，到书稿的编撰排版，无不映衬体现着出版社领导、编辑的辛苦劳动和付出！在此一并表示衷心的感谢和深深的感恩！

最后，仍用我恩师孙光荣国医大师的话来结尾：

美丽中国有中医！

中医万岁！

杨建宇

2022. 10. 21·世界中医经方日·明医中和斋

注：杨建宇　教授、执业中医师、研究员

光明中医杂志社主编

中国中医药现代远程教育杂志社主编

中国中医药研究促进会仲景医学研究分会副会长兼秘书长

中关村炎黄中医药科技创新联盟执行主席

中华中医药中和医派创始人·掌门人

中医药国际"一带一路"经方行总干事

目录

第一章 胃　痛

【名医简介】李振华，终身教授，原河南中医药大学校长，主任中医师。曾兼任中华中医药学会常务理事，现为终身理事，中国中医理论整理研究委员会副主任委员。1990 年被评为全国老中医药专家学术经验继承工作指导老师。2009 年 5 月，李振华被人力资源和社会保障部、卫健委、国家中医药管理局评为"国医大师"。

【经典名方】香砂六君子汤（源于《古今名医方论》）

组成：人参一钱，白术二钱，茯苓二钱，甘草七分，陈皮八分，半夏一钱，砂仁八分，木香七分。

用法：上加生姜二钱，水煎服。

原文：治气虚肿满，痰饮结聚，脾胃不和，变生诸症者。

【学术思想】李老根据"脾胃为后天之本"及李东垣"善治病者唯在调理脾胃"的学说，着重于慢性脾胃病的诊治，提出"脾宜健，胃宜和，肝宜疏"的治疗原则，应用于临床许多疑难杂病。李老认为脾本虚证，胃多实证，脾虚胃实是脾胃病的基本病理特征。脾胃同属中焦，互为表里，相互影响，一升一降，共为调畅全身气机的枢纽，当脾气亏虚或胃中积滞时均易导致虚实夹杂的征象。所以治疗脾胃病虚实夹杂之证时，应当脾胃兼顾，同时施治。脾虚者多为气虚，甚至是阳虚，此均因脾之运化功能失职，以致脾不升清，痰湿内生。胃实者多因积滞，以致胃气不降，上逆咽喉，则可见嗳气吐酸等症。与此同时，李老强调在治疗脾胃病时，应当时常注意横逆犯胃的肝气，肝性条达，宜疏宜畅，肝郁气滞则极易乘犯脾土，引发脾胃病证。在遣方用药时，李老在香砂六君子汤的基础上自拟脾、肝、胃三脏同治的李氏香砂温中汤和萎胃方，并根据肝、脾、胃三脏的寒热虚实偏重，随证加减，用于治疗各种慢性脾胃病证，收到了很好的临床疗效。同时，李老治疗脾虚证用药时，健脾常用甘味药物，正如《素问·至真要大论》云："夫五味入胃，各归其所喜，故……甘先入脾"；《素问·藏气法时论》所云："脾欲缓，急食甘以缓之……甘补之"。这说明甘味药入脾经，有益气健中、补养脾胃之功效。

【诊断思路】胃痛又叫胃脘痛，是以上腹胃脘部近心窝处疼痛为主症的病证。病名最早见于《黄帝内经》（简称《内经》），《灵枢·邪气脏腑病形》指出："胃病者，腹胀，胃脘当心而痛。"胃是机体对饮食物进行消化吸收的重要脏器，胃与脾同居中焦，在五行中同属土，胃属阳，为阳明燥土。胃的主要生理功能是受纳和腐熟水谷，主通降、性喜润恶燥。胃痛的主要病因有外邪犯胃、饮食伤胃、情志不畅及素体脾虚等。主要病变脏腑是胃，与肝、脾等脏也常有密切关系。李老认为脾失健运和升清，主要责之于脾的功能虚弱，即脾气虚甚至阳虚。《素问·厥论》说："脾为胃行其津液者也。"脾为胃行津液，运化水谷之精微，其功能主要在于脾气、脾阳。临床见脾失健运，主要是脾气虚，甚则脾阳虚。故脾失健运和升清，主要是脾的功能虚弱，即脾气虚甚至阳虚。健脾药物无论是淡渗利湿，芳香化浊燥湿，益气温中化湿，还是大辛大温之药温化寒湿，无不都在助脾气或脾阳。

【治疗方法】对脾胃病的治疗，李老在临证遣方用药时，根据慢性脾胃病气（阳）虚者占90%以上的临床经验，以香砂六君子汤为基础，参阅历代经方、时方等脾胃病治疗名方化裁，结合多年临床用药的体会，自拟组成了脾、肝、胃同时治疗的李氏香砂温中汤和萎胃方，并根据肝、脾、胃之虚、实、寒、热偏重，随证加减，用于各种慢性脾胃病之脾胃气（阳）虚证，收到了显著疗效。李氏香砂温中汤药用白术、茯苓、陈皮、半夏、枳壳、木香、砂仁、川朴、香附、桂枝、白芍、乌药、甘草。方中白术、茯苓补中益气，健脾养胃，立足补虚促运，以培其本；陈皮、半夏、枳壳、川朴助胃之降，行胃之滞；木香、砂仁助脾之运，醒脾之气；香附、乌药、白芍疏肝之郁，柔肝之体；桂枝温中通阳，以助生机；甘草温中健脾，调和诸药；诸药合用，脾、胃、肝三脏腑并治，共达补中健脾、和胃降气、疏肝养肝之功。但在临床中，还需依据脾虚、胃滞、肝郁的彼轻彼重而灵活调整药物的组成与剂量。需特别指出的是，李老治疗本病，在胃胀症状突出之时，并不刻意重用补药，以防补而壅滞，而是偏重疏通（疏利），待胃胀减轻后，再加补气的党参等药，以从本治。

【治疗绝技】 李老认为脾胃气虚的各种慢性胃病在病理上包括了西医的各种慢性胃炎和上消化道溃疡等。在临床治疗组方用药上，李老善于灵活运用香砂六君子汤为基础加减变化组成李氏香砂温中汤，药用白术、茯苓、陈皮、半夏、香附或木香、砂仁、桂枝、白芍、郁金、西茴、乌药、枳壳、焦三仙、甘草，脘腹不胀满时加入党参等。辨证论治，选方用药，体现了国医大师李振华教授治疗脾胃病的基本学术思想。

【验案赏析】 患者，女，53 岁，2005 年 3 月 3 日初诊。患者间断性胃脘隐痛 8 年余，每因饮食不调或寒温不适而使病情复发或加重。初诊：胃脘隐痛，喜暖喜按，腹胀纳差，嗳气，身倦乏力，四肢欠温，大便溏薄，日行 2~3 次，呈慢性病容。经某市中心医院胃镜检查提示"慢性红斑性胃炎"。曾服多种西药及中药治疗，病情时轻时重，反复发作，终未痊愈。望之面色萎黄，舌质淡，体胖大，边见齿痕，苔白腻，诊脉沉细。根据脉症，诊断为脾胃虚寒之胃痛（慢性红斑性胃炎）。此为脾胃虚弱，日久不复，致脾阳不足，寒自内生，胃失温养所致。治法：温中健脾，理气和胃。方以李老自拟验方李氏香砂温中汤加减。处方：党参 10 g，白术 10 g，茯苓 15 g，橘红 10 g，半夏 10 g，木香 6 g，砂仁 8 g，厚朴 10 g，枳壳 10 g，桂枝 5 g，干姜 6 g，炒薏苡仁 30 g，泽泻 12 g，柿蒂 15 g，甘草 3 g。服药 40 剂，胃脘隐痛、喜暖喜按、腹胀、嗳气、四肢欠温等症状消失，纳食正常，面色红润，大便成形，此为脾阳回复，脾气健运，纳运复常，故病情得以好转。久病初愈，仍需健脾固护胃气，继服香砂六君子丸以健脾和胃，巩固疗效。

【按语】 本例脾胃虚寒之胃痛，李老治以温中健脾、理气和胃，在香砂六君子汤基础上加减变化而成李氏香砂温中汤，药用香砂六君子汤为基础益气健脾和胃，又重点选用干姜以温中散寒，用辛温之桂枝以振奋脾阳。好转后改服香砂六君子丸善后治疗，巩固疗效，体现了李老治疗用药之特色。

参 考 文 献

[1] 胡喆豪，蔡淦. 当代中医名家诊治脾胃病经验概述 [J]. 中医临床研究，2020，12（25）：146-148.

[2] 王海军，李郑生. 李振华脾胃病学术思想及临证经验探讨 [J]. 中华中医药学刊，2013，31（8）：1642-1646.

［3］郭淑云．李振华诊治慢性萎缩性胃炎的思路与方药［J］.辽宁中医杂志，2010，37（10）：1883－1884.

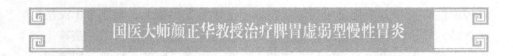

国医大师颜正华教授治疗脾胃虚弱型慢性胃炎

【名医简介】颜正华，北京中医药大学主任医师、教授，首届国医大师，全国老中医药专家学术经验继承工作指导老师，国家级非物质文化遗产传统医药项目代表性传承人。1940 年 7 月起从事中医临床工作，擅长治疗咳喘病、肠胃病、肝胆病、肾病、高血压、冠心病、糖尿病、中风后遗症等内科疾病，用药平和精当，疗效卓著。

【经典名方】参苓白术散（源于《太平惠民和剂局方》）

组成：莲子肉去皮一斤，薏苡仁一斤，缩砂仁一斤，桔梗炒令深黄色一斤，白扁豆姜汁浸去皮，微炒一斤半，白茯苓二斤，人参二斤，甘草炒二斤，白术二斤，炙甘草二两，山药二斤。

用法：上为细末。每服二钱，枣汤调下。小儿量岁数加减服之。现代用法：水煎服，用量按原方比例酌减。

原文：治脾胃虚弱，饮食不进，多困少力，中满痞噎，心忪气喘，呕吐泄泻及伤寒咳噫。此药中和不热，久服养气育神，醒脾悦色，顺正辟邪。

【学术思想】颜正华教授治疗慢性胃炎临床病证具有用药平中见奇的独到经验和医论"师古而不泥古"的独到见解。颜教授认为其病理特点是"因滞而病"。胃为六腑之一，具有"传化物而不藏"的特点，只有使其保持通降的特性，才能奏受纳腐熟之功。因此，胃炎在临床表现胃痛之发生显现了一个"滞"字。《灵枢·胀论》云："胃胀者，腹满，胃脘痛，鼻闻焦臭，碍于食，大便难。"这是胃病较为典型的症状表现，其突出的特点就是胃"更虚更满"的正常生理状态发生紊乱，从而导致胃气不得通降，失去受纳腐熟水谷及与脾纳运相协、升降相因的功能。诚如《灵枢·平人绝谷》指出："胃满则肠虚，肠满则胃虚，更虚更满，故气得上下，五脏安定，血脉和利，精种乃居。"胃以降为顺，以通为用，通是降的结果和表现，通降是胃生理特点的集中体现，故治疗本病"通滞"是核心大法。

【诊断思路】胃炎是最常见的消化道疾病之一，多以胃痛为主要临床表现，按临床发病的缓急，可分为急性胃炎和慢性胃炎两大类。中医学无急、慢性胃炎病名的记载，对其有针对性的研究论述始于近现代，但历代医家对临床表现相似的"痞满""呕吐""胃痛""心胃痛""嘈杂""吐酸"等论述甚多。

急、慢性胃炎属于中医学"胃痛"之范畴，在《黄帝内经》即有明确记载，《灵枢·邪气脏腑病形》："胃病者，腹胀，胃脘当心而痛"。《素问·异法方论》曰"脏寒生满痛"，认为痞满的发生与饮食不当、脏腑气机不利相关。《伤寒论·辨太阳病脉证并治》明确痞的基本概念："但满而不痛者，此为痞。"指出其病机多为外感表证误下，正虚邪陷，结于心下，并拟定寒热并用、辛开苦降的治疗大法，所创泻心汤一直为后世医家效法。"若心下满而硬痛者，此为结胸也，大陷胸汤主之。但满而不痛者，此为痞，柴胡不中与之，宜半夏泻心汤。"

病之初起多属气滞，颜教授认为病位虽在胃，但多累及肝而成肝、胃、脾三脏俱病。若肝失疏泄、气机郁滞，则中焦运化失司，或浊阴在上或清阳下陷；另外，脾胃升降逆乱，气失调畅亦可致肝气郁滞，而成肝胃不和，肝木乘脾，或肝火犯胃。患者或有忧思、恼怒等情志致病史，或无明显七情内伤，症见胃脘胀满疼痛，或痛处走窜，或连及胁肋，喜太息，嗳气，脉弦；或胃脘胁肋、灼热疼痛，口干口苦，反酸嘈杂，恶心欲吐，面红目赤，脉弦数。

若胃痛反复发作，缠绵不愈，则多损伤中气，致脾胃虚弱。病情加重之时疼痛较剧，或伴见胃脘胀满、恶心呕吐等形似实证的表现，且每因饮食失调、情志不遂、冷暖失宜而发。虽因实而发，但详细诊之则不难发现其本为脾胃虚弱。迁延日久，易致胃阴不足，胃阴亏虚则胃腑失于润降，症见胃脘隐痛，口干、口渴，嘈杂似饥，饥不欲食，便干，舌红少津，脉细数。

【治疗方法】脾气虚弱者，常加四君子汤；脾胃虚寒者，则加理中丸；兼呃逆、嗳气者，加旋覆花；吞酸者，加煅瓦楞子、乌贼骨；郁热者，加金铃子散、蒲公英、龙胆草；脾虚者，加党参、薏苡仁、白术；兼食积者，加砂仁、神曲、麦芽；兼便溏者，多用炒制品，并加泽泻、茯苓；病久有瘀滞者，加丹参，施于临床，往往应手且有效。对于胃阴不足型胃痛，颜教授多用一贯煎或益胃汤加减化裁。痛甚，多加香橼、佛手；脘腹灼痛、嘈杂泛酸，多加左金丸，黄连用量多为 $2\sim3$ g，吴茱萸多为 $1\sim2$ g。

颜教授谓胃病用药有 3 点需要注意。一是用辛香流动之品，如苏梗、香附、陈皮、枳壳、蔻仁、佩兰等。胃为六腑之首，以通为补，辛香流动之品之于胃腑，有通畅之功；脾主运化，转输水谷，辛香流动之品之于脾脏，有助于运化，水谷转运，不积于胃腑，何胃病之有？二是用和降胃气之品，如半夏、陈皮、旋覆花、吴茱萸、黄芩、黄连等。胃的生理特点为主降，胃腑一旦受病，必然失于和降，故胃病必须注意和降胃气，恢复其生理功能，胃气和降，诸病不生。三是寒热并用。胃与脾互为表里，以膜连接，脾为阴脏，胃为阳腑，同属中焦，生理上相互联系，病理上相互影响，一病则同病，鉴于二者一阴一阳之属性，用药需温凉并用，两者共调。至若胃病虚则补之，实则泻之，治同他病。

【治疗绝技】 对于胃痛反复发作之脾胃虚弱之证，颜教授在治疗中将其大致分为脾胃气虚、脾胃阳虚、脾虚湿阻3类，分别予以健脾益气、温中健脾、健脾化湿而选用四君子汤、理中汤、参苓白术散加减化裁。

【验案赏析】 患者，男，43岁，2007年5月10日初诊。2006年5月查胃镜示慢性浅表性胃炎，伴糜烂；2006年复查胃镜提示胃溃疡，浅表性胃炎。近日来因饮食不当而觉胃痛加重，伴烧心，反酸，口麻，两臂酸痛，大便不成形，饮食不适则症状加重，畏寒，胃脘发凉，舌紫黯，苔白腻，脉濡。辨证：胃痛（脾虚气滞）。治法：补中健脾，燥湿理气。处方：炙黄芪15 g，党参15 g，炒白术12 g，茯苓30 g，陈皮10 g，木香6 g，当归6 g，炮姜4 g，升麻3 g，枳壳6 g，佛手6 g，砂仁6 g（后下），煅瓦楞子30 g（先煎）。水煎服，每日1剂，7剂。

二诊：前方服7剂，症状微轻，口干，肛门下坠，便化验：黏液Ⅱ，不消化食物Ⅲ；大便不成形，1日2次，舌红、苔厚黄腻。处方：黄连4 g，党参15 g，炒白术12 g，茯苓30 g，陈皮10 g，木香6 g，佛手6 g，炮姜4 g，升麻3 g，枳壳6 g，砂仁6 g（后下），煅瓦楞子30 g（先煎）。水煎服，7剂。

三诊：前方服7剂，中脘胀痛略轻，肛门有下坠感，怕冷，受寒则大便次数增多，烧心，吐酸。处方：生黄芪18 g，党参15 g，炒白术12 g，茯苓30 g，陈皮10 g，甘松6 g，炮姜6 g，木香6 g，黄连3 g，升麻3 g，枳壳10 g，炒神曲12 g，炙甘草6 g，佛手6 g，砂仁6 g（后下），煅瓦楞子30 g（先煎）。水煎服，每日1剂，7剂。

四诊：前方服7剂，仍反酸、烧心，受凉则腹痛便稀，肛门有下坠感，舌体胖、质暗、苔黄薄腻。处方：黄连3 g，吴茱萸1.5 g，炒白芍15 g，炒防风 6 g，陈皮 10 g，炒白术 10 g，香附 10 g，苏梗 10 g，甘松 6 g，佛手 6 g，煅瓦楞子 30 g（先煎），乌贼骨 15 g（先煎）。水煎服，每日 1 剂，7 剂。

【按语】①本例患者病程深久，久病多虚，大便溏薄，而饮食不耐寒热为中气虚弱之象。胃脘冷痛、反酸为中焦虚寒、气机阻滞所致。故本病属脾虚气滞，治疗当补中健脾，燥湿理气。故方中用党参补脾气；陈皮健脾行气；茯苓渗湿健脾；木香、枳壳、甘松行气止痛；当归活血止痛；佛手理气和中；砂仁化湿行气；升麻清热解毒；黄连清热燥湿；黄连和吴茱萸组成的左金丸清肝泻火，降逆止呕；炮姜温经止血；②白术炒用可以使燥湿力缓和，更能补脾；炙甘草可以增强补脾和胃的作用。

参 考 文 献

刘民胜．颜正华教授治疗慢性胃炎临证用药探赜 [J]．中华中医药杂志，2011，26（4）：723 - 725.

国医大师朱良春教授运用加减建理散治疗慢性萎缩性胃炎

【名医简介】朱良春，男，生于 1917 年 8 月，江苏镇江市人。早年拜孟河御医世家马惠卿先生为师。后师从章次公先生，深得其传，从医逾 70 载。2009 年被评为国医大师。

【经典名方】

小建中汤（源于《伤寒论》）

组成：桂枝二钱，芍药四钱，甘草一钱，生姜三片，大枣四枚，饴糖六钱。

用法：上六味，以水七升，煮取三升，去滓，内饴，更上微火消解。温服一升，日三服。呕家不可用建中汤，以甜故也。

原文：伤寒，阳脉涩，阴脉弦，法当腹中急痛，先与小建中汤；不瘥者，小柴胡汤主之。方五十一。伤寒二三日，心中悸而烦者，小建中汤主之。方五十二。

理中汤（源于《太平惠民和剂局方》）

组成：人参、甘草（炒）、白术、干姜（炮）各三两。

用法：每三钱，以水一盏半，煎取中盏，去滓，稍热服，空腹、食前。

原文：脾胃不和，中寒上冲，胸胁逆满，心腹绞痛，痰逆恶心，或时呕吐，心下虚胀，膈塞不通，饮食减少，短气羸困，温中逐水，止汗去湿。又肠胃冷湿，泄泻注下，水谷不分，腹中雷鸣，伤寒时气，里寒外热，霍乱吐利，手足厥冷，胸痹心痛，逆气结气，并皆治之。

【学术思想】慢性萎缩性胃炎，在中医学中属于"胃脘痛"的范畴，病证缠绵，不易速愈。朱老治疗本病有独到见解，他认为："慢性萎缩性胃炎是一种慢性消耗性疾病，患者多有病程长、体质差、形体瘦等特征。盖胃为五脏六腑之海，气血生化之源，胃病既久，化源亦乏，气血无以营养周身，故虚衰之象迭见。"对此，朱老常用益气消癖之法。

【诊断思路】胃痛因寒湿而发，症见口泛清涎或口黏而甜，不欲饮水或喜热饮；喜温喜按或畏寒喜暖，脘中觉冷；或痞胀、泛酸、食辛辣无忌，舌淡白而口不干，苔白腻或滑，脉濡缓。仲景"理中丸"为平调脾胃之方，盖中气因虚寒而败坏，致使寒湿内盛，土壅木郁，气机不利，清阳不升，浊阴失降，引发胃痛。

【治疗方法】治疗胃脘痛的用药特点可以概括为温中健脾止痛、疏肝理气止痛、泄热和胃止痛、涤痰逐饮止痛、消积逐瘀止痛、活血化瘀止痛、养阴益胃止痛、化湿清热止痛、消食导滞止痛等。诸用药思路乃针对脾胃功能的失调，如纳和运、升和降、湿和燥，尤其是和肝脏之关系最为密切。朱老创制加减建理散，药用红参、炒苍术、高良姜、甘草、肉桂、生白芍、生草果、制香附，共碾为散，每服6~8 g，日2~3次，饭前服，亦多收药到痛除之效，一般多1~2天，胃脘痛消失，但须守服1个月，方能巩固。此方益胃醒脾，而又鼓舞中气，侧重在温在补，虚寒同治，温中、建中、理中，用温补扶其中气，使气机升降、三焦气化得以调整，则寒祛、胃和、清升浊降、胃痛自除。方中生草果辛温入脾胃经，更助建理散燥湿除寒，治脘腹冷痛尤有著效，且能祛太阴独胜之寒，脾胃虚弱或虚寒，多见消化不良症状，稍有饮食不当或饭食稍饱，即引起食滞者，据证用药的同时加生草果可增强消食导滞的功效。高良姜之辛温，鼓舞参术之健运，行甘草之甘缓，奠定中土、恢复功能。朱老因虑虚寒并在，必须同时建中气，温中土，所拟温中补虚、祛寒止痛之法，取仲景建中、理中合方之意加减，泛酸、吐清涎者加吴茱萸、半夏、煅乌贼骨或煅瓦楞子、浙贝母，痛重者加香附、草果仁、甘松，每每药到痛除。

【治疗绝技】脾胃虚弱是产生血瘀、湿阻、气滞、郁热的病理基础，而这些病理产物又是加重脾胃虚弱的因素，二者互为因果，恶性循环，而致疾病缠绵难愈。朱老创制加减建理散，抓住脾胃虚弱之根本，注重培土，结合辨证，分别伍以活血、理气、清热、化湿等法，扶正祛邪并施，故而收效良好。

【验案赏析】患者，中年妇女，脾胃虚寒，喜食辛辣，胃痛常发，每发急痛剧烈，甚至痛至打滚。症见：吐清涎，舌淡胖、苔白滑，脉濡缓。3年来均用西药胃得宁、普鲁苯辛、阿托品等可解痉止痛，此次痛发更甚，注射吗啡、阿托品亦不能缓解。笔者按虚寒论治，投加减建理散，服5天仅见少效，且有药后口鼻干燥和大便转干结等象，故思及"胃喜润恶燥，脾喜燥恶湿"的特性，因此例患者数年来反复发作胃痛，中西药叠进，香燥之品伤及胃阴，故拟借《金匮要略》"甘草粉蜜汤"合用，药用甘草60 g，炒粳米粉30 g，蜂蜜30 g，先煎甘草10分钟去净渣，后下米粉、蜂蜜，煎一沸，待温送服，服完1剂疼痛大减，再剂胃痛如失，继以"加减建理散"用蜜水调服善后。

【按语】本方甘草能协诸药，其用量独多，取其缓急止痛，益气补中。盖甘以缓辛、甘以补气、甘以护胃、甘以制峻、甘调寒热、甘酸化阴。大剂量甘草使用得当，确有画龙点睛之妙。

参 考 文 献

［1］邱志济，邱江东，邱江峰．朱良春治疗胃脘痛的廉验效方临床运用［J］.江西中医药，2004，35（7）：9－10.

［2］朱良春，朱建平．慢性萎缩性胃炎治疗经验［J］.新中医，1986（2）：4－6.

国医大师李振华教授运用逍遥散治疗
肝胃不和型脾胃病

【经典名方】逍遥散（源于《太平惠民和剂局方》）

组成：甘草（微炙赤）半两，当归（去苗，锉，微炒）、茯苓（去皮）白者、白芍药、白术、柴胡（去苗）各一两。

用法：每服二钱，水一大盏，加烧生姜一块（切破）、薄荷少许，同煎至七分，去滓热服，不拘时候。

原文：逍遥散，治血虚劳倦，五心烦热，肢体疼痛，头目昏重，心悸颊赤，口燥咽干，发热盗汗，减食嗜卧，及血热相搏，月水不调，脐腹胀痛，寒热如疟。又疗室女血弱阴虚，荣卫不和，痰嗽潮热，肌体羸瘦，渐成骨蒸。

【学术思想】李振华教授认为慢性胃炎的产生可由肝脾病变引起，抑或慢性胃炎的发展，导致肝脾病变的产生，无论因果，要清楚认识到慢性胃炎的病变在于胃，与肝脾息息相关。李振华教授选用调和肝脾之逍遥散，弃用柴胡疏肝散、越鞠丸、枳实导滞丸等疏调肝胃之方，用心精妙。

【诊断思路】对于疾病的诊断与治疗，确定病变部位，才能使医者有的放矢。李振华教授认为慢性胃炎的辨证论治，首先当明确病变所在，分清病情发展时期。他认为，慢性胃炎的病变在胃，但与肝脾二脏密不可分。脾与胃腑，使市相行，脾主运，主升，转输胃传送过来的水谷精微，以奉养周身。若脾失健运，可影响胃的受纳之功，脾不升清，会妨碍胃的降浊之力。肝与脾胃，木土相克，肝气条达，气机畅通，则脾上胃下，脾运胃纳，中焦得通。若肝气疏泄失常，则中焦纳化、升降受扰。故不论脾失健运，或是肝气失疏，均可影响胃的正常运行，反之，胃的病变，亦可传及肝脾，如胃阴不足，则脾运不利；胃阳不济，则脾气不升；胃土虚弱，则肝失所养；胃不通降，则肝失升发。对于慢性胃炎的治疗，李振华教授认为除了要注意病变主要部位归属哪一个脏腑，亦采取气血辨病位的方法，分清疾病是在气分或是血分。若患者表现出胃脘胀满疼痛，伴两胁肋疼痛，嗳气、反酸，心情急躁易怒、舌红，脉弦等属于肝气犯胃所致症状，其病多位于气分，治以疏通气机，调气可愈。若患者胃病日久，表现舌质紫黯或有瘀斑，脉涩，胃脘疼痛，位置不变，或入夜加重等病久入络，瘀血阻滞所致症状，其病多位于血分，治以活血通络，瘀化可安。

【治疗方法】逍遥散源出《太平惠民和剂局方》，为治疗肝郁脾虚证之代表方。肝气克伐脾胃，脾胃之气最易受损，故在疏肝的同时，要顾及脾胃之虚，此亦与李振华教授之"脾胃气虚是慢性胃炎的基本病机"相契合。脾与胃紧密联系，治疗脾胃病时不能单治一方。故肝胃不和证，其实质包含了肝气郁滞，胃失和降、脾失健运三种病理状态。观逍遥散之药物组成，柴胡疏肝之气，当归、白芍养肝之体，炙甘草缓肝之急，白术、茯苓补脾之虚。李振华教授提倡脾、胃、肝三脏腑同治，故在逍遥散基础上，加入砂仁、枳壳以理胃之气滞，陈皮、半夏以和胃之气逆。脾、胃、肝三脏腑同治理论跃然映于此方之中。

临证加减时，肝郁化热，反酸、烧心严重者，加左金丸、海螵蛸等以辛开苦降，和胃止酸。体质偏热者，黄连重于吴茱萸；体质偏寒者，吴茱萸重于黄连；"气有余便是火"，肝郁化火者，出现口干苦、心烦急躁等症状者，去辛燥之砂仁、半夏，加用炒栀子、竹茹等以清脏腑之热；气运则血行，气滞则血停，出现胃脘刺痛者，可酌加丹参、赤芍等行气以活血。

【治疗绝技】 李振华教授认为，在慢性胃炎的发病中，很少出现脾、胃、肝各自单一的病理状态。脾虚、胃滞、肝郁三者病机变化均可贯穿慢性胃炎发展的各个阶段与证型中，但是主次及轻重有别。对于肝胃不和证，李振华教授选用调和肝脾之逍遥散，并且洞察病机变化，对脾、胃、肝三脏腑同时治疗，做到未病先防，既病防变。

【验案赏析】 患者，女，41岁，以"间断性胃脘胀痛、嗳气1个月"为主诉，患者于1个月前因家庭变故后出现胃脘胀痛、嗳气等症状，经多方服药，效果欠佳，后在当地医院查胃镜示慢性萎缩性胃炎，病理示（胃窦）慢性萎缩性胃炎，遂请李振华教授诊治。初诊时症见：胃脘胀满、疼痛，心情不佳时加重，且连及两胁，阵发性胀闷疼痛，胸闷，嗳气，心烦急躁，不思饮食，周身困乏无力，口苦，舌质淡，苔薄白，脉弦。中医诊断：胃痛，证属肝胃不和型。治以疏肝健脾，理气和胃，方选逍遥散加减。处方：柴胡9 g，香附15 g，当归15 g，白芍15 g，白术20 g，茯苓20 g，砂仁6 g，枳壳15 g，柿蒂20 g，炒栀子5 g，炙甘草3 g。六剂，水煎服，日1剂，早晚温服。二诊，胃脘胀痛、嗳气减轻，饮食增加，仍诉口苦，故加金钱草15 g，六剂，水煎服，日1剂，分2次温服。三诊，患者诉口苦减轻，余症状大减，故守原方，六剂，继续服用，后以逍遥丸巩固治疗。

【按语】 患者因心情不畅导致肝气郁结，克犯胃腑，胃失和降，气机阻滞于中焦，故胃脘胀痛、连及两胁、胸闷等；胃的受纳、腐熟功能受到影响，故纳差；胃气不降，反而上升，则嗳气；肝气乘脾，脾虚不运，精微不布，故周身困乏无力；肝郁化火，扰及心神，故心烦急躁。李振华教授认为虽为肝胃不和之证，但肝郁、脾虚、胃滞三种病机均存在。该患者因家庭变故导致情绪不畅，存在明显的情志因素，故治疗上以肝郁为主，兼健脾、和胃，肝之气机和畅，则脾升胃降、脾运胃纳如常。故方中重用治肝之药，柴胡、香附、当归、白芍、炙甘草疏肝养肝，白术、茯苓健脾，砂仁、枳壳、柿蒂和胃降逆，炒栀子清心除烦，全方共奏疏肝、健脾、和胃之效。二诊，患者仍有口苦，故加金钱草以利肝胆湿热。李振华教授认为该患者应续服逍遥丸巩固治疗，同时配合调畅情志，使邪去体安。

参 考 文 献

赵艳利. 李振华教授脾胃肝脏腑同治慢性胃炎的理论探讨［D］. 郑州：河南中医药大学，2016.

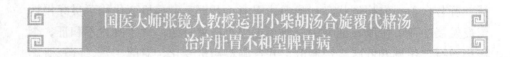

国医大师张镜人教授运用小柴胡汤合旋覆代赭汤
治疗肝胃不和型脾胃病

【名医简介】张镜人教授，全国名老中医，从事中医内科临床50余年，崇尚脾胃学说，善治脾胃疾病，长期以来致力于中医治疗慢性胃炎的研究，学术上坚持理论与实践相结合，恪守"茹古涵今，兼收并蓄，立足临床，重在创新"的治学思想，用中医中药治疗慢性胃炎，尤其是在治疗萎缩性胃炎的过程中，取得了卓著的成效。

【经典名方】小柴胡汤合旋覆代赭汤

小柴胡汤（源于《伤寒论》）

组成：柴胡半斤，黄芩三两，人参三两，半夏（洗）半升，甘草（炙）三两，生姜（切）三两，大枣（擘）十二枚。

用法：上七味，以水一斗三升，煮取六升，去滓，再煎，取三升，温服一升，日三服。现代用法：水煎服。

原文：伤寒五六日，中风，往来寒热，胸胁苦满，默默不欲饮食，心烦喜呕，或胸中烦而不呕，或渴，或腹中痛，或胁下痞硬，或心下悸、小便不利，或不渴、身有微热，或咳者，小柴胡汤主之。

旋覆代赭汤（源于《伤寒论》）

组成：旋覆花三两，代赭一两，半夏（洗）半升，人参二两，甘草（炙）三两，生姜五两，大枣（擘）十二枚。

用法：上七服，以水一斗，煮取六升，去滓，再煎取三升。温服一升，日三服。

原文：伤寒发汗，若吐、若下，解后，心下痞硬，噫气不除者，旋覆代赭汤主之。

【学术思想】 张老认为脾胃病的发生多为脾胃升降失司、肝胆气机失疏、脾胃湿热郁结导致中焦失衡所致。脾胃同属中焦，共同完成食物的消化吸收工作，脾以升为健，胃以降为舒，通过两者的纳运、升降功能共同维持人体正常的消化功能，犹如称物之"衡"，即为吴鞠通的"治中焦如衡，非平不安"之论。而脾胃的生理功能又离不开肝胆的疏泄功能，肝脾五行相生相克，互相影响。中焦失衡，或胃气不降，或脾气不升，或肝气失疏，或胆火上炎，或湿热壅滞，均可导致脾胃运化乏力，气机不调，胃络瘀滞。所以脾胃病虽有虚实、寒热、气血阴阳之别，但"不平则病"为胃病发生的主要病机。张老认为治胃病应以清热疏肝、平调脾胃升降为关键，并从寒热、虚实、气血等不同角度去诊治胃病。临床常用香苏散、芍药甘草汤、柴胡疏肝散、旋覆代赭汤等诸方的化裁组合，组成"慢胃平""萎胃安"等自拟方药，兼顾寒热，平调升降，气血同治。

【诊断思路】 张老认为，盖脾之与胃，以膜相连，脾性喜燥，宜升则健；胃性喜润，宜降则和。相反而又相成，其升降之枢机，全赖肝家之疏泄，故胃脘疼痛虽责之胃，病机却不能不涉及肝脾胃。临床辨证强调在分清"肝胃失调""肝脾不和"的基础上，明辨寒热虚实及其兼夹湿热、瘀阻、阴亏等病机，提出"寒温相适、升降并调、营阴兼顾、虚实同理"的治疗原则，通过平调机体的气机、寒热、气血、虚实来达到"中焦如衡，非平不安"的目的。从临床观察，本病的证候，或偏重肝胃失调，或偏重脾胃不和，而肝胃失调者，脾运必弱，脾胃不和者，肝气亦滞，因此，肝脾二脏和胃腑会产生连锁的病机影响。有的初起病情较轻，若不加摄养，则厥阴疏泄无能，少阳失其通降，胆汁反流上逆，出现嗳气及泛吐酸苦等症。所以，慢性胃炎的病位虽在于胃，然其病机，却涉及肝胆与脾，见胃之病，徒知治胃，将毫无裨益，必须审因辨证，综合治理。

【治疗方法】 脾胃为气机升降出入的枢纽，因此平调法为治疗中焦脾胃病变的常法。因脾胃失和，气机升降失调、寒热病邪稽留，气血运行被阻，邪正虚实夹杂，中焦失衡，故以平调法治之。中焦平调，则三焦气机流畅，邪无稽留之害，方用小柴胡汤合旋覆代赭汤升降并调。

【治疗绝技】 张老强调辨证与辨病相结合，在结合西医内窥镜技术后，张老提出西医中的慢性萎缩性胃炎属脾胃不和、气虚血瘀之证，当以调气活血法治之，以起到健脾益气、清热活血的功效。张老的平调之法，将中西医技术融会贯通，使"治中焦如衡，非平不安"的理论思想得到进一步延伸，从不同的角度将其应用于临床实践。

【验案赏析】患者，男，58岁，1984年1月23日初诊。胃脘疼痛3年，1983年12月15日行胃镜检查示胃体分泌少，大弯侧稍充血，胃窦黏膜红白相间，以白为主，黏膜稀，呈颗粒状，胆汁反流，十二指肠球部稍充血。诊断：慢性萎缩性胃炎，伴十二指肠球炎，胆汁反流。病理：慢性萎缩性胃炎，伴肠化生（＋＋）。曾服"胃得乐"等药物。刻下胃脘胀满，中上腹隐隐作痛，口干。嗳气频作，嘈杂，纳谷少馨，舌质红，苔薄腻，脉细弦。肝胃不和，气机郁滞，木来侮土。拟疏调肝气，和胃降逆。处方：软柴胡6 g，炒黄芩9 g，炒枳壳6 g，生白术9 g，赤白芍各9 g，炙甘草3 g，旋覆花9 g（包），代赭石15 g，制香附9 g，佛手片6 g，炒楂曲各9 g，白花蛇舌草30 g，香谷芽12 g。

上方加减，服药6个月，胃脘胀痛基本消失。1984年6月1日复查胃镜：胃体分泌多，大弯侧充血，胃窦充血水肿，红白相间。诊断：慢性浅表性胃炎。病理：胃窦及胃体浅层黏膜无明显炎性浸润，无肠化。

【按语】张老抓住肝胃气机失调的病机，投以四逆散合旋覆代赭汤，意在使肝气疏泄、土气能伸，胃气得以和降，中焦气机平调而疾病渐复。理气降气之品，大多辛散香燥，如木香、檀香、降香、沉香等。张老认为，平调气机之品，切忌香燥过烈，故一般采用制香附、佛手片、青皮、陈皮之类。因重在"调"字，务使气机流通即可。

参 考 文 献

［1］胡喆豪，蔡淦．当代中医名家诊治脾胃病经验概述［J］．中医临床研究，2020，12（25）：146－148.

［2］胡国庆．平调法治疗胃窦炎——介绍张镜人老师经验［J］．辽宁中医杂志，1985（11）：1－2，35.

［3］张亚声，陈怀红，徐国缨，等．张镜人教授诊治胃炎的思路与实践［J］．中国中西医结合消化杂志，2001，9（1）：40－41.

国医大师周仲瑛教授运用半夏泻心汤治疗慢性胃炎

【名医简介】国医大师周仲瑛教授出生于医学世家，自幼随父周筱斋学习中医，是中国首批国医大师之一，首批国务院政府特殊津贴获得者之一，著名中医药专家，江苏省名老中医，长期从事中医内科医疗、教学、教研工作。

【经典名方】半夏泻心汤（源于《伤寒论》）

组成：半夏（洗）半升，黄芩、干姜、人参各三两，黄连一两，大枣（擘）四枚，甘草（炙）三两。

用法：上七味，以水一斗，煮取六升，去滓，再煎取三升。温服一升，日三服。

原文：伤寒五六日，呕而发热者，柴胡汤证具，而以他药下之，柴胡证仍在者，复与柴胡汤。此虽已下之，不为逆，必蒸蒸而振，却发热汗出而解。若心下满而硬痛者，此为结胸也，大陷胸汤主之。但满而不痛者，此为痞，柴胡不中与之，宜半夏泻心汤。

【学术思想】慢性胃炎成因虽多，但以脾寒胃热、湿阻气滞为其关键。因脾寒胃热，运化失职，升降失常，致水湿不运，气机不畅，使湿阻气滞，寒热互结于中焦，故见胃脘痞闷、满胀、隐痛等心下痞之症状。周仲瑛教授认为治宜苦辛通降，消痞散结，理气和胃，常用半夏泻心汤加减治疗。

【诊断思路】慢性胃炎是一种慢性胃黏膜浅表性炎症，它是慢性胃炎中最多见的一种类型，在胃镜检查中占全部慢性胃炎的 50%～85%。本病的发病高峰年龄为 31～50 岁，男性发病多于女性。胃炎可分为浅表性胃炎、充血性胃炎、糜烂性胃炎、胃窦炎、肥厚性胃炎、反流性胃炎、萎缩性胃炎等。慢性胃炎的基本病变是上皮细胞变性，小凹上皮增生与固有膜内炎性细胞浸润，有时可见到表面上皮及小凹上皮的肠上皮化生，不伴固有腺体的减少。病变部位常以胃窦明显，多为弥漫性，胃镜检查为胃黏膜充血、水肿及点状出血与糜烂，或伴有黄白色黏液性渗出物。目前国内按炎性细胞浸润黏膜层的深浅将本病分为轻、中、重度，凡浸润黏膜浅层 1/3 者为轻度；涉及中 1/3 者为中度；超过黏膜层 2/3 者为重度。慢性胃炎的临床表现主要以上腹部胀闷、嗳气、吐酸、食欲减退，或无规律上腹部隐痛、食后加重为特征，属于中医学"胃脘痛"范畴。首先，饮食不节，嗜食肥甘厚味，饥饱失调，寒热不适，偏嗜烟酒均可伤胃气，气机升降失调而作胃痛；其次，社会生活节奏的加快，使一部分人情绪长期处于紧张、焦虑状态，形成肝郁，肝气横逆犯胃，而致肝胃不和或肝脾不和。其病位主要在胃，或脾胃同病，或肝胃同病。发病日久，由于脾寒胃热，运化失职，升降失常，致水湿不运，气机不畅，使湿阻气滞，寒热互结于中，故见胃脘痞闷、满胀、隐痛等心下痞之症状。

【治疗方法】治宜苦辛通降，消痞散结，理气和胃，所以周老选用半夏泻心汤。半夏味辛性温，归脾、胃、肺经，本品辛散温通，燥湿行气，一可燥湿祛痰，二可消痞散结，三可降逆止呕。《本草纲目》云："脾无留湿不生痰，故脾为生痰之源，肺为贮痰之器。半夏能主痰饮及腹胀者，为其体滑而味辛性温也，涎滑能润、辛温能散亦能润，故行湿而通大便，利窍而泄小便，所谓辛走气能化痰，辛以润之是矣。"由于脾寒是病机关键之一，寒盛伤阳，阳虚损气，故周老在方中首先选用了干姜、党参这两味药物。干姜味辛性热，归脾、胃经，本品能走能守，可温脾胃，助中阳，祛里寒。党参味甘性平，归脾、肺经，本品不腻不燥，可补中州、和脾胃、升清阳、益肺气，为补脾肺气虚之上品。《本草正义》云："党参力能补脾养胃，润肺生津，健运中气，本与人参不甚相远。其尤可贵者，则健脾运而不燥，滋胃阴而不湿，润肺而不犯寒凉，养血而不偏滋腻，鼓舞清阳，振动中气，而无刚燥之弊。"二者相伍，温中散寒，健脾益气，中阳复则里寒除，脾气健则虚自消，诸症自平。由于其病机关键除脾寒之外，尚有胃热，故周老在方中又配伍应用了黄芩、黄连、竹茹这三味药物。黄芩味苦性寒，归心、肺、胆、胃经，可清肺热、泻心火、降胃火、除湿热。黄连味苦性寒，归心、肝、胆、胃、大肠经，本品苦以降阳，寒以胜热，气味俱重，清上泻下，直折大势，可清肺热，泻心火，除胃火，祛湿热。《本草正义》云："黄连大苦大寒，苦燥湿，寒胜热，能泄降一切有余之湿火，而心、脾、肝、肾之热，胆、胃、大小肠之火，无不治之。上以清风火之目病，中以平肝胃之呕吐，下以通腹痛之滞下，皆燥湿清热之效也。"竹茹味甘苦、性微寒，归肺、胃、胆经，本品苦寒性滑，润而降泄，清胃泄胆而不伤中，开郁降气而不伤脾，去实不伤正，清邪热不化燥。在方中可清热养阴，和胃降逆，又可制黄芩、黄连苦寒损阳劫阴之弊。三药相伍，相辅相成，使胃火清，胃阴复，胃气降，诸症自消。另加行气之厚朴、枳壳、陈皮，辛开苦降，一可行脾胃气分之滞，化中焦郁滞之湿，行气消胀，醒脾化湿；二可破脘腹内留之滞，导胃肠停滞之积，导滞除痞；三可散胸腹一切阴凝滞气，温中泄满，行气止痛。苏梗味辛性温，归肺、脾、胃经，本品芳香气烈，性善通达，能行滞气、开胸膈、醒脾胃、化痰饮，解郁行滞而不破，温胃醒脾而不燥，可理气宽中，消胀除痞。《本草汇言》云："紫苏，散寒气，清肺气，宽中气，安胎气，下结气，化痰气，乃治气之神药也。"《本草正义》云："紫苏，芳香气烈。外开皮毛，泄肺气通而膝理；上则通鼻塞，清头目，为风寒外感灵药；中则开膈胸，醒脾胃，宣化痰饮，解郁结而利气滞。"五药相伍，辛开苦降，消痞散结，重点解决湿阻气滞的问题。气机畅则健运复，健运复则湿邪除，湿邪去则痰无源。气畅中和，诸证自愈。

【治疗绝技】周老调治此证，辨证精心，诊察入微，立法高远。针对其脾寒胃热，湿阻气滞之寒热错杂，虚实并见，互结于中之病机特征，宗医圣仲景半夏泻心汤意，以辛开苦降、消痞补中、调和寒热为大法。全方寒热并用，辛苦并进，补泻同施，共成泄心消痞、补中扶正、调和寒热之功。且用药轻灵活泼，通达畅利，时时以顾护胃气为首务，为防苦寒伤胃，芩连等苦寒之品用量仅为 3 g，余药也均取轻可去实之意。

【验案赏析】患者，男，47 岁。胃病史 5 年余，经胃镜检查确诊为"胃窦部浅表性胃炎"。近来胃脘痞闷、胀满、隐痛，食后明显，纳谷减少，脘部怕冷，嗳气，泛酸不多，大便欠实。舌质红，苔黄薄腻，脉细弦。证属脾寒胃热，湿阻气滞。拟法苦辛通降，清热化湿，理气和胃。方用半夏泻心汤加减。处方：潞党参 10 g，黄连 3 g，炒黄芩 6 g，制半夏 10 g，淡干姜 3 g，炒枳壳 10 g，厚朴 5 g，橘皮 6 g，竹茹 6 g，苏梗 10 g。每日 1 剂，水煎服。

服 7 剂痞胀减半，隐痛消除，嗳气少作，但口干、口黏，大便转实而排便欠爽。证兼热郁津伤，腑气不畅，原方去党参，加太子参 10 g，芦根 15 g，全瓜蒌 10 g，7 剂。药后痞胀消失，食纳改善，大便通调，唯诉口干，舌见花剥，苔淡黄腻，脉细弦。原方去干姜，加川石斛 10 g，继服 7 剂巩固。随访 3 年，恙平未发。

【按语】因药中肯綮，故效如桴鼓，药进 7 剂，则痞胀减半。效不更方，法随证转，守方进退，稍事调理，使长达五年之沉疴痼疾，1 个月内竟收其功。周老妙手回春之术，令人叹为观止。

参 考 文 献

高尚社. 国医大师周仲瑛教授治疗慢性胃炎验案赏析 [J]. 中国中医药现代远程教育，2013，11（19）：10-12.

国医大师徐景藩教授运用柴胡疏肝散加减论治慢性胃脘痛

【名医简介】 徐景藩，首届国医大师，"白求恩奖章"获得者，第一批全国老中医药专家学术经验继承工作指导老师，江苏省名中医。曾任江苏省中医院主任中医师，南京中医药大学教授。

【经典名方】 柴胡疏肝散（源于《证治准绳》引《医学统旨》方）

组成：陈皮（醋炒）、柴胡各二钱，川芎、香附、枳壳（麸炒）、芍药各一钱半，甘草（炙）五分。

用法：水二盅，煎八分，食前服。

【学术思想】 徐景藩教授一生致力于脾胃病的临床诊疗工作，潜心研究脾胃病中医诊治60余年，形成了"升降、润燥、消补、清化"的治疗脾胃病学术思想。对于慢性萎缩性胃炎主张从三型论治，把握兼证、灵活变通，用药刚柔相济、升降相须，重视调摄、心理疏导。徐教授根据其多年的临床经验，发现慢性胃脘痛可分为中虚气滞证（49.3%）、肝胃不和证（38.2%）和胃阴不足证（12.5%）3类证型，且兼有血瘀者甚多。现就其肝胃不和兼瘀血之证总结徐教授的经方用药经验。

【诊断思路】 中医学认为，胃脘痛是以上腹胃脘部近心窝处发生疼痛为主症的病证，而现代医学中，慢性胃炎、消化道溃疡、功能性消化不良等以胃脘部疼痛为主症的疾病均可归属于"胃脘痛"的范畴。宋代陈言有云"若五脏内动……气与血搏，发为疼痛"，并在《三因极一病证方论·不内外因心痛证》中云："久积心腹痛者，以饮啖生冷果实，中寒不能消散"。可见气机阻滞，或进食生冷，均可导致瘀血内生而见胃痛。《素问·举痛论》中载："百病生于气也。""肝为起病之源，胃为传病之所"，表明胃病常与肝相关。肝胃气结，则气行不畅而生瘀；气郁化火，则破血妄行而生瘀。元代朱丹溪《脉因证治·心腹痛》一文中首次阐明胃脘痛之血瘀证。

明代张景岳提出"凡三焦痛证……因血者，皆能作痛。大都暴痛者，多有前三证，渐痛者多由后四证"，认为瘀血是疼痛迁延的常见病因。清代叶天士《临证指南医案·胃脘痛》云"胃痛久而屡发，必有凝痰聚瘀"，阐明胃痛日久，常有血瘀为患，与清代医家林佩琴提出的"初痛邪在经，久痛必入络"的观点相合。

【治疗方法】徐教授认为，肝胃不和型胃痛根据"问病先求因、治病当治本"的原则，治疗上当以疏肝理气、化瘀止痛，合"气行则血行"之意。根据徐教授个人临床资料分析，在慢性胃脘痛患者中，更年期女性约占30%，且该组患者主要证候又以肝胃气滞为主（约占72%）。方选柴胡疏肝散加减，配以延胡索、郁金、三棱、五灵脂等药。柴胡辛苦，善达肝气，若疼痛仅局限于胃脘而未及胁，徐教授常以苏梗易柴胡，因苏梗辛甘，能行能润，长于疏肝开郁、宽中理气，正合胃性。臣用香附疏调肝气、川芎中开郁结，二者均属妇科调经要药，对更年期女性尤宜。佐用陈皮理气和胃、枳壳行气宽中，使气机升降有常，达"气行则血行"之功；同时配伍白芍、绿萼梅等疏肝而不耗气之品，正应"理气慎防伤阴"。郁金入气入血，善治肝气郁滞血瘀之痛证，其性偏寒，可制约诸药温燥之性。疼痛明显者，配伍延胡索，能"行血中之气滞，气中血滞"，专治一身上下诸痛；瘀血明显者，配伍五灵脂、三棱，功擅破血行血，使瘀血得祛。对于情绪抑郁的患者，徐教授常于方中加百合、合欢花，二药相伍，可"和心志，令人欢乐无忧"，调畅情志，增强疗效。

【治疗绝技】徐教授认为，治病贵在辨证，很多慢性胃脘痛的治疗拘泥于肝郁气滞、脾胃气虚或胃阴不足而一概用疏肝、健脾或是养胃之法，忽略了从"血瘀"论治。因此徐教授在运用柴胡疏肝散治疗肝胃不和型胃脘痛的同时运用活血化瘀方药每可取效。

【验案赏析】患者，女，48岁，1989年5月16日初诊。主诉：胃脘部隐痛2年余，加重3个月。病史：患者2年前出现胃脘部隐痛，痞胀不适，食后加重，嗳气则舒，与情志变化有关，患者及其家属未予重视。近3个月来，患者胃脘部隐痛明显，持续不能缓解，昼轻夜重，嗳气频多，得嗳则舒，稍多食则症状尤甚，性情易躁，口干口苦。半年前及1个月前行胃镜检查示慢性萎缩性胃炎，肠上皮化生。服用多种中、西药治疗后效果不显著，症状未见明显缓解。刻下：患者胃脘部隐痛，自觉痞胀，昼轻夜重，持续不能缓解，疼痛拒按，嗳气则舒，饱餐后及情志不畅时加重，纳食一般。诊查：舌质偏暗，苔薄白，脉弦涩。腹平软，右上腹按之隐痛，无反跳痛及肌紧张，肝脾无肿大。西医诊断：慢性萎缩性胃炎伴肠上皮化生。中医诊断：慢性胃脘痛（气滞血瘀证）。治法：疏肝理气，化瘀止痛。处方：苏梗10 g，制香附10 g，炒枳壳10 g，炒白芍15 g，炒陈皮6 g，佛手片10 g，绿萼梅10 g，白蒺藜10 g，生麦芽30 g，郁金10 g，五灵脂6 g。7剂，每日1剂，2次煎服。服药后，患者胃脘隐痛明显减轻、偶觉痞胀、嗳气少作，续服14剂，胃脘隐痛不显、痞胀消失、嗳气少发。后隔日服1剂，原方略有加减，调治半年，症状均消失。1989年12月20日复查胃镜示慢性浅表性胃炎（轻度）。随访1年，诸症未发。

【按语】本例属慢性胃脘痛的典型案例，患者为更年期女性，长期胃脘隐痛，得嗳则舒，饱餐后及情志不畅时加重，结合舌暗红，苔薄白，脉弦涩，四诊合参，辨证当属气滞血瘀证。肝郁气滞、血瘀内停，治当疏肝理气、活血化瘀止痛。徐教授认为，胃病治用疏肝，苏梗优于柴胡，且本例病位仅局限于胃脘而未及两胁，故选用苏梗易柴胡。配以白蒺藜、生麦芽，二者均有疏肝之功，加上佛手、绿萼梅，使疏肝而不耗气、理气而不伤阴。《临证指南医案》中有"久病胃痛，瘀血积于胃络"之说，本例患者胃脘隐痛持续不能缓解，昼轻夜重，疼痛拒按，舌偏暗，脉弦涩，均属瘀血内停之象，故在方中加入郁金、五灵脂二药，增强化瘀止痛之功，方能标本兼治。

参 考 文 献

吉跃进，李红晓，陆为民．国医大师徐景藩从血瘀论治慢性胃脘痛经验［J］．中华中医药杂志，2020，35（1）：179－182．

国医大师徐景藩教授运用益胃汤加减论治慢性胃脘痛

【经典名方】益胃汤（源于《温病条辨》）

组成：沙参三钱，麦门冬五钱，冰糖一钱，细生地五钱，炒香玉竹一钱五分。

用法：水五杯，煮取二杯，分二次服，滓再煮一杯服。

原文：阳明温病，下后汗出，当复其阴，益胃汤主之。

【诊断思路】胃脘痛是以上腹胃脘部近心窝处发生疼痛为主症的病证，故腹部切诊甚为重要，且对确定其病位、病机性质和证候非常有帮助。据徐教授经验，腹部切诊对辨证可供参考，主要有：①上脘（或至鸠尾）压痛，以气滞为主，大多数属于实证为主。中脘附近压痛，有虚有实。下脘压痛固定局限，每以血瘀为多。②胃中有食滞，上、中、下脘均可有压痛。③中脘与右梁门压痛，以中虚气滞占多。④自诉胃痛，按上腹无明显痛点者，以肝胃不和为多，病情一般较轻浅。按诊时均诉不适，有胀满之感而无压痛者，以湿阻气滞为多。⑤胃脘各部轻度压痛，在右胁下亦有压痛，以气滞而与肝（胆）有关，肝（胆）胃同病。胃脘无压痛，唯有右胁下等部有压痛，病位主要在肝（胆）。⑥以两手中指在两侧梁门、天枢外侧交互用力按击腹部，随按随起，侧耳闻得内有辘辘声响者，常为胃中有痰饮严重者，应考虑幽门有血瘀停滞。

【治疗绝技】"胃为阳明之土，非阴柔不肯协和"，若阴液不足，脉络失养，则阳明络涩而生瘀；胃阴亏虚，阳热亢盛，则热破血瘀而生瘀。瘀血停胃，闭阻经络，则"不通则痛"；"瘀血不去，新血不生"，则"不荣则痛"。故而徐教授在辨清基本病机后采用养阴益胃、活血化瘀之法，选用益胃汤加减活血化瘀之品治疗胃脘痛，效果甚佳。

【验案赏析】患者，女，57岁，1997年9月3日初诊。主诉：胃脘胀痛1年。病史：患者近年来常感胃脘胀痛，食后尤甚，得嗳则舒，初始并未重视，以后反复加重，虽经中西医多方治疗，仍未见效。1997年8月24日胃镜检查提示为慢性萎缩性胃炎，胃窦小弯前壁伴中度肠化生及异型增生。心情焦虑，慕名来诊。刻诊：胃脘隐痛且胀，痛时伴灼热感，口干不欲饮水，形瘦食少，神倦乏力，大便日行1次，溏而不实，舌质红，苔薄净，脉细。中脘轻度压痛。经云："人年四十而阴气自半。"患者工作劳倦，日久胃阴亏虚，胃失濡润，气机阻滞，不通则痛，拟法濡养胃阴，理气清热。处方：麦冬15 g，北沙参10 g，川石斛10 g，白芍15 g，乌梅10 g，炙甘草5 g，佛手片10 g，炒枳壳10 g，炙鸡内金10 g，木蝴蝶6 g，白残花10 g，石见穿15 g，白花蛇舌草15 g，生薏苡仁30 g。

二诊（1997年9月10日）：7剂后胃脘痞胀、隐痛减轻，饮食稍增，口干、胃中灼热感亦减轻。于上方加入炒白术10 g。

三诊（1997年12月15日）：上方加减叠进3个月，诸症消失。为巩固疗效，又坚持用生薏苡仁30 g代茶饮3个月。1998年4月23日复查胃镜提示轻度浅表性胃炎、十二指肠炎、胃窦小弯前壁未见肠化生及异型增生。随访2年，未见复发。

【按语】徐教授认为，对萎缩性胃炎伴肠化生、异型增生的治疗，着重在辨证，本例胃脘痛证属胃阴不足，气滞热郁。在治疗上，采用酸甘化阴法，使养阴而不滋腻，生津而不碍胃。药用沙参、麦冬、石斛等甘凉养阴生津清热，并与芍药、乌梅、甘草等甘酸相合，濡养胃阴，且能柔肝制木，缓急定痛；枳壳、佛手理气而不伤阴；木蝴蝶理气护膜；白残花理气泄热，鸡内金健胃消积，增其腐熟水谷之功；石见穿苦辛平，徐教授认为，本品清热而无苦寒之弊，且能醒胃助食，理气通降，配治胃炎，不论浅表性或萎缩性炎症，均能改善其病理损害。二诊时重用炒白术，健脾胃而扶正气，白花蛇舌草有清热解毒，抗癌之功，当属辨病治疗；薏苡仁散结消癥，对胃炎异型增生、胃息肉等疾病有良效，亦有抗癌作用。

参 考 文 献

[1] 陆为民，周晓波，徐丹华. 徐景藩治疗胃痛验案分析及辨治特色 [J]. 辽宁中医杂志，2010，37（7）：1368 - 1370.
[2] 吉跃进，李红晓，陆为民. 国医大师徐景藩从血瘀论治慢性胃脘痛经验 [J]. 中华中医药杂志，2020，35（1）：179 - 182.

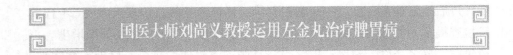

国医大师刘尚义教授运用左金丸治疗脾胃病

【名医简介】刘尚义教授，中共党员，博士研究生导师，贵州省名老中医，全国第二届国医大师。1966年毕业于贵阳医学院中医系，曾任贵阳中医药大学院长、贵阳中医药大学第一附属医院院长，全国第三、四、五批老中医药专家学术经验继承工作指导老师，师从贵州名医赵韵芬（赵韵芬是"葛氏疡科"第七代传人）。

【经典名方】左金丸（源于《丹溪心法》）

组成：黄连（一本作芩）六两，吴茱萸一两或半两。

用法：上为末，水为丸，或蒸饼为丸。每服五十丸，白汤送下。

【学术思想】胃属六腑，为"太仓""水谷之海"，主受纳与腐熟水谷及通降，胃与脾功能相互协调才使得气血津液得以化生，以供养全身，营养各脏器。李东垣《脾胃论·脾胃虚实传变论》："元气之充足，皆由脾胃之气所伤，而后能滋养元气。"刘老认为，"胃气之本弱，饮食自倍，则脾胃之气既伤，而元气亦不能充，而诸病之所由生也"，说明胃气之重要性。另外，胃的通降功能失常致胃失和降，胃气上逆，则出现恶心呕吐、呃逆、嗳气、胃胀痛、便秘等症。

【诊断思路】 胃属于六腑之一，是机体对饮食物进行消化与吸收的主要脏器。胃气受纳水谷功能的强弱，可以通过食欲与食量反映出来。《素问·玉机真脏论》言："五脏者，皆禀气于胃；胃者，五脏之本也。"说明胃气的盛衰直接关系到人体的生命活动。胃主通降，若由各种原因导致胃气失降，则可出现纳呆脘闷、胃胀、胃痛、便秘等症。若胃气不降反上逆，则可出现恶心、呕吐、呃逆、嗳气等。

胃病的发生多由于饮食不节，偏嗜肥甘厚味，饥饱失调，寒热不适等损伤胃气；胃失和降，气机失调则可出现呕吐、呃逆、反酸、嗳气、胃痛等。此外，情志不畅也是引起胃病的另一重要病因，如肝气失疏泄，横逆犯脾胃致肝胃不和或肝脾不和，气血阻滞则发为胃病。素体脾胃虚弱，或因机体劳倦太过，久病不愈等伤及胃气，脾胃不健，运化无权，升降无力，气机阻滞可致胃痛、呃逆、胃癌等疾病。胃病还可由外邪犯胃导致，寒邪最容易犯胃，暑热、湿邪也常见。外邪犯胃，胃气受损，则致气机阻滞，胃失和降而发为胃病。故治疗上重疏肝、健脾、理气和胃，胃和则受纳腐熟功能及通降功能正常，机体就有良好的气血生化之源。

【治疗方法】 刘老在治疗胃部疾病时常常使用药对，如黄连、吴茱萸配对源于朱丹溪的经方左金丸，旨在疏肝理气和胃，用于治疗胃脘疼痛、口干口臭、便秘、口苦。佛手、郁金配对旨在疏肝理气，和胃止痛，用于肝气犯胃之胃痛、呃逆、口苦口干等。刘老认为胃病病位在胃，与肝有关。故在治疗与胃有关的疾病常配伍疏肝药物，以体现肝与胃的关系。肝经与胃经在胸部相交，肝与胃乃木与土的关系，木克土，肝的功能将影响胃的功能，体现中医整体观念。用厚朴、苍术药对旨在行气和胃，健脾燥湿，治疗胃痛、胃溃疡、慢性胃炎等。瓜蒌壳、法半夏化痰消积，用治痰浊内阻之证。高良姜与醋香附温中行气，和胃止痛，用于胃寒所致胃痛等。木香与槟榔相配，源于《儒门事亲》之木香槟榔丸，旨在行气止痛，治疗食积气滞，泻痢后重。半夏与黄芩清胃热，降气和胃，用于治疗胃热恶心、呕吐、口干口臭等。治疗胃癌时刘老认为，胃癌的发生多是由于长期饮食不节、情志失调、素体脾胃亏虚或感受外来邪毒，引起机体气血阴阳失调，脏腑经络功能失常，出现食滞、气滞、血瘀、痰结、邪毒内塞等一系列病理改变，最终导致癌块形成。故在治疗胃癌时运用益气养阴、扶助正气药物的同时多加用鳖甲、莪术、蜈蚣等活血化瘀、缓消癥块以辅助补益机体正气的药物，二者"相使"配伍，寒温并用，能增强软坚散结、破血化瘀消癥之功。且鳖甲滋阴散结，莪术活血化瘀可增强鳖甲滋阴功效。另外，常用冬凌草配猫爪草解毒散结，抗肿瘤；治本扶正方面用玉竹与石斛养胃阴；总法不外乎扶正兼以祛邪。在治疗胃溃疡方面，可用四妙勇安汤即金银花、当归、玄参加减治疗，一者以疡科用药四妙勇安汤清热和胃，二者以疡科用药的思路保护胃黏膜。刘老用药心得源于其"肤膜同位""肤药治膜"思想，虽是其外科治疗经验，但其认为溃疡也可属于疡科范畴，故可以运用此治疗思路，且效果显著。针对胃病发生的病因采取相应治法方药，以达殊途同归之效。

【治疗绝技】对于慢性胃炎患者，刘老认为大多可用左金丸，疏肝清热，降逆和胃；黄芩、半夏清热和胃；佛手、郁金疏肝解郁；木香、槟榔行气止痛；痰热较重者可用瓜蒌皮、半夏、黄连组成小陷胸汤以清热化痰，宽胸散结；舌红少苔或无苔者可用玉竹、石斛养阴生津，益气和胃；另外，胃溃疡患者可加入疡科常用药金银花、当归、玄参与白及等，此乃其学术思想"肤膜同治"之体现，将胃黏膜等同于在外之肌肤，故用金银花、当归、玄参即四妙勇安汤清热解毒，活血止痛；白及乃外科疮疡之要药，即可敛疮生肌又可以止血，用于胃溃疡出血，此乃专病专药。

【验案赏析】患者，女，68岁，2015年6月15日就诊。主诉：胃区不适，烧灼感。患者长期嗜食辛辣灼热之品，近来感胃区不适，有灼热感，饮食辛辣之品则加重。自诉胃痛、灼痛，得热加重，胃部烧灼感，口干口苦，盗汗，易饥饿，反酸、嗳气、恶心欲呕、齿龈出血，大便干结、小便可，眠可，舌红、苔少，脉细数。Hp（-），胃镜示慢性胃炎并胆汁反流。中医诊断为"胃痛之胃热阴虚证"。中医治疗以养阴清热和胃为法。处方：玉竹20 g，石斛20 g，金银花20 g，当归10 g，酒黄芩10 g，酒黄连6 g，吴茱萸2 g，白及10 g。10剂，水煎服，每日1剂，一日3次。

二诊：方用2周后患者上述症状明显缓解，但舌苔厚腻，腹痛，大便秘结难下。处方：瓜蒌皮20 g，法半夏10 g，酒黄连6 g，木香10 g，槟榔10 g，蜜紫菀20 g，蜜款冬花20 g，酒黄芩10 g，麸炒枳壳10 g。15剂，水煎服，每日 1 剂，一日 3 次。

三诊：患者诉症状较一诊时缓解，舌苔厚腻减轻，小便稍黄，大便正常。处方：法半夏 10 g，瓜蒌皮 20 g，酒黄连 6 g，萆薢 20 g，六月雪 20 g，吴茱萸 2 g，酒黄芩 10 g，徐长卿 10 g，败酱草 20 g。15 剂，水煎服，每日 1 剂，一日 3 次。

四诊：患者胃部不适已痊愈，二便正常，舌苔薄白，脉细。

【按语】本病属胃热阴虚之证，病位在胃，病机为饮食不节。故一诊治以养阴清热，益气和胃，方选玉竹、石斛益气养阴生津之品，加以酒黄连、吴茱萸疏肝清热、和胃降逆，旨在疏肝和胃，肝气疏泄功能正常则无以犯胃，胃的功能正常则饮食、舌苔等正常。二诊患者阴虚之症状缓解，苔厚黄腻乃痰湿较重之症状，故加清热除湿化痰之品，患者又出现大便秘结，故用木香、槟榔行气通便。三诊患者已无特殊不适，舌苔厚腻稍微缓解，故加用半夏、瓜蒌、萆薢、六月雪化痰行气，清热利湿。不外清热养阴，后期以化痰行气，主方为玉竹、石斛、黄连、吴茱萸、黄芩。

参 考 文 献

李娟，杨柱，陈杰，等．浅析国医大师刘尚义治疗胃病用药经验［J］.贵阳中医学院学报，2018，40（1）：8 – 10.

国医大师刘尚义教授运用小陷胸汤治疗胃痛

【经典名方】小陷胸汤（源于《伤寒论》）

组成：黄连一两，半夏（洗）半升，瓜蒌实大者一枚。

用法：上三味，以水六升，先煮瓜蒌，取三升，去滓，内诸药，煮取二升，去滓，分温三服。现代用法：水煎服。

原文：小结胸病，正在心下，按之则痛，脉浮滑者，小陷胸汤主之。

【学术思想】刘老善于运用中医的理、法、方、药，在临床中做到有是证、立是法、选是方、用是药，运用经方治疗疑难杂病，往往取得意想不到的临床疗效。

【诊断思路】《伤寒论》第 149 条曰："伤寒五六日，呕而发热者，柴胡汤证具，而以他药下之，柴胡证仍在者，复与柴胡汤。此虽已下之，不为逆，必蒸蒸而振，却发热汗出而解。若心下满而硬痛者，此为结胸也，大陷胸汤主之。但满而不痛者，此为痞，柴胡不中与之，宜半夏泻心汤。"此条"呕而发热"为柴胡汤与半夏泻心汤共有的症状，应根据其他脉症对二证进行鉴别；而"心下满"为结胸证与痞证同有的症状，但结胸心窝部急痛，痛引胸部；痞证则是痞满而痛不明显，故痛与不痛是二者鉴别的要点。本条仲景描述的具体内容是柴胡汤证经误下后，因体质的不同而出现三种不同的转归，痞证是其中之一。另外，柴胡汤证误下，根据脾胃强弱之不同，可有痞证和结胸两种转归。转归的关键在于脾胃的强弱，因之可知，误下之后，脾胃不虚者，成结胸；脾胃虚弱者而成痞证。故无论有无误下，脾胃虚弱是痞证形成的病理基础。"邪之所凑，其气必虚"，脾胃虚弱，痰水内停，与邪热搏结则痞而硬满。其中，患者若临床表现为剑突下隐痛，舌红，苔薄黄，中医辨证为痰热互结者。刘老临床上广泛应用小陷胸汤治疗，并随证加减，取得较好的临床疗效。

【治疗方法】小陷胸汤出自张仲景《伤寒论·辨太阳病脉证并治》："小结胸病，正在心下，按之则痛，脉浮滑者，小陷胸汤主之。"由瓜蒌壳、半夏、黄连组成，功用为清热化痰，宽胸散结，主治痰热互结之结胸证。由于痰热互结于心下或胸膈，气郁不通，故出现胃脘或心胸痞闷。证见心下痞满，按之则痛，或心胸闷痛，或咳痰黄稠，舌红，苔黄腻，脉滑数。治疗予清热涤痰，方中瓜蒌清热化痰，宽胸散结，润肠通便，瓜蒌壳甘寒，重在清热化痰，宽胸理气散结，用时先煮，意义在于"以缓治上"而通胸膈之弊病，瓜蒌仁润燥化痰，润肠通便。臣以黄连苦寒泄热除痞，半夏辛温化痰散结，两者合用，一苦一辛，体现辛开苦降之法，与瓜蒌配伍，润燥相得，成为刘老临证上清热化痰、散结开痞的经典组合。平胃散可燥湿运脾，行气和胃。药后苔腻减，湿困脾阳之重、闷、呆、腻随药而减。

【治疗绝技】刘老临床上广泛应用小陷胸汤治疗中医辨证为痰热互结者，并随证加减，胃痛绵绵，似饥非饥兼有胃阴虚者多配伍北沙参、二冬、五味子、白芍；胃中热多者配伍蒲公英、紫花地丁、升麻等清热解毒药物；肝火犯胃疼痛者配伍左金丸清肝泻火；慢性胃溃疡引起胃痛、胃中烧灼感、反酸嘈杂者加用瓦楞子、乌贼骨等；伴有呃逆者，可配伍公丁香、柿蒂、旋覆花等。取得较好的临床疗效。

【验案赏析】患者，女，42岁，2014年12月30日初诊。胃痛，食酸后更甚2年余，伴左半侧头痛1周余。曾在数西医院住院治疗数次，但均稍好转出院后遇激惹即复发。本次诊前胃镜检查示胃溃疡，Hp（-）。刻下：面色不荣，慢性焦虑面容。诉胃痛，空腹或食后均痛，痛性不定，常隐痛、胀痛或针刺样痛交替，食酸后更甚，遇情绪变化时亦明显加重，时扩至中上腹，腹胀伴隐痛。常有嗳气，偶有泛酸，时有恶心欲呕感，左侧头痛，时有心烦易怒，常感胁下胀痛不适。夜间睡眠质量差，多梦易醒，口干，口臭不适，疲倦易累。整个诊疗过程中患者诉求感强。舌淡红暗、苔薄黄，左脉弦，右关脉略濡，余脉弦。西医诊断：①胃溃疡；②头痛原因待查；③胁痛原因待查。中医诊断：胃痛，辨为痰热犯胃，肝胃不和型。处方：瓜蒌壳30 g，半夏15 g，郁金10 g，升麻10 g，白及20 g，牡蛎20 g（先煎），黄连6 g，吴茱萸2 g，蔓荆子20 g。7剂，水煎服。煎取药液约450 mL，每次服用150 mL，1日1剂，均饭后半小时服用。并嘱注意开解情绪。下周再诊，诉不仅头痛胃痛已无，余所诉诸症均明显好转。患者喜笑颜开，连声感谢。效不更方，之后随证加减，治疗月余，经胃镜检查痊愈后停药。随访7个月未复发。

【按语】 对此患者，刘老总结，患者初诊时情况较有特色——症状较多，诉求感强。如果不抓住病机关键，容易陷于治疗胃痛、头痛、溃疡、失眠、胁痛、中上腹部胀痛、口腔异味、精神焦虑、虚劳等一系列症状之中，手忙脚乱，却难以取得良效。此时必须采取"举重若轻"的辨识方法，分析患者诸多症状的病机关键所在：患者胃痛时间长，诸多不适均集中于胃部，胃痛为主症，病位主要在胃。头痛是最近出现的，头痛为次要症，且为左侧头痛，左为肝，此为肝胃不和之表现。再结合舌脉，综合其病机应为"痰热犯胃，肝胃不和"。其他的一系列症状虽多，但均与前述病机有着较密切的联系。也就是说，"痰热犯胃，肝胃不和"应为此患者的关键病机。思路理清后，治疗就明确了。不过，治疗时，刘老"方简义深"的治疗特色更是值得我们学习。他提出，对于胃溃疡，中医不要效仿西医的三联、四联疗法等治疗方案，而应谨守辨证论治的原则。中医针对溃疡面有"龛影"之凹陷状态而可用《黄帝内经》治则"陷者升之"。此说在眼科王汝顺医生治疗角膜溃疡时亦曾有类似的表述。而刘老还提出了"陷者填之"的理念，提高了治疗此病的效果。此"填"的治法，则是以收涩药来完成的。刘老常用的能达到"填"的功效的药物主要为牡蛎、白及。因牡蛎咸、微寒，可收敛固涩，尚有制酸止痛之效，善治胃痛反酸。而白及苦甘涩寒，归肺、胃、肝经，善于收敛止血，消肿收肌。此二药均是刘老治疗溃疡时用以达到"陷者填之"的"爱将"。本案中，针对患者痰热犯胃、肝胃不和的情况，以小陷胸汤清热化痰为先，加升麻升举脾胃之气以"升之"，加牡蛎、白及收涩、制酸以"填之"，用左金丸清泻肝火、降逆止呕以治肝火犯胃证。区区 9 味药的处方，却蕴含有如此多的内涵与方法，确实是高手境界。《洛医汇讲》曾言"用方简者，其术曰精"，《景岳全书》中也曾说"用药精一，方为高手"，均是对用药精当者的肯定与赞叹。

参 考 文 献

[1] 刘华蓉，杨柱，刘尚义．刘尚义教授三焦病案三则 [J]．贵阳中医学院学报，2016，38（6）：38 - 39．

[2] 卫蓉，金荣，吴志秀，等．刘尚义教授经方运用的体会 [J]．贵阳中医学院学报，2011，33（2）：3 - 5．

[3] 叶瑜，莫志红，莫智旭，等．国医大师刘尚义治学与思辨用药特色探析 [J]．中华中医药杂志，2016，31（10）：4034 - 4036．

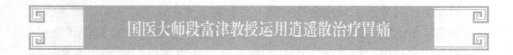

国医大师段富津教授运用逍遥散治疗胃痛

【名医简介】段富津教授，国医大师，全国第二、第三、第四、第五批老中医药专家学术经验继承工作指导老师，黑龙江中医药大学方剂教研室教授，博士研究生导师，博士后指导老师。临床擅长冠心病、心肌病、脾胃病、风湿性关节炎、气管炎、脊髓空洞症、甲状腺疾病、泌尿系感染等疑难杂症。

【经典名方】逍遥散（源于《太平惠民和剂局方》）

组成：甘草（微炙赤）半两，当归（去苗，锉，微炒）、茯苓（去皮）白者、白芍药、白术、柴胡（去苗）各一两。

用法：每服二钱，水一大盏，加烧生姜一块（切破）、薄荷少许，同煎至七分，去滓热服，不拘时候。

原文：逍遥散，治血虚劳倦，五心烦热，肢体疼痛，头目昏重，心忪颊赤，口燥咽干，发热盗汗，减食嗜卧，及血热相搏，月水不调，脐腹胀痛，寒热如疟。又疗室女血弱阴虚，荣卫不和，痰嗽潮热，肌体羸瘦，渐成骨蒸。

【学术思想】疏肝法是用辛散疏通之药解肝郁，从肝升发之性，以维护肝主疏泄的生理功能。在临床实践中，疏肝法常被认为是治疗以肝失疏泄为主要病机的内科病证的基本大法，具有调畅气机、疏通气血、开郁散结等作用。段师强调肝与脾的关系，认为脾属土，为后天之本，主运化水谷精微，又为气机升降之枢纽。肝脾在生理病理上联系密切，肝病时脾土最易受病，而致肝郁脾虚，即所谓"见肝之病，知肝传脾"。而脾虚则又易致肝木乘土，即所谓"土虚木贼"。段师认为肝郁与脾虚常相兼并见，木郁克土，土虚木乘，遣方用药要辨肝实与脾虚之轻重，灵活变化用药。另外，要注意风药入肝脾时，既可升脾阳又可散肝郁，可巧用之。

【诊断思路】《素问·宝命全形论》所言"土得木而达"，即体现了木与土的关联，木不郁则土不壅。其后，仲景又提出"见肝之病，知肝传脾，当先实脾"的重要观点。可见历代医家对肝郁乘脾而导致运化失常的病机的认识较早。脾脏与胃腑相表里，并共同主持一身水谷的收纳与运化，肝之气升而胃之气降，共同主持人体一身之气机升降。肝气郁滞则横逆犯胃，则胃气不降，导致胃痛、胃胀、恶心、呕吐等症。因而肝的疏泄功能对于脾胃的运化功能有重要影响，疏肝解郁为治疗脾胃运化无权的思路之一。

【治疗方法】健脾疏肝法常用方剂为逍遥散、四逆散、痛泻要方等，其特点是可以适量应用辛散之风药，入肝可疏散，入脾可升清，肝脾同治可用。逍遥散出自《太平惠民和剂局方》，原方由等量柴胡、酒白芍、当归、白术、茯苓、炙甘草（减半）、煨生姜、薄荷（少许）组成，其功效可概括为疏肝、养血、健脾三个方面。从组成原则分析，方中柴胡为君药，酒白芍为臣药，故侧重于疏肝，而健脾养血之功略逊。

【治疗绝技】段师认为存在肝郁、血虚、脾弱的病机，即可应用逍遥散治疗，辨其肝郁、血虚、脾弱的程度，增减药物及药量，有侧重地针对不同病机予以论治，用活逍遥散。若以脾虚为著，则增茯苓之量，以茯苓为君，臣药白术，以健脾疏肝，可见药物相同，仅用量不同，其法亦不同，若肝郁为重则重用柴胡、白芍。

【验案赏析】患者，女，64岁，2015年5月30日就诊。患者食后胃胀、反酸、嗳气10余年，喜温，便前腹痛，便溏，日一行，乏力，不易入睡。舌淡红，苔薄白，齿痕，脉沉滑无力。西医诊断：消化不良。中医诊断：胃痛，证属肝气犯胃。处方：柴胡15 g，酒芍20 g，当归15 g，焦术15 g，茯苓 20 g，清半夏 15 g，砂仁 15 g，陈皮 15 g，酸枣仁 25 g，神曲 20 g，山药 25 g，厚朴 15 g，炙甘草 15 g。7 剂，每日 1 剂，水煎服，早晚分服。

二诊（2015 年 6 月 6 日）：服上方 7 剂后，症状改善，加夜交藤 20 g，继服 14 剂，服法同上。

随诊：胃胀、反酸基本消失，大便已正常，睡眠可。

【按语】该证为肝脾不和、运化失常所致。张仲景云："见肝之病，知肝传脾，当先实脾。"肝木为病，易于传脾，脾胃失和，升降失常，见胃胀、反酸、嗳气。《医方考》云："泻责之脾，痛责之肝。"胃失和降，胃不和则卧不安，故不易入睡。舌象、脉象均为脾虚之象。方中酒芍敛肝阴，柔肝缓急止痛为君药；柴胡调达肝气，当归养血和血，焦术补脾燥湿止泻，共为臣药；佐以茯苓、山药健脾利湿止泻，且安心神，与焦术三者合用实土以抑木，且使营血生化有源；术、芍合用可柔肝健脾，于土中泻木；厚朴、砂仁行气化湿；陈皮、半夏理气和胃降逆；神曲消食和胃，酸枣仁养心安神。二诊加夜交藤助养心安神。

参 考 文 献

[1] 李依聪. 段富津教授运用疏肝法治疗内科病证的经验研究［D］. 黑龙江：黑龙江中医药大学，2016.

[2] 回雪颖，刘玉岩，姜北，等. 国医大师段富津教授运用逍遥散加减验案 5 则［J］. 中华中医药杂志，2018，33（4）：1380 - 1382.

国医大师段富津教授运用金铃子散辨治胃脘痛

【经典名方】金铃子散（源于《太平圣惠方》，录自《袖珍方》）

组成：金铃子（又名川楝子）、延胡索各一两。

用法：上为细末，每服三钱，酒调下。现代用法：上药研细末。每次服用 6 ~ 9 g，酒调下，或用温开水送下。亦可改用饮片作汤剂，水煎服，各药剂量按比例酌减至汤剂常用量。

原文：热厥心痛，或作或止，久不愈者。

【学术思想】段师在临床辨治内科病证，常从肝论治，并认为治肝必先疏肝，以从其条达舒畅之性，调其疏泄功能，故立疏肝法为基本大法。段师认为，肝经的生理特性中，"肝喜条达，恶抑郁""以血为体，以气为用""体阴而用阳"，这3点最为常用，要充分认识肝经的生理特性，方能疏肝得法。段师认为肝郁和血虚关系密切，因其生理特性，一旦肝郁气滞，即影响肝的藏血功能，则生血虚；而一旦肝血虚，则出现肝郁气滞，故肝郁与血虚的病机关系十分密切。正常情况，肝经气血调和。一旦气多则血少，血少则气多，气多疏泄功能失常则出现肝郁气滞。所以临床施治时当充分辨明气血阴阳关系，疏肝与柔肝并施而治。

【诊断思路】肝郁化火型胃脘痛主要病因为情志抑郁不畅，郁怒伤肝，肝失疏泄，气机郁滞，郁而化火。肝气横逆犯胃，导致胃气失于和降。胃以降为顺，若胃失和降，浊气上逆，则出现胃脘疼痛、恶心呕吐等症。《丹溪心法·六郁》提出了气、湿、热、痰、血、食六郁之证，并提出"人身诸病，多生于郁"的观点。丹溪认为"一有怫郁，诸病生焉"，而六郁相因为病的病机是肝郁气滞而成气郁，气滞则血行不畅而成血郁，气滞则水饮内停而生湿郁，气郁化火而成热郁，湿热相交酿为痰郁，木郁乘土运化失职而生食郁。一般认为，肝郁病机的产生，多为情志不遂所致。对于情志致病的观点在《内经》中有诸多论述，如"人有五脏化五气，以生喜怒悲忧恐"，可见，情志失调导致气机紊乱，其中尤以大怒最为伤肝，故有"肝气虚则恐，实则怒"，以及"人或恚怒……即伤肝也"的论述。治则宜"木郁达之"，即疏肝之法为治疗肝郁气滞证的基本大法。

"气有余便是火"说明肝气郁滞日久易从热化，而出现肝火上炎之证。湿热久积肝经而生肝经湿热，湿热蕴结胆腑又见胆腑郁热，至于其化热伤阴动血，则现肝阴虚、肝血不足之证，其甚者则动风而生痰或出现情志失常等证。因此，无论是肝火炽盛、肝胆湿热等实证，还是诸如肝阴虚或肝血虚等虚证，抑或是以本虚标实为主之肝阳上亢、肝风内动之证，均有肝郁病机之基础。治疗时多以疏肝法为基础再佐以清热、滋阴、养血、息风等方法调治。所以，疏肝法也是治疗肝郁引起的变证的基本方法。

【治疗方法】金铃子散仅由川楝子、延胡索两味药组成，临床常用之以疗肝郁化火之疼痛诸证。其君药川楝子，味苦性寒，清泻肝火而止痛，且能疏肝行气。延胡索性辛，归肝经，亦有疏肝作用，其疏肝之力不及川楝子，功擅行气止痛。川楝子在疏肝药之中药性特殊，因其苦寒之性，可以疏肝与泻火兼顾，且其较辛散温通之品，更能免伤阴之弊。

【治疗绝技】 胃脘痛为临床常见病、多发病。很多疾病，如慢性胃炎、消化性溃疡、胆汁反流性胃炎、胃肠功能紊乱等病均可归为此类。金铃子散由金铃子和延胡索二味药等量组成，为治疗肝郁化火、气滞血郁诸痛的常用方。主治肝郁化火证。段师谨守病机，辨证准确，运用金铃子散治疗胃脘痛证属肝郁化火者，守方而不泥方，方证相应，故可收立竿见影之效。

【验案赏析】 患者，女，52岁，2005年3月10日就诊。胃中素觉有热，口苦不欲食，口干不欲饮月余，近日又因恼怒伤肝致使症状加重。现胃脘疼痛，痛势急迫，有灼热感，反酸嘈杂，口干口苦，烦躁易怒，胸闷胁胀，大便秘结，小便黄赤，舌红苔黄，脉弦数。胃镜检查诊断为胆汁反流性胃炎。处方：川楝子15 g，延胡索15 g，郁金15 g，川芎15 g，半夏15 g，枳实15 g，黄芩10 g，黄连15 g，吴茱萸10 g，酒芍15 g，炙甘草15 g。7剂，每日1剂，水煎服。3月17日复诊，服上方7剂后，诸症大减，继服7剂，症状消失。

【按语】 肝主疏泄而藏血，性喜条达。若肝气郁结，气有余则为火，日久化火犯胃，故胃脘灼热；气机不利，血行不畅，不通则痛，亦可见胃脘疼痛。正如《沈氏尊生书·胃痛》载："胃痛，邪干胃脘病也……唯肝气相乘为尤甚，以木性暴，且正克也。"肝胃郁热，逆而上冲，故烦躁易怒，泛酸嘈杂；肝胆互为表里，肝热夹胆火上乘，故见口干、口苦；肝胆经脉循胸布胁，故胸闷胁胀；二便秘涩、舌红苔黄为火热之象，脉见弦数，乃肝胃郁热之象。病乃肝气郁结，疏泄不利，横逆犯胃，胃失和降所致。治宜疏肝泄热，活血止痛。方选金铃子散加味。

方中川楝子味苦性寒，疏肝行气，清泄肝火而止痛。延胡索行气活血，擅长止痛，《本草纲目》："能行血之气滞，气中血滞，故专主一身上下诸痛。"两药合用，正如《绛雪园古方选注》所载："金铃子散，一泄气分之热，一行血分之滞。"既能疏肝泄热，又可行气活血止痛。川芎，为血中之气药，合郁金以增活血行气止痛之功；半夏、枳实和胃降逆止呕。黄芩、黄连清热，胃以通降为和顺，对于肝郁化火所生之热，泄热即所谓通。吴茱萸辛热，以制约黄连、黄芩之寒，防其攻伐太过。吴茱萸、黄连配伍，寒热并用，辛开苦降，正可以治肝气犯胃所致之反酸。酒芍柔肝缓急止痛，使疏肝活血而不劫肝；炙甘草和中缓急，调和诸药。全方合而共奏疏肝泄热、活血止痛之功。

参 考 文 献

[1] 李依聪. 段富津教授运用疏肝法治疗内科病证的经验研究 [D]. 黑龙江：黑龙江中医药大学, 2016.

[2] 赵雪莹, 李冀. 段富津教授运用金铃子散辨治胃脘痛验案举隅 [J]. 中医药信息, 2011, 28 (3)：28-29.

国医大师段富津教授运用柴平汤治疗胃脘痛

【经典名方】 柴平汤（源于《景岳全书》）

组成：柴胡6g，人参6g，法半夏6g，黄芩6g，陈皮6g，厚朴6g，苍术6g，甘草6g，生姜9g，大枣4枚。

用法：水二盅，加姜、枣煎服。

原文：主湿疟，一身尽痛，手足沉重，寒多热少，脉濡。

【学术思想】 段师认为，不通则痛为胃脘痛的基本病机。胃脘痛的病因有很多，寒邪客胃、情志失调、饮食不节、脾胃虚弱等因素都可以引起胃脘痛。历代对胃脘痛发病机制的论述较为丰富，大致可概括为两个方面。一是以气滞为中心病机，变化产生痰、湿、瘀、热、虚诸证；二是以脾胃虚弱为中心病机，因脾胃虚弱，升降失常，而产生气滞、痰湿、血瘀、火热、阳虚、阴虚。段师根据多年的临证经验，分析胃脘痛的发生与发展过程，认为胃脘痛的病机虽有多种，但不通则痛为其基本病机。主要体现在以下两个方面：一方面是与脾脏的关系密切，胃主受纳且降浊，脾主运化而升清；胃喜润而恶燥，脾喜燥而恶湿。两者纳化相合，升降相因，燥润相济，共主运化。脾与胃一脏一腑，互为表里，以膜相连，生理上相互为用，而在病理上相互影响，脾失健运则胃失和降，故易引起气滞而不通则痛。又因脾胃虚弱，传化功能降低，升降失调，清浊相干，郁滞自从中生。另一方面是与肝的关系密切，胃与肝同居中洲，肝主疏泄，调畅气机，助脾胃健运。从实而论，肝失疏泄则胃失于和降，气机不畅，不通则痛。从虚而论，不论木旺乘土，还是土虚木乘，其本质都是脾胃虚弱，中土虚弱，则脾升而不畅，胃降而不顺，枢机不利，则气机郁滞，不通则痛。

【诊断思路】临床中辨清胃脘痛的寒热属性，是正确处方用药的必要前提。叶天士将辨寒热概括为："寒温两法，从乎喜暖喜凉。"张景岳曰："痛证有寒热，误认之则为害不小，盖三焦痛证，因寒者常居八九，因热者十惟一二。"疼痛受凉即发，痛势较剧，或拘急掣痛，或有冷感，遇寒加剧，得热则减，泛吐清水者，多属寒证；痛势较急，胃脘灼痛或胀闷，或坚满，或有热胀感，遇热痛增，口干喜冷，泛吐酸水者，多属热证。寒证分虚寒、寒凝；热证分湿热、郁热。此外，还应注意寒热之间的相互转化，如寒郁日久可以化热，湿郁日久亦可化热；还可出现寒热互结等复杂征象，亦可见寒热错杂中藏虚纳实，虚实夹杂中蕴寒酿热之证。

脾胃湿热之胃脘痛，多由饮食不节，过食肥甘厚味，酿湿生热，或感受湿热之邪，致湿热阻滞中焦脾胃，胃气不和而引起本病。《临证指南医案·湿门》谓："酒湿郁伤，脘中食阻而痛。"由于湿热阻滞于脾胃，故见胃脘胀痛。湿热阻遏气机，脾胃运化失常，故厌食。湿热熏蒸，故口干口苦。湿性重着黏腻，湿注肢体，则四肢沉重无力。以上病机造成脾胃湿热之胃痛。症见：胃脘疼痛，嘈杂灼热，口干口苦，渴不欲饮，头重如裹，身重肢倦，纳呆恶心，小便色黄，大便不畅，舌苔黄腻，脉象滑数。

【治疗方法】治法当清热化湿，理气和胃。方选柴平汤加减。柴平汤出自《景岳全书》。《医方考》中云："用小柴胡汤以和解表里，平胃散以健脾制湿，二方合而为一，故名曰柴平。"原方由柴胡、黄芩、半夏、人参、甘草、陈皮、厚朴、苍术、生姜、大枣组成，方中柴胡疏泄气机，黄芩苦寒降泄，半夏、生姜和胃降逆，人参、大枣益气健脾，苍术燥湿健脾，厚朴化湿行气除满，陈皮理气和胃醒脾，甘草调和诸药。

【治疗绝技】脾胃湿热之胃脘痛，是由于湿热阻滞于脾胃，故见胃脘胀痛、厌食、口干口苦等症状。治法当清热化湿，理气和胃。方选柴平汤加减。原方功用为和解少阳，祛湿和胃，为"湿疟，一身尽疼，手足沉重，寒多热少，脉濡"而设。虽如此，然审度方义，可有健脾燥湿、疏肝理气之能，临证中每遇少阳失和、情志不遂、肝郁气滞、疏泄失常、横逆攻犯、脾胃遭伐、湿浊内生之证，可用此方增减调治，皆可获效。

【验案赏析】患者，女，59岁，2002年7月15日初诊。患者胃脘胀痛半年余，经CT诊断为慢性胰腺炎；胃镜诊断为浅表性胃炎，食道憩室。伴厌食，口干口苦，四肢沉重无力，舌苔白厚腻，脉略滑数。此系脾胃湿热之证，治以清热化湿，理气和胃。处方：苍术20 g，川朴15 g，陈皮15 g，黄芩 15 g，枳实 15 g，柴胡 15 g，郁金 15 g，半夏 15 g，延胡索 15 g，白芍 15 g，黄连 10 g，炙甘草 15 g。

二诊（2002 年 7 月 22 日）：胀痛减轻，苔仍厚，脉已不数，反酸。上方去黄连，加乌贼骨 15 g，砂仁 15 g。

三诊（2017 年 7 月 29 日）：诸症大减，舌苔转薄，上方去苍术，调理月余，症状消失。

【按语】由于饮食不节，致湿热阻滞于脾胃，故见胃脘胀痛；湿热阻遏气机，脾胃运化失常，故厌食；湿热熏蒸，故口干口苦；湿性重着黏腻，湿注肢体，则四肢沉重无力。此系脾胃湿热之证，湿重而热轻者。选用柴平汤加减。方中苍术为君药，以其味苦性燥，善除湿运脾；川朴为臣，行气化湿，消胀除满；佐以陈皮、枳实理气化滞；黄连、黄芩清热燥湿；半夏燥湿降逆和胃；延胡索理气活血止痛；柴胡疏肝解郁，白芍柔肝止痛，与枳实、甘草配伍乃四逆散之意。全方共奏清热化湿、理气止痛之功。二诊中，脉已不数，说明热已除，苔仍厚，则表明湿邪仍在，上方去黄连，恐过寒则有冰伏湿遏之虞；加乌贼骨制酸止痛，砂仁芳香醒脾化湿，增加化湿之力。三诊中，诸症大减，苔转薄，湿邪已消，故去苍术。

参 考 文 献

[1] 闫忠红．段富津教授治疗胃脘痛经验的研究［D］．黑龙江：黑龙江中医药大学，2007．

[2] 李冀，闫忠红．段富津教授治疗胃脘痛的经验［J］．福建中医药，2007，38（2）：20 – 22．

[3] 汪梦林，刘琳，彭莉莉．柴平汤治疗脾胃病研究进展［J］．亚太传统医药，2017，13（18）：95 – 97．

国医大师徐经世教授从郁论治内科杂证

【名医简介】徐经世，主任医师，教授，第二届国医大师，全国第二、三、四、五、六批老中医药专家学术经验继承工作指导老师，国家中医药管理局名老中医，安徽省名中医，中华中医药学会诊断专业委员会委员、内科肝胆病专业委员会委员，安徽省中医药学会肝胆疾病专业委员会主任委员，安徽省中医药学会常务理事。从事中医内科临床、教学、科研工作50多年，对消化系统疾病有深入研究。

【经典名方】逍遥散（源于《太平惠民和剂局方》）

组成：甘草（微炙赤）半两，当归（去苗，锉，微炒）、茯苓（去皮）白者、白芍药、白术、柴胡（去苗）各一两。

用法：每服二钱，水一大盏，加烧生姜一块（切破）、薄荷少许，同煎至七分，去滓热服，不拘时候。

原文：逍遥散，治血虚劳倦，五心烦热，肢体疼痛，头目昏重，心悸颊赤，口燥咽干，发热盗汗，减食嗜卧，及血热相搏，月水不调，脐腹胀痛，寒热如疟。又疗室女血弱阴虚，荣卫不和，痰嗽潮热，肌体羸瘦，渐成骨蒸。

【学术思想】人之一身，不离气血，气血不调，则百病丛生。人之内伤由郁致病，多缘于志虑不伸，气先为病，肝之受及又居于首。长期忧思抑郁，可致气机郁结，肝失疏泄，气血不和，经络阻塞，脉络不利，宗气不运，气机不畅，而致气血瘀滞或痰瘀交阻，从而变生诸病。徐老认为气为因，郁为果，二者互为因果，可见内科杂证由其所致是有依据可循的，其根本病机就是气机不畅。

【诊断思路】张景岳在《景岳全书·郁证》中指出："凡五气之郁则诸病皆有，此因病而郁也。至若情志之郁，则总由乎心，此因郁而成病也。""凡气血一有不调而致病者，皆得谓之郁证。"而气与郁又是相互为因的内在关系，若失所常则会产生病理变化，即为由气致郁。气郁诸病，如气喘、咳嗽、气淋、气厥、气胀、气痛、气疝、脘痛、胁痛、眩晕、心悸、不寐、积聚、不孕等症，都包含着"郁"的问题，这正是郁的广义所在。明代虞抟在《医学正传》中指出："或七情之抑遏，或寒热之交侵，故为九气怫郁之候。或雨湿之侵凌，或酒浆之聚集，故为留饮湿郁之疾。"郁不仅可以致实证，还可以致虚证，加重内科杂证的证候。久郁易化热生火，火热易伤阴耗血，而致阴血亏虚或阴虚火旺；郁久产生痰湿、瘀血，进一步阻滞气机，使气血益损，而形成虚实夹杂之候。清代叶天士在《临证指南医案·郁》中指出："郁则气滞，气滞久必化热，热郁则津液耗而不流，升降之机失度。初伤气分，久延血分……郁症全在病者能够移情易性。"

【治疗方法】内科杂证病机复杂多变，但从郁论治，却可执繁驭简，独辟一方天地。在治疗上要始终抓住"气""郁"二字，然气有九种，郁有六郁，正确处理好气和郁的关系，是治疗成功的关键所在。《素问·至真要大论》云："疏令气调。"《杂病源流犀烛·诸郁源流》曰："诸郁，脏气病也，其原本于思虑过深，更兼脏气弱，故六郁之病生焉。六郁者，气、血、湿、热、食、痰也。"《医方论·越鞠丸》亦指出："凡郁病必先气病，气得疏通，郁于何有？"根据是否兼有郁火、血瘀、痰结等的不同症状及气血阴精的亏虚程度而选方用药。就治疗而言，在准确辨证的基础上，始终着意于一个"郁"字，从脾论治，调肝为主，方能切中病机，而取应手之效。《医方集解》谓："郁证多在中焦，中焦脾胃也，水谷之海，五脏六腑之主，四脏一有不平，则中气不得和，而先郁矣。"周慎斋说："诸病不愈，必寻到脾胃之中，方无一失。"由是观之，从郁论治内科杂证而又从脾胃着手，两者并不矛盾。肝之为病，气盛者独多，肝气盛还得用泄，但又不要一概用泄，以免伤肝，要善于调之。肝病者，多因湿热之邪侵入机体，蕴结于内，脾胃升降失司，湿热熏蒸肝胆所致。然湿有内外之分，内湿责之于脾，因脾虚失健则产生湿邪阻之于内而影响运化，加之起居不慎或身居湿地产生外湿，诱发而起，乘虚而入，内外交合，热化居多，故成湿热之证，肝之受及则郁而不达。《证治汇补》云："郁证多皆因气血不周流，治疗宜取其木郁达之，以当顺气为先，开提为次。至于降火、化痰、祛湿、消积，犹当分多少治之。"

【治疗绝技】条达木郁，具体可疏肝理气，方用逍遥散、四逆温胆汤之类；补益肾水，清平相火，方用一贯煎等；理脾和胃，和煦肝木，方取归芍六君丸、左金丸等；活血化瘀，燮理阴阳，用燮枢汤、三阴煎之类。然就其他杂病论治，不管病在何脏，凡由郁而致，当应缓以调之，从脾论治以和缓中州，调肝为主以转枢少阳，达到抑制木郁反克制胜之目的，从而使邪去正安，这是脏腑之间的内在关系和辨证论治的必然规律，而从郁论治内科杂证更应如此。

【验案赏析】患者脘腹作痛两年余，时有腹泻，情志不遂或稍进油脂食物则作痛泻，泻后痛减，肠鸣辘辘，嗳气，食欲不佳，眠可，舌暗淡、苔薄白微腻，脉弦缓。考之乃系肝强脾弱，肝胃不和。治宜调肝健脾，转枢止痛为先。处方：柴胡 10 g，杭白芍 20 g，炒白术 15 g，茯苓 20 g，陈皮 10 g，姜半夏 12 g，姜竹茹 10 g，绿萼梅 20 g，炒薏米 40 g，丹参 15 g，檀香 6 g，煨姜 5 g。常法煎服。

服药 10 剂后，脘腹胀疼得减，食欲改善，仍有痛泻，原方去煨姜、茯苓，易白术为苍术，加杏桃仁各 10 g，马齿苋 15 g。再进 10 剂。经诊 2 次，诸症皆减，大便转常。嘱其畅情志，节饮食，停药观察。

【按语】 此证型在临床上虽不为多见，但仍时常有之，故徐老根据临床实际，拟方逍遥散、痛泻要方、丹参饮等，灵活组方施治，师古而不泥古。方中柴胡、白芍、绿萼梅疏肝解郁，调达肝气；茯苓、白术、炒薏米健脾化湿；陈、夏、煨姜理气和胃，健脾除湿；丹参、檀香合用名为丹参饮，用之以理气和络止痛。二诊时，患者痛泻仍作，徐老随证加用杏仁、桃仁、马齿苋等药，以宽肠导滞，药后痛泻即减。徐老认为："腹泻日久，经年不愈，脾虚湿滞，粪质既出现溏薄，又兼有黏液、滞下的现象。对此，其治疗不能单纯予以健脾利湿，固涩止泻，须兼以宽肠导滞，推陈出新，方可补偏纠弊，一举获胜。"

参 考 文 献

[1] 陶永，张国梁，侯浩彬，等 . 徐经世"内科杂证从郁论治"初探 [J]. 中医药临床杂志，2008，20（5）：433－434.

[2] 郑勇飞，张国梁，徐经世 . 徐经世治疗胃脘痛证治五法 [J]. 江苏中医药，2013，45（9）：27－29.

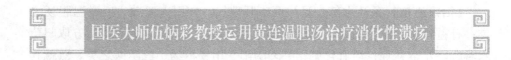

国医大师伍炳彩教授运用黄连温胆汤治疗消化性溃疡

【名医简介】 伍炳彩，国医大师，江西中医药大学二级教授，主任中医师，博士研究生导师，享受国务院政府特殊津贴专家，历任江西中医药大学（原江西中医学院）金匮教研室主任、中医临床基础学科组组长、学科带头人。全国第三、第四、第六批老中医药专家学术经验继承工作指导老师，"十二五"国家中医药管理局重点建设学科伤寒学、中医心病学的学术带头人。

【经典名方】 黄连温胆汤（源于《六因条辨》）

组成：川黄连（6 g），竹茹（9 g），枳实（9 g），半夏（9 g），陈皮（6 g），甘草（3 g），生姜（2 片），茯苓（10 g）。

用法：水煎服。

原文：伤暑汗出，身不大热，而舌黄腻，烦闷欲呕，此邪踞肺胃，留恋不解。宜用黄连温胆汤，苦降辛通，为流动之品，仍冀汗解也。

中暑吐泻并作，吐既止而泻不止者，宜胃苓汤泄之；若泻止而吐不止者，宜黄连温胆汤和之。

既吐且泻，邪已分布，今吐止而泻不止，为上焦既清，而邪趋于下，用五苓以分泄，合平胃以祛湿；若泻止而吐犹未止，乃邪在中焦，用黄连温胆汤，苦降辛通，勿使邪结中焦，而成痞胀为要。

【学术思想】伍老对中医治疗消化性溃疡有很深的造诣，他认为消化性溃疡的发病以湿热居多，大多是虚实错杂、寒热错杂，脾胃虚寒，阳气不舒为本，湿热瘀毒为标。治疗上应辨清寒热虚实，注重恢复脾胃升降；清热利湿谨防伤正；久病入络须活血；疏肝解郁调气机。并将消化性溃疡分为5种证型：肝郁化火宜逍遥丸合左金丸，湿热内盛宜黄连温胆汤，胃阴不足宜益胃汤，脾胃虚弱宜黄芪建中汤，寒热错杂宜半夏泻心汤。

【诊断思路】消化性溃疡指胃肠道黏膜因各种因素被胃酸和胃蛋白酶破坏而发生的深度超过黏膜下层的损害，以胃及十二指肠最常见。消化性溃疡发病较慢，病程迁延，反复发作，主要以上腹部疼痛不适为主，具有周期性、节律性等特点，在季节交替、饮食不当之时发病率、复发率均较高。本病属中医学"胃脘痛""嘈杂""痞满"等范畴，其病位在胃，与肝脾关系极为密切。《脾胃论·脾胃胜衰论》云："饮食不节则胃病……胃既病，则脾不能禀受……亦从而病焉，形体劳倦则脾病……脾既病，则胃不能独行其津液，故亦从而病焉。"

伍老认为，本病虽以湿热居多，但从临床来看，单纯热证或者单纯寒证的患者已不多见，大多是虚实错杂、寒热错杂，脾胃虚寒，阳气不舒为本，湿热瘀毒为标，各种病机错综复杂，给临床的辨治带来一定的困难。同时肝胃气机失调也是发病的重要因素。肝胃之间生理上相互为用，共同维持脾胃气机的畅达，而病理上各种原因导致肝疏泄功能失常，横逆犯胃，胃气阻滞，使脾胃升降失调，气机不利，或脾胃虚弱，土虚木旺，肝木乘脾而生内疡致胃脘疼痛。

【治疗方法】伍老经多年总结发现消化性溃疡实证以湿热郁阻为多见，即所谓"不通则痛"，因而往往采取清热利湿之法。治法为清热利湿、消腐生肌。处方：黄连温胆汤，黄连5 g，法半夏10 g，陈皮10 g，茯苓15 g，甘草6 g，炒枳壳10 g，竹茹10 g。黄连温胆汤即温胆汤加黄连而成，首见于《六因条辨》，可治胆郁痰热、胆胃不和等证，易温胆之意为清胆之功。

后世以此为基本方衍化，临床应用甚广。方中竹茹，清热燥湿、清泄肝胆郁热，引热下行，使热有去处，脾胃寒甚者姜制尤佳，且竹茹更具协同诸药引药入胃，使胃受纳之功；枳壳健脾、燥湿、行脾胃之气，使脾健胃降，湿邪得以祛除；半夏辛温散寒、健脾和胃；黄连清热养阴，直折肝胆郁火，可除口中秽臭。方中用药，利胆调腑，消炎止痛，健脾和胃，具有温燥有度、苦寒适宜、通调结合的作用，为阴阳转枢之剂，共奏修复消化之功。

伍老认为消化性溃疡的辨治不仅要注重辨证论治，还要注重辨病用药。在辨治时，伍老指出应根据患者的情况合理配伍相应的对药，才能取得更好的临床疗效。①乌贼骨配浙贝母：乌贼骨，即海螵蛸，味咸、涩，性温，归脾、胃、肾经，具有收敛止血、制酸止痛的功效，乌贼骨含有丰富的钙盐，能够很好地中和胃酸，缓解胃脘部烧灼感。浙贝母味苦、性寒，与乌贼骨一温一寒，根据病机调整剂量，达到平衡寒热的作用。伍老常用二药用于治疗痰热内盛而致的消化性溃疡、慢性胃炎、胃脘烧灼感、反酸等病，往往能有效缓解胃酸过多的现象。②乌药配百合：乌药味辛，性温，为行气解郁、散寒止痛的常用中药，具有行气止痛的功能。《本草述钩元》提到："疏胸腹邪逆之气，一切病之属气者皆可治之。"现代药理研究乌药具有抗炎、镇痛、抗风湿、祛氧化、抗肿瘤、抗菌、抗疲劳、保护肝脏、保护心血管、调节胃肠运动等多种药理活性。百合性甘，味寒，能降泄肺位郁气，使胃气降，肺气和，诸气皆调。两药合用具有补脾养胃、健脾止痛的作用，为调理气机之妙用，对于消化性溃疡导致的胃脘痛有很好的治疗效果。

【治疗绝技】对于湿热郁阻型消化性溃疡，伍老往往采取清热利湿之法。选方黄连温胆汤加减。然清热利湿之品每多伤正，清利太过则胃阳受损，过于辛燥之品，则损伤阴液，如此轻则病情迁延难愈，重则变证丛生。伍老认为可采用以下 3 种方法达到理气而不伤阴的效果：一是对于脾胃不足的患者，清热利湿药物用量宜轻，同时须兼顾脾胃虚弱的特点，适当加用温补脾胃之品；二是根据湿热偏盛不同而用药有所侧重，若湿重于热，用药则应侧重苦温燥湿；若热重于湿，用药宜侧重清胃泄热；三是配伍少量疏肝理气之品，前贤有"欲清其热、应化其湿，欲化其湿，当宣通气机"之说，气机宣通，则湿有出路，湿去则热孤，热除则湿化，从而达到治愈目的。

【验案赏析】患者，男，41 岁，因上腹部疼痛反复发作 10 年、加重 1 个月就诊。患者素喜饮酒，工作紧张，饮食饥饱无常，10 年前无明显诱因出现胃脘部疼痛，无恶心、呕吐、便血等，先后自服雷尼替丁胶囊、雷贝拉唑钠肠溶胶囊、气滞胃痛颗粒等药物（具体剂量不详），症状时有缓解，但每因饮食不节，尤其是饮酒或过食辛辣食物时上述症状就明显加重，未作诊治。刻下症见：胃脘灼热疼痛，进食后痛甚，表情痛苦，嘈杂，反酸，烦躁易怒，口干，口稍苦，舌尖红，舌苔黄腻，脉细弦，小便色黄量少，大便稍溏。查体：腹部质软，剑突下有压痛。胃镜检查见胃窦部见约 3 mm × 3 mm × 2 mm、3 mm × 4 mm × 2 mm 大小，边缘齐的溃疡，为灰白苔膜覆盖，基底平整，周围黏膜充血红肿，色泽红润，表面光滑，胃体部黏膜少许糜烂、点状出血。诊断：胃溃疡。治法：清热燥湿，和胃止痛，方选黄连温胆汤合平胃散加减。处方：黄连 6 g，橘皮 10 g，茯苓 15 g，半夏 10 g，栀子 10 g，苍术 10 g，厚朴 15 g，藿香 10 g，白豆蔻 12 g，延胡索 10 g，甘草 6 g。日 1 剂，水煎服。服药 20 剂，症状缓解，热清湿化，后因患者出现反酸现象，故加用乌贼骨、浙贝母以制酸。症状改善后遂改香砂六君子汤继服 1 个月，经胃镜检查，溃疡愈合。随访 3 年未复发。

【按语】本病病位在胃，与肝脾相关，该患者素喜饮酒，加之饮食不节，导致脾胃运化失司，湿热内蕴，故胃脘灼热疼痛；证属湿热内盛，采用清热燥湿，和胃利胆，方用黄连温胆汤合平胃散加减，症状改善后考虑患者脾胃虚弱，故予香砂六君子汤调理善后。

参 考 文 献

[1] 胡子毅，易莹，叶菁，等.国医大师伍炳彩消化性溃疡学术经验总结 [J].现代诊断与治疗，2021，32（18）：2880-2883.
[2] 李艳，李永攀，赵进东，等.徐经世运用黄连温胆汤治疗胃脘痛 99 例临床观察 [J].中医药临床杂志，2013，25（5）：379-380.

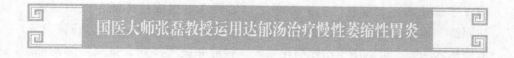

国医大师张磊教授运用达郁汤治疗慢性萎缩性胃炎

【名医简介】张磊，国医大师，河南中医药大学第三附属医院教授、主任医师，第二批全国老中医药专家学术经验继承工作指导老师，河南省中药新药评审委员会委员，国家二部一局第二批师承制导师，"十五"国家科技攻关计划"名老中医学术思想、经验传承研究"课题的名老中医。

【经典名方】

四逆散（源于《伤寒论》）

组成：甘草（炙）、枳实（破，水渍，炙干）、柴胡、芍药各等份。

用法：上四味，捣筛为细末。

原文：少阴病，四逆，其人或咳，或悸，或小便不利，或腹中痛，或泄利下重者，四逆散主之。

达原饮（源于《温疫论》）

组成：槟榔二钱，厚朴一钱，草果半钱，知母一钱，芍药一钱，黄芩一钱，甘草半钱。

用法：上用水二盅，煎八分，午后温服。现代用法：水煎服。

原文：瘟疫初起，先憎寒而后发热，日后但热而无憎寒也。初得之二三日，其脉不浮不沉而数。昼夜发热，日晡益甚，头疼身痛。其时邪在夹脊之前，肠胃之后，虽有头疼身痛，此邪热浮越于经，不可以为伤寒表证，辄用麻黄、桂枝之类强发其汗。此邪不在经，汗之徒伤表气，热亦不减。又不可下，此邪不在里，下之徒伤胃气，其渴愈甚。宜达原饮。

越鞠丸（源于《丹溪心法》）

组成：香附、川芎、苍术、神曲、栀子各等份6 g。

用法：原方为末，水丸如绿豆大，每服二至三钱，温开水送下。

现代用法：上药研末，水泛为丸，每日3次，每次6～9 g，温开水送下；亦可作汤剂，水煎服，按原方比例酌定。

原文：越鞠丸，解诸郁。又名芎术丸。

【学术思想】 张磊教授在七十余年的教学和临床工作中，形成了独特的"动、和、平"的学术思想，创立了具有临证特色的八法，临床擅长治疗内、外、妇、儿科等疑难杂病。张磊教授依据《素问·六元正纪大论》所载"木郁达之，火郁发之，土郁夺之"之理法而组成达郁汤，以四逆散、达原饮、越鞠丸为基础化裁而成，属于"和法"范畴，具有疏达肝脾、清散郁热之功效。可运用于治疗消化系统、神经系统等疾病，证属肝脾两郁、郁而化热者。

【诊断思路】 慢性萎缩性胃炎主要表现为上腹部胀满，疼痛或不痛，嗳气，反酸，食欲缺乏，恶心，泄泻或便秘，贫血，消瘦，乏力，焦虑等。但慢性萎缩性胃炎的症状、体征不具有特异性，不能作为诊断的依据，其诊断主要依据胃镜和胃黏膜病理学组织检查，尤其是后者对该病的诊断意义更大。

根据慢性萎缩性胃炎的临床表现，可将其归为中医学"痞满""胃痛""胃痞"等范畴。该病常因感受外邪、饮食不节、情志失调、劳倦体弱等多种因素导致气机郁滞，脾胃升降失司，痰浊、瘀血内生，最终致使脾胃虚弱而日久难愈。《素问·举痛论》曰："寒气客于肠胃之间，膜原之下，血不得散，小络急引故痛……寒气客于肠胃，厥逆上出，故痛而呕也。"说明该病的发病与外感受寒有关，寒性收引、凝滞，客于胃腑、经脉可引发胃脘胀痛、嗳气等症状；饮食不节，饥饱不均，也可损伤脾胃，脾失健运，胃失和降，清浊不分，升降失常，湿浊内生，阻遏气机，可见腹胀、腹痛、恶心等症状，如《素问·痹论》曰："饮食自倍，肠胃乃伤。"《医学正传·卷一》曰："饥甚方食，而食反不运化，多为呕吐吞酸等证……饥不得食，胃气已损，脾气已伤。"人之情志乃五脏精气所化，暴怒伤肝，肝木克伐脾土，肝郁脾虚；或过思伤脾，脾失健运，均可伤及胃腑，出现腹痛、胃脘胀满等症状。该病病位在胃，与肝脾两脏密切相关，又可涉及胆腑。脾胃同居中焦，为后天之本、气血生化之源，是主要的消化器官，人体的生命活动有赖于脾胃升降相宜，共同运化水谷精微生成的气血津液。肝主疏泄，调畅全身气机，有助于脾胃的升降和胆汁的分泌，以维持脾胃正常的消化和吸收功能。若肝失疏泄，气机失常，中焦气机不畅，则脾胃的升降和胆汁的排泄障碍，可见腹胀、腹痛、嗳气、反酸或恶心、呕吐、泄泻等。肝的生理功能正常对脾胃至关重要，因此，肝郁气滞在慢性萎缩性胃炎的发病过程中是至关重要的，正如《素问·六元正纪大论》曰："木郁之发……木有变。故民病胃脘当心而痛，上支两胁，膈咽不通，食饮不下。"

【治疗方法】达郁汤是张磊教授依据《素问·六元正纪大论》所载"木郁达之，火郁发之，土郁夺之"之理法而组的方剂，属于"和法"范畴，方是以四逆散、达原饮、越鞠丸为基础化裁而成，由柴胡、枳实、白芍、甘草、黄芩、草果、苍术、香附、栀子、羌活、防风、蒲公英组成。方药剂量如下：柴胡、炒枳实、炒苍术、制香附、黄芩、栀子各10 g，白芍、蒲公英各15 g，防风、羌活各3 g，草果、甘草6 g。方中以柴胡、苍术为君，以疏木土之郁。臣以香附、草果，助君药之力，疏肝气，燥脾湿。郁而气滞，故佐以枳实理气；郁久则生热，佐以栀子、黄芩、蒲公英以清热；木土既壅郁，则又乱于腹内，佐以少量羌活、防风，既可以祛除湿邪，又可鼓荡气机之滞；白芍柔肝又护阴。甘草片调和诸药而为使。诸药合用，共奏疏达肝脾、清散郁热之效。达郁汤重在畅达肝脾之郁，肝脾之郁化解后则邪去而正安，脏和气顺则病消。

【治疗绝技】 达郁汤是张磊教授在四逆散、达原饮、越鞠丸的基础上化裁而成。该方具有疏达肝脾、清散郁热之功效，针对病机肝脾两郁，重在畅达肝脾之郁，肝脾之郁化解后，则邪去而正安，脏和气顺则病消，属于"和法"范畴。该方主治病证可涉及消化系统、神经系统等疾病，如慢性肝炎、胆囊炎、肋间神经痛、急性胃肠炎、慢性胃肠炎、胃溃疡、无名低热等证属肝脾两郁、郁而化热者。本文所载之慢性萎缩性胃炎，病机为情志失调，肝郁气滞，肝气横犯脾胃，木土壅滞，脾胃运化失司，脏腑功能失调，气郁可兼夹痰浊、湿热等病理变化，日久发为慢性萎缩性胃炎，辨证属肝脾两郁之证者。给予达郁汤加减治疗，针对病机而治，故疗效显著。另外，临证运用该方，贵在加减变通。伴见内热烦渴者，可加知母以滋阴润燥；心经有热心烦者，加竹叶、灯心草清心除烦；食滞不化而纳呆者，加炒麦芽、神曲消食开胃；肠燥便干者，加决明子润肠通便；脾虚湿滞便溏者，加炒白术、炒白扁豆健脾化湿，去栀子；胃气不和呕逆者，加半夏、陈皮和胃止呕。

【验案赏析】 患者，女，61岁，2018年3月5日初诊。主诉：间断胃脘胀痛3年余。症见：胃脘胀痛，生气时加重，伴胸闷、胁肋不适，食后偶有嗳气、反酸，晨起口干苦，口有异味，心烦，易生气，眠浅易醒，夜尿频、每日2~3次，大便每日1次、偏干，舌质红，苔黄稍腻，脉弦数。2018年3月1日胃镜检查示萎缩性胃炎。内镜取材病理活检报告示胃窦轻度肠化生，轻度萎缩。Hp（-）。西医诊断：慢性萎缩性胃炎。中医诊断：胃脘痛，证属肝脾两郁夹热。治宜疏肝健脾，清热散郁。处方：柴胡、白芍、炒枳实、炒苍术、制香附、栀子、炒麦芽、炒神曲、竹叶各10 g，防风、羌活3 g，草果、甘草6 g，决明子、蒲公英15 g。共10剂，1日1剂，水煎服。

三诊（2018年5月9日）：服药后症状较前好转，现情绪可，仍时有胃脘胀痛、嗳气，但次数较前减少，无胸闷、胁肋不适，无口干口苦，睡眠差，二便调，舌质红，苔薄黄，脉弦。二诊方去川楝子、延胡索、竹叶、蒲公英、决明子，加夜交藤30 g。20剂，继续服用。

【按语】 患者以胃脘胀痛为主诉，但常于情绪波动及饮食后症状加重，平时易生气，此为情志不舒、气机郁滞所致。张磊教授遵《黄帝内经》"木郁达之，火郁发之，土郁夺之"之理法而组成达郁汤，以疏肝木之郁、平脾土之郁，发两者之郁火。

参 考 文 献

张勤生，吴明阳. 国医大师张磊运用达郁汤治疗慢性萎缩性胃炎经验 [J]. 中医研究，2021，34（11）：72 - 74.

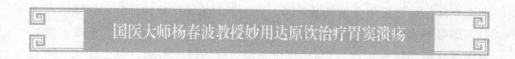

国医大师杨春波教授妙用达原饮治疗胃窦溃疡

【名医简介】杨春波教授是第三届国医大师，福建省名中医，全国第二、四批老中医药专家学术经验继承工作指导老师，福建中医药大学附属第二人民医院名誉院长（原院长），主任医师、教授、博士研究生导师，上海中医药大学中医内科学专业（师承）博士研究生导师，福建中医药大学中医内科学专业（师承）硕士研究生导师，广州中医药大学客座教授。精于脾胃病、发热性疾病的诊治。

【经典名方】达原饮（源于《温疫论》）

组成：槟榔二钱，厚朴一钱，草果半钱，知母一钱，芍药一钱，黄芩一钱，甘草半钱。

用法：上用水二盅，煎八分，午后温服。现代用法：水煎服。

原文：瘟疫初起，先憎寒而后发热，日后但热而无憎寒也。初得之二三日，其脉不浮不沉而数。昼夜发热，日晡益甚，头疼身痛。其时邪在夹脊之前，肠胃之后，虽有头疼身痛，此邪热浮越于经，不可以为伤寒表证，辄用麻黄、桂枝之类强发其汗。此邪不在经，汗之徒伤表气，热亦不减。又不可下，此邪不在里，下之徒伤胃气，其渴愈甚。宜达原饮。

【学术思想】杨教授指出，脾胃湿热是"脾湿脏"与"胃燥腑"相济共营，"烂谷""运化""升清""降浊"的生理功能失调，所致的"脾湿胃热交蒸"具阴阳两性的病理变化，它是临床常见的脾胃实证。随着地球气候的转暖、生活水平的提高、饮食结构的变化和药物的滥用，本证已呈上升趋势，不仅东南之地罹患者众，西北之域也渐增多。它可出现于各个系统的许多疾病，而与消化系统疾病密切相关。脾胃湿热形成后，虽病居中焦，但可上蒸扰窍、蒙神、熏肺；旁达肝胆、筋节、肌肤；下注膀胱、二阴、胞宫等。它具有起病缓慢、症状矛盾（可偏热、偏湿或寒化、热化）、易滞气血、反复难愈等临床特征。治疗法则是清热祛湿、理气舒络。杨教授用达原饮化裁治疗脾胃湿热型胃肠病患者，每收奇效。

【诊断思路】 脾胃湿热是消化性溃疡的主要病机。湿邪来源有三：①湿热外受，内困脾胃：气候潮湿、阴雨雾露或涉水淋雨、居住潮湿等，都可造成外界环境湿气过盛。长夏之际，气候炎热且多雨，氤氲熏蒸，水气升腾，潮湿充斥，加之近年全球气温升高，致外界湿热邪气复加，起居调摄稍有不慎，即可导致湿热从外而入，湿困中州，湿热中阻，损伤胃膜而病发。诚如章虚谷《医门棒喝》曰："胃为戊土属阳，脾为己土属阴，湿土之气，同类相召，故湿热之邪，始虽外受，终归脾胃也。"②饮食不节，伤脾生湿：在饮食方面，肥腻、甘滞、生食、冷饮、乳酪、酒水等，较之传统食品更容易生湿滞；加之人们为了享受，山珍海味，辛辣滋腻叠进；又由于各方面原因，饥饱失常，餐饮无规律，进餐过快等，皆能损伤脾胃，导致运化失司，湿热内生，困阻于脾胃，损伤胃膜而病发。《素问·痹论》指出："饮食自倍，肠胃乃伤。"《医学正传·胃脘痛》亦有："致病之由，多由纵恣口腹，喜好辛酸，恣饮热酒煎煿，复餐寒凉生冷，朝伤暮损，日积月深……故胃脘痛。"③木郁土壅，气结湿生：脾胃与肝胆关系密切，肝的疏泄功能，有利于脾胃的运化功能；胆汁的分泌与排泄，有助于胃的腐熟，肝胆相互为用，保证了中焦气机的升降调畅。《素问·宝命全形论》谓："土得木而达。"《血证论》云："木之性主于疏泄，食气入胃，全赖肝木之气以疏泄之，而水谷乃化。设肝之清阳不升，则不能疏泄水谷，渗泄中满之证，在所不免。"《医贯》云："脾能化食升清，全借少阳相火之无形者。"周学海亦言："脾主中央湿土，其体淖泽，其性镇静……静则易郁，必借木气以疏之。"因此，在生理上脾胃之纳运功能有赖于肝胆疏泄条达功能的正常。随着社会的进步与发展，人们生活节奏加快，行业竞争激烈，精神生活复杂化。所欲不遂，情志抑郁则肝气不舒，可致木不疏土；性情急躁，则木横克土；或所欲不遂，思虑过度而脾伤气结。皆使脾运失司，升降失调，内湿由生，湿蕴化热，或肝郁日久化热，与湿相搏，湿热壅滞于脾胃，酿生疮疡。

【治疗方法】 达原饮原名达原散，为明代吴又可所创，载于《温疫论》，由槟榔、厚朴、草果、知母、芍药、黄芩、甘草七味药组成，是为温疫秽浊毒邪伏于膜原而设。《温疫论》说："疫者感天地之疠气……邪从口鼻而入，则其所客，内不在脏腑，外不在经络，舍于伏膂之内，去表不远，附近于胃，乃表里之分界，是为半表半里，即《针经》所谓'横连膜原'者也。"

《重订通俗伤寒论》说："膜者，横膈之膜；原者，空隙之处。外通肌腠，内近胃腑，即三焦之关键，为内外交界之地，实一身之半表半里也。"温疫邪入膜原半表半里，邪正相争，故见憎寒壮热；温疫热毒内侵入里，导致呕恶、头痛、烦躁、苔白厚如积粉等一派秽浊之候。此时邪不在表，忌用发汗；热中有湿，不能单纯清热；湿中有热，又忌片面燥湿。当以开达膜原、辟秽化浊为法。方用槟榔辛散湿邪，化痰破结，使邪速溃，为君药。厚朴芳香化浊，理气祛湿；草果辛香化浊，辟秽止呕，宣透伏邪，共为臣药。以上三药气味辛烈，可直达膜原，逐邪外出。凡温热疫毒之邪，最易化火伤阴，故用白芍、知母清热滋阴，并可防诸辛燥药之耗散阴津；黄芩苦寒，清热燥湿，共为佐药。配以甘草生用为使者，既能清热解毒，又可调和诸药。全方合用，共奏开达膜原、辟秽化浊、清热解毒之功，可使秽浊得化，热毒得清，阴津得复，则邪气溃散，速离膜原，故以"达原饮"名之。

【治疗绝技】杨教授指出，脾胃湿热是"脾湿脏"与"胃燥腑"相济共营，"烂谷""运化""升清""降浊"的生理功能失调，所致的"脾湿胃热交蒸"具阴阳两性的病理变化，治疗法则是清热祛湿、理气舒络。杨老师用达原饮化裁治疗脾胃湿热证胃肠病患者，每收奇效。

【验案赏析】患者，男，34岁。胃脘饥痛，反复发作已3年余。胃镜诊断：胃窦小弯侧部溃疡，0.8 cm×0.6 cm，A1。前医用黄芪建中汤合乌贝散治疗4周，胃痛见减，但口苦、反酸未瘥，复查胃镜，溃疡尚未愈合。初诊：症见胃脘闷痛，嗳气，饥不欲食，反酸时吐清水，口苦而黏，心烦寐差，小便尚清，大便稍溏；查其舌淡红、苔白腻而浊根披黄，脉细弦。考其生活史诉素嗜烟酒。四诊合参，诊为胃疡，证属湿热中阻。考虑病程迁延达3年之久，湿浊胶结，蕴阻中焦，不宜速愈，故选达原饮合二妙丸加减，以期浊邪开化，脾醒胃和。处方：茵陈9 g，苍术9 g，半夏9 g，菖蒲9 g，厚朴9 g，黄柏6 g，槟榔6 g，炒白芍6 g，草果4.5 g。7剂，水煎服，日1剂。

复诊：胃脘痛消，仅闷胀，反酸吐水已止，知饥纳可，口稍苦，小便淡黄，大便转成形。舌淡红、苔根部薄黄腻，脉仍弦细缓。湿热浊邪渐去，唯病久入络，守方去槟榔、草果、菖蒲，加佩兰、白蔻、薏苡仁以清湿热，加赤芍、当归以活血通络。处方：茵陈9 g，苍术9 g，半夏9 g，厚朴9 g，黄柏6 g，炒白芍6 g，佩兰9 g，白蔻4.5 g，薏苡仁15 g，赤芍10 g，当归4.5 g。14剂，水煎服，日1剂。药后症除苔净。胃镜复查：胃溃疡已愈合。

【按语】本案湿郁日久，迁延难化，故用达原饮加减，药后效显。苔消痛减，故去槟榔、草果、菖蒲，加佩兰、白蔻、薏苡仁，取三仁汤之宣上、畅中、渗下之意，以除未尽之湿邪。后以六君子汤加减善后。

参 考 文 献

[1] 胡光宏，王文荣. 杨春波教授妙用达原饮治疗胃肠病 [J]. 中医药通报，2011，10（6）：25 – 26.

[2] 王洪京，赵明. 消化性溃疡脾胃湿热证的理论探讨 [J]. 中医研究，2008，21（4）：6 – 9.

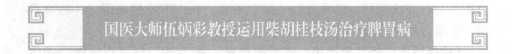

国医大师伍炳彩教授运用柴胡桂枝汤治疗脾胃病

【经典名方】柴胡桂枝汤（源于《伤寒论》）

组成：柴胡四两，半夏（洗）二合半，黄芩、人参、桂枝（去皮）、芍药、生姜（切）各一两半，甘草（炙）一两，大枣（擘）六枚。

用法：上九味，以水七升，煮取三升，去滓，温服一升。

原文：伤寒六七日，发热、微恶寒、肢节烦痛、微呕、心下支结、外证未去者，柴胡桂枝汤主之。

【学术思想】伍老认为柴胡桂枝汤证乃表邪未解，邪入少阳，属少阳、太阳两经合病。按八纲辨证属表里同病，寒热错杂偏于寒证，虚实夹杂偏于实证。按气血辨证应以气分为主；按脏腑分涉及肝、胆、脾、胃。本方既能调和营卫气血，又能和解表里，疏利肝胆，临证治疗范围颇广，应用机会甚多。

【诊断思路】柴胡桂枝汤见于《伤寒论》第146条："伤寒六七日，发热微恶寒，支节烦疼，微呕，心下支结，外证未去者，柴胡桂枝汤主之。"其中发热恶寒、肢体疼痛为太阳表证未解、风寒束表之象，呕吐、心下支结为邪气内传、少阳枢机不利、胆热犯胃之证，太阳表邪未解而又并入少阳，形成太阳、少阳并病，而微字说明病证俱轻，柴胡桂枝汤主之，以小柴胡汤、桂枝汤各取半量合成，既用桂枝汤解肌祛风，以散太阳之邪，又取小柴胡汤通利枢机、和解少阳之邪，使相引为援的太少两感共同化解。

伍老认为，柴胡桂枝汤证的病机本质就是太阳表证未解，邪犯少阳，病位按六经辨证来说为太阳、少阳两经并病；按八纲辨证来说属于阳病，表里同病，偏于寒证、实证；按气血辨证来说应以气分为主；按脏腑辨证来说应涉及肝、胆、脾、胃。本方以小柴胡汤半量和解少阳枢机、扶正达邪，桂枝汤半量解肌祛风，调和营卫。但凡症见发热，微恶风寒，肢节烦疼，微呕，胸胁心下如有物支撑感，伴有舌苔薄白，脉浮弦者皆可使用，临证时只要能反映外证未解、少阳枢机不利的病机特点，但见一证便是，不必悉具。伍老在使用柴胡桂枝汤时多根据问诊中是否有太阳穴处、两侧颈动脉处、两胁肋处等少阳经循行部位疼痛，是否有口苦、反酸、打饱嗝等胆热病证，是否容易出汗，是否喜风吹，是否怕冷，是否有项背疼痛等太阳表证来审证用药。

【治疗方法】在临床应用中伍老对于药物的配伍也是严格按照原方来执行，他认为仲景对于药物的配伍是很严谨的，小柴胡汤中柴胡一味不能称为和解少阳，必须配伍黄芩，一散一清，透表泄热，调畅气机，配伍人参是因邪气从太阳传入少阳，缘于正气本虚不能抵御外邪，佐之补中益气，扶正以祛邪，正气旺盛则邪无内向之机，半夏归胃经，少阳枢机不利、胆热犯胃，胃失和降，佐之以和胃降逆，生姜助半夏、大枣助人参，甘草调和。桂枝汤中桂枝、白芍相配可辛散解表而不伤阴、敛阴合营而不恋邪，白芍与甘草相配使酸甘化阴以助阴，桂枝配甘草辛甘化阳以助阳，白芍、大枣相配益阴敛营以合营，桂枝配生姜辛散解肌以调卫，生姜大枣相配温补脾胃以和营卫。为了达到上述疗效，临床中不应随便更改药物配伍关系，但经过多年经验总结，伍老提出临证时若有患者体质偏热或者病性为热象，如平素易上火、怕热等可用秦艽易桂枝，因桂枝偏于温燥散寒，而秦艽为风中之润剂，润而不燥，无论寒热均可应用。

【治疗绝技】柴胡桂枝汤原方出自《伤寒论》，为小柴胡汤及桂枝汤各用一半的剂量而成，是治疗太阳、少阳并病之方。经后世医家临床运用及现代医学研究，本方已灵活运用于各类疾病，均取得良好疗效。临床中伍老对于柴胡桂枝汤运用广泛，均是遵循仲景之法，审证求因，特别注重四诊合参，对于疑难病证，伍老会反复询问病史、症状，认真诊察舌象、脉象，仔细寻找鉴别要点，力求用药精准。

【验案赏析】患者，女，27岁。胃脘部隐痛1年余。现症：胃脘部时作隐痛，食欲欠佳，饭后脘腹胀满，恶心欲呕，恶风寒，易汗出，近来常感全身酸痛不适，腰酸，经前两乳胀痛，大便偏稀；舌质淡红，苔薄白略腻，脉稍弦，寸脉浮。西医诊断：慢性胃炎。中医诊断：胃痞。予柴胡桂枝汤加减：柴胡 10 g，半夏 10 g，党参 10 g，黄芩 6 g，桂枝 10 g，白芍 10 g，炙甘草 6 g，大枣 1 枚，生姜 2 片，熟地黄 10 g，厚朴 10 g，枳壳 6 g，陈皮 10 g，焦三仙 15 g。7 剂，水煎，早晚饭后温服，日 1 剂。

二诊：胃脘胀痛有所好转，全身酸痛及恶风寒大减，大便转干，舌质淡红，苔薄白，脉稍弦，寸微浮。予上方去厚朴，7 剂。

三诊：仅有轻微饭后脘腹不适，为巩固疗效，续服 20 余剂，嘱平时可食小米粥以养脾胃，半年后随访未再发作。

【按语】《灵枢·四时气》曰："邪在胆，逆在胃，胆液泄，则口苦，胃气逆，则呕苦。"胆气不舒可犯胃土。胆胃同属六腑，同居中焦，从经脉而论，胆与胃之经脉，皆从缺盆下胸中，贯膈，故两者联系紧密，胆汁疏泄正常，则脾胃运化功能健旺，在病理状态下，胆气郁结太过，则克害胃土。本案患者胃脘胀痛、纳差、恶心欲呕，乃胆胃不和之证，汗出恶风寒、全身酸痛、寸脉浮，乃太阳表证。因此，本案当属太阳、少阳并病，胆胃不和，兼有太阳表证未解，故予柴胡桂枝汤加味，和解表里，调和胆胃，其中枳壳、陈皮为伍老用于行气除滞的常用药对。

参 考 文 献

[1] 杨坤，伍建光. 伍炳彩运用柴胡桂枝汤验案 3 则 [J]. 江西中医药大学学报，2021，33（1）：26 - 28.

[2] 潘强. 伍炳彩应用柴胡桂枝汤临床验案举隅 [J]. 中医药通报，2015，14（6）：58 - 59.

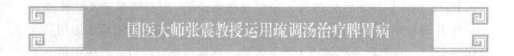

国医大师张震教授运用疏调汤治疗脾胃病

【名医简介】张震教授，第三届国医大师，主任医师，硕士研究生导师，享受国务院政府特殊津贴专家，全国名老中医，云南省中医中药研究院资深研究员，全国第四批老中医药专家学术经验继承工作指导老师。

【经典名方】

四逆散（源于《伤寒论》）

组成：甘草（炙）、枳实（破，水渍，炙干）、柴胡、芍药各等份。

用法：上四味，捣筛为细末。

原文：少阴病，四逆，其人或咳，或悸，或小便不利，或腹中痛，或泄利下重者，四逆散主之。

柴胡疏肝散（源于《证治准绳》引《医学统旨》方）

组成：陈皮（醋炒）、柴胡各二钱，川芎、香附、枳壳（麸炒）、芍药各一钱半，甘草（炙）五分。

用法：水二盅，煎八分，食前服。

逍遥散（源于《太平惠民和剂局方》）

组成：甘草（微炙赤）半两，当归（去苗，锉，微炒）、茯苓（去皮）白者、白芍药、白术、柴胡（去苗）各一两。

用法：每服二钱，水一大盏，加烧生姜一块（切破）、薄荷少许，同煎至七分，去滓热服，不拘时候。

原文：逍遥散，治血虚劳倦，五心烦热，肢体疼痛，头目昏重，心忪颊赤，口燥咽干，发热盗汗，减食嗜卧，及血热相搏，月水不调，脐腹胀痛，寒热如疟。又疗室女血弱阴虚，荣卫不和，痰嗽潮热，肌体羸瘦，渐成骨蒸。

【学术思想】《黄帝内经》十分重视调气的治疗意义，有关论述内容也很丰富，从广义方面看，认为治病要"谨候气宜，无失病机""察标与本，气可令调"。对于气机失常之患者治宜"高者抑之，下者举之，有余者折之，不足者补之""各安其气，心清必静""或收或放，或缓或急……以所利而行之，调其气使平"。张老从事中医临床研究工作六十余年，对中医证候学进行研究后提出了中医证候学的"两态三三"的构型规律；对中医"气"进行深入研究后，提出了疏调气机治疗大法、创立了云岭中医疏调学派。其疏调气机学术思想代表方为疏调气机汤，广泛应用于临床。其以"疏调气机"法为核心在于疏展肝气，恢复、调整、激活其正常的疏泄功能，以保持人体气机的调畅运行，张氏疏调人体气机治疗法，以疏肝调气作为治理异常气机之主体，同时将健脾补肾维护先后天之本为调摄之两翼作辅佐，体现了对于人体气机失常病证的一种较全面的治疗理念，以"疏调气机汤"为基础的方药加减化裁在治疗各类气机郁滞疾病中取得了良好的疗效。张老抓住疾病的主要矛盾，强调"欲求临床疗效的提高，勿忘对患者气机之疏调"，临床中取得很好的效果。

【诊断思路】慢性胃炎是临床常见病、多发病，按其主症不同，可归属于中医学"胃脘痛""痞满""纳呆""吞酸""嘈杂"等病证，其常因多种致病因素，导致胃气失和，气机不利，胃失濡养而发病。在其诸多病因病机中，肝胃（脾）不和证为最常见证型之一。

肝属木，在位为东，于时应春，东方为日月升起之处，春季为天地发生之时，此际阳气始发，故《素问·六节藏象论》中说："肝者……为阳中之少阳，通于春气。"肝为少阳，即表示肝脏具有升发、生化之生理特性。"肝生于左，肺藏于右"（《素问·刺禁论》），"肝生于左"，是指肝气具有从左（东方）升发的特性，肝气从左升发上交于肺，肺脏从右降敛浊阴，肝升肺降，共同构成了人体气机升降、阴阳交替的重要环节，故"左右者，阴阳之道路也"。清代周学海对此可谓见解独到，他在《读医随笔》中说："肝者……握气机升降之枢者，世谓脾胃为升降之本，非也，脾者，升降之所径，肝者，升降发始之根也。"

脾升清，胃降浊，只有二者保持协调平衡状态，才能发挥正常的受纳及运化功能，而这一功能又需肝的疏泄功能来维持。诚如唐容川在《医经精义·五脏所主》中所述："肝属木，能疏泄，脾土得木之疏泄，则饮食化，……设肝不能疏泄水谷，渗泄中满之证，在所不免。"如肝失疏泄，脾气当升不升，脾不升清，可表现为脘腹胀满，肠鸣泄泻，称为"肝脾不调"。如肝失疏泄，胃气当降不降，胃失和降，出现嗳气、食欲不振、脘腹胀满、嘈杂或呕吐等证，称为"肝胃不和"。

【治疗方法】张氏疏调人体气机汤，简称"疏调汤"，是张老亲自拟订的疏调气机基础通用验方。处方：柴胡10g，香附10g，郁金10g，丹参10g，川芎10g，枳实12g，白术10g，茯苓15g，山药20g，淫羊藿15g，薄荷6g，生甘草6g。该方熔四逆散、柴胡疏肝散、逍遥散为一炉，具有疏肝理气、补脾益肾、调畅气机、行血活血的功能。可广泛用于治疗肝失疏泄、脾肾不足、气机失常、血行不畅等病证。

柴胡其性味苦凉，入肝、胆经，可升举清阳，疏肝解郁，调畅气机，为君药；香附性甘平，微辛，入肝经，能疏解肝郁，可通行三焦，是理气之要药；郁金芳香宣透，行气解郁，且其善入气分行气导滞，活跃气机，香附与郁金互相配伍能协同增效；淫羊藿甘、温，入肝、肾经，温补肾阳；山药性平味甘，既能补脾养肝，又可益肾固精；白术性温，味甘、微辛带苦，入脾经和胃经，具有燥湿健脾，山药、白术与淫羊藿同用，可强化先后天之本而顾护脾肾。故香附、郁金、白术、山药、淫羊藿共为方中之"臣药"。丹参味苦微寒，主入肝经血分，有活血祛瘀、通络调经、清心除烦等功效；川芎性温味辛，可活血祛瘀，行气解郁；枳实味苦，性微寒，能理气宽中除胀消满，枳实与柴胡互相配伍，一降一升，调畅气机，升清降浊，各得其位；白芍苦酸微寒，有敛阴柔肝、补血、平抑肝阳之作用，与甘草相配则"甘酸化阴"更能发挥白芍柔肝养血缓急之功效；茯苓甘淡性平，甘能补脾，淡可渗湿，其性和平，补而不峻、利而不猛，既能扶正，又可祛邪。以上诸药是为方中之佐药。生甘草，甘，平，归心、肺、脾、胃经，补脾益气，调和诸药，是为方中之使药。以上诸药共同配伍有利于人体气机的调畅运行。

【治疗绝技】疏调汤是张老根据六十年之临床诊疗实践经验体会，提出以肝为主体，脾肾为两翼之"一体两翼"的基本治疗理念，既可促进肝之疏泄调达功能，又能顾护先后天之本的脾肾气机，再根据实际需要结合其他必要之治法，在疏调汤的基础方上随证加减，灵活施治，可治疗临床常见疾病，效果显著。该方熔四逆散、柴胡疏肝散、逍遥散为一炉，具有疏肝理气、补脾益肾、调畅气机、行血活血的功能。可广泛用于治疗肝失疏泄、脾肾不足、气机失常、血行不畅等病证。

【验案赏析】患者，女，38岁，2021年2月25日初诊。主诉：反复胃脘疼痛1年，加重1个月。现症见：胃脘疼痛，进食生冷及香辣食物加重，腹胀，四末欠温，胃脘部有烧心感，反酸，近1个月家事不顺后加重，疲倦，纳呆，眠差，大便难解，小便调。舌红，边有齿痕，苔薄黄，脉弦。既往行胃镜示慢性胃炎。中医诊断：胃脘痛。中医证型：肝气犯胃，气机失调。中医治法：疏调气机，和胃健脾。予疏调汤加减：北柴胡15 g，郁金20 g，白芍15 g，丹参15 g，川芎10 g，枳壳15 g，茯苓15 g，百合30 g，酸枣仁15 g，豆蔻15 g，地榆30 g，仙鹤草30 g，瓦楞子20 g，香附20 g，海螵蛸15 g，延胡索20 g，陈皮10 g，法半夏10 g，甘草10 g。8剂，2日1剂。药尽4剂，上症减轻，偶有腹胀，无反酸，怕冷，上方百合、地榆、仙鹤草、海螵蛸减量，药尽4剂后，胃脘部疼痛消失。

【按语】肝为刚脏，性喜条达而恶抑郁，主疏泄，肝气有调畅全身气机之功，可促进精血津液的运行输布、脾胃之气的升降、胆汁的分泌排泄、情志的舒畅等。若忧思恼怒，则气郁伤肝，木失疏泄，横逆犯胃碍脾，致气机郁阻，因而脘胁胀痛、呃逆、纳呆等。如《沈氏尊生书胃痛》所说："胃痛，邪干胃脘病也……唯肝气相乘为尤甚，以木性暴，且正克也。"故治疗本病以疏肝理气为核心。

参 考 文 献

[1] 苏有琼，林德潮，易小玲，等. 国医大师张震疏调汤的临床应用体会 [J]. 中医临床研究，2021，13（13）：89-91.

[2] 双文武，黄岳林，李玘蔚，等. 国医大师张震疏调气机学术思想在肿瘤患者中运用举隅 [J]. 中国中医药现代远程教育，2022，20（9）：75-77.

[3] 王亚，李春婷. 调肝治胃法治疗慢性胃炎 [J]. 吉林中医药，2011，31（12）：1151-1152.

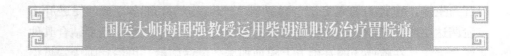

国医大师梅国强教授运用柴胡温胆汤治疗胃脘痛

【名医简介】梅国强教授，湖北中医药大学教授、博士研究生导师，广州中医药大学兼职博士研究生导师。第三届国医大师，全国老中医药专家学术经验继承工作指导老师，湖北中医大师。兼任中华中医药学会常务理事、中华中医药学会仲景学说分会顾问，曾担任湖北省中医药学会副理事长、《中医杂志》编委、湖北省科学技术协会常务委员、湖北省重点学科中医临床基础学科（原伤寒论学科）创始人及学术带头人。

【经典名方】

小柴胡汤（源于《伤寒论》）

组成：柴胡半斤，黄芩三两，人参三两，半夏（洗）半升，甘草（炙）三两，生姜（切）三两，大枣（擘）十二枚。

用法：上七味，以水一斗三升，煮取六升，去滓，再煎，取三升，温服一升，日三服。现代用法：水煎服。

原文：伤寒五六日，中风，往来寒热，胸胁苦满，默默不欲饮食，心烦喜呕，或胸中烦而不呕，或渴，或腹中痛，或胁下痞硬，或心下悸、小便不利，或不渴、身有微热，或咳者，小柴胡汤主之。

温胆汤（源于《三因极一病证方论》）

组成：半夏（汤洗七次）、竹茹、麸炒枳实各二两，陈皮三两，茯苓一两半，炙甘草一两，生姜五片，大枣一枚。

用法：上为锉散。每服四大钱，水一盏半，姜五片，枣一枚，煎七分，去滓，食前服。

原文：治大病后虚烦不得眠，此胆寒故也，此药主之。又治惊悸。

【学术思想】梅师精研伤寒，临证强调夯实基础，坚持整体观念，反复推求主证病机，灵活应用经方。梅师指出今日环境气候、社会因素、人文教育等无不有所变化，不可拘泥，提出"合用经方，便是新法"，治疗各种复杂病证。

【诊断思路】胃脘痛是以上腹胃脘部近心窝处疼痛为主症的病证，常伴有腹胀嗳气、烧心反酸、恶心纳差等表现，包括西医各种原因引起的急慢性胃炎、消化性溃疡、胃食管反流病、胃肠功能紊乱等。胃痛之名最早见于《内经》，如《灵枢·邪气脏腑病形》指出"胃痛者，腹䐜胀，胃脘当心而痛"，并且提出胃病的发生与肝、脾相关。张仲景所著《伤寒论》中虽无"胃脘痛"病名，但在阳明、少阳、厥阴病篇有关论述"腹中痛""心下痞满""喜呕""呕不止，心下急""噫气不除"等与之吻合。胃脘痛历代病名有胃脘痛、脘痛、胃心痛、心痛、心中痛、心腹痛、心下痛、心脾痛、胃痛、脾心痛等；唐宋以前，胃脘痛多与心痛相混，金元以后才逐渐将胃脘痛与心痛区分开。后代医家关于胃痛的探讨很多，逐渐完善了中医胃痛的病因病机、理法方药等内容。

湿热壅盛的常见病因为喜食辛辣油腻之品。中焦脾胃为气血生化之源，气机升降之枢纽，脾主升，胃主降，脾喜燥恶湿，胃喜润恶燥，湿热内盛，气机阻滞，"不通则痛"，故患者胃脘胀痛。湿热侵袭肝胆，致肝失疏泄，胆火旺盛，故胁下胀痛、口干口苦。足少阳经过颈部，胆火上炎，故咽痛。肝随脾升，胆随胃降，生理上肝胆之疏泄以助脾胃之运化，病理上肝胆火旺可横逆犯胃，故嗳气、反酸。正如《素问·至真要大论》中"诸呕吐酸，暴注下迫，皆属于热"，又谓"少阳之胜，热客于胃，烦心心痛，目赤欲呕，呕酸善饥"，故吐酸常与胆相关，与热相应。湿热内蕴，胃失和降，热盛津伤，肠腑推动乏力，蠕动失润，而便秘或便溏不爽。叶天士在《温热论·外感温热篇》中提到"白苔绛底者，湿遏热伏也"，故症见舌质红或绛，苔白厚或黄厚，或薄白或薄黄，均为湿热内阻之象。

【治疗方法】梅师处方以柴胡温胆汤加减，柴胡温胆汤为小柴胡汤合温胆汤加减化裁而来，主治枢机不利，痰热中阻证。湿为阴邪，热为阳邪，胆火炼湿成痰，故选药性偏寒；又因"六腑以通为用"，"通则不痛"，故方中辛开苦降，以疏通气机。因《金匮要略·脏腑经络先后病脉证第一》有

"见肝之病，知肝传脾"，肝胆脾胃五行相克、相乘、相侮，故方中疏肝郁、通少阳、健脾和胃之药共存。柴胡辛行苦泄，性喜条达，善能疏泄，长于疏肝气，解肝郁。黄芩性味苦寒，清热燥湿；法半夏辛燥化饮，降逆开结，使饮聚者散，木郁者达。温胆汤方出自《三因极一病证方论》，为叶氏所言"走泄"的代表方，《删补名医方论》言此方可"治热呕吐苦，虚烦，惊悸不得眠，痰气上逆"。然而本方用治湿热之证，又为何谓其"温胆"？罗谦甫曰："胆为中正之官，清静之府，喜宁谧，恶烦扰；喜柔和，恶壅郁。盖东方木德，少阳温和之气也。"若病后或体内素有痰浊水饮之邪，余热未清，留滞胸膈，必扰少阳温和之气，胆腑贮藏排泄胆汁，少阳胆气被扰，木火上逆，则痰随气逆，胆汁排泄失常，可见热呕吐苦，痰气上逆；邪热蒸腾，胆失宁谧，则见虚烦，惊悸不得眠。本方以半夏、陈皮理气燥湿化痰，枳实破气消积，化痰散痞，茯苓淡渗利水，健脾渗湿；合竹茹以清热化痰除烦；合生姜以止呕；甘草调和诸药，且"入凉剂则泻邪热"，全方虽无专门治胆之品，然温凉并进，寒热并用，使痰化热清，胆气自和。故"温胆"之"温"，实为温和之温，旨在恢复少阳温和之气。此外现代研究亦发现柴胡温胆汤的中药成分有缓解平滑肌痉挛、促进胃肠道蠕动、改善肠道功能的作用。

【治疗绝技】梅师根据柴胡汤温胆汤的方义及临床体会，认为其证治病因病机如下：①情志忧郁，烦劳太过；或因惊恐，郁久而虚，聚湿生痰，横逆胆腑，上扰心神，以致心胆虚怯。②养尊处优，喜静少动，饮食甘美，始初得意，久必痰湿内生，困顿脾胃，侵犯肝胆，甚则上扰下犯，变证丛生。③病后正气未复，调护失当，或过早劳作，或滋补有误，以致痰湿内生。④湿热外感，其性缠绵，若有不慎，则淹淹久羁，生湿化痰，久成内伤。以上均属杂病范畴。⑤在温病范畴中，有湿热之邪留恋三焦气分，其轻者宜本方，重者宜蒿芩清胆汤。梅师认为不论其来路如何，其病机均属湿（痰）热内阻，枢机不利。

在临床具体运用中，其常见证候表现为：①湿热或痰热上扰清窍所致的眩晕、头痛、耳疾等。②痰湿蒙蔽心窍所致心烦心悸、夜寐不安，甚者可发癫痫，或毁物打人、言语错乱，或少言寡语、哭笑无常等。③痰热内扰胸膈，则咳吐黄黏痰、胸部满痛、心烦不安等。④痰热内扰，湿热阻滞胆胃所致的口苦口黏、恶心呕吐、胃脘痞闷、胸满胁痛等。⑤湿热下注导致的关节疼痛肿胀、经带异常、小便不利等。舌色一般偏红或绛，舌苔白腻或黄腻偏厚，脉象常表现为弦缓或滑。

需要注意的是，梅师在使用柴胡温胆汤时，十分注重舌象的表现，梅师推崇清代吴坤安《伤寒指掌·察舌辨证歌》书中"鲜红少阳胆火""舌绛须知木火燃""黄而黏腻者湿热"的观点。一般舌质红或绛，舌苔白厚或黄厚，即为湿（痰）热之象。另外，若舌质红，舌苔薄白，也可以是湿热内阻，如叶天士在《温热论·外感温热篇》讲的"白苔绛底者，湿遏热伏也"。临证如有出现以上舌象，均可考虑用柴胡温胆汤加减来治疗。

【验案赏析】张某，男，35 岁，2018 年 3 月 1 日初诊。胃脘痛 2 年。患者素喜食辛辣油腻之物，近 2 年自觉胃脘痛，食多则甚，时有吐酸、嗳气，胁下胀痛，晨起口干口苦，咽痛，偶有便秘，食欲欠佳，睡眠差，舌绛，苔白厚，脉弦滑。胃镜提示慢性浅表性胃炎伴糜烂（Ⅱ级），西医诊断为糜烂性胃炎、胃食管反流病；曾多次口服"奥美拉唑肠溶胶囊、雷尼替丁胶囊、莫沙必利分散片"等，效果欠佳。处方：柴胡 10 g，黄芩 10 g，法半夏 15 g，全瓜蒌 10 g，黄连 10 g，吴茱萸 6 g，乌贼骨 15 g，枳实 25 g，玄胡 15 g，郁金 10 g，炒川楝子 10 g，片姜黄 10 g，当归 10 g，川芎 10 g，木香 10 g，砂仁 10 g，茯苓 50 g，枣仁 30 g，共 14 剂，水煎服，日 1 剂，分 3 次温服。

二诊（2018 年 3 月 15 日）：胃痛、吐酸好转，咽痛减轻，睡眠较前改善，舌脉同前，继续予上方加生蒲黄 10 g，五灵脂 10 g，共 14 剂。

三诊（2018 年 3 月 29 日）：上述症状均缓解，舌绛，苔白略腻，脉弦，按 3 月 15 日方加苏木 10 g，土鳖 10 g，共 14 剂。随访 2 个月，患者无胃痛、吐酸等不适。

【按语】依据患者症状，辨证属于枢机不利、湿热内蕴证。治以清热化湿，和胃止痛。患者病程日久入络，致胃络血郁，"胃病久发，必有聚瘀"，且"气为血之帅，血为气之母"，中焦气机阻滞，气滞则血瘀，故加活血化瘀之药。在原方基础上，运用全瓜蒌味甘、微苦而寒，清热化痰，入胃经可下气畅中，导痰浊下行，入大肠，则润肠通便。黄连大苦大寒，苦能清热燥湿，寒能泻火解毒，长于清中焦湿热；竹茹甘寒而降，善除阳明一切火热痰气。吴茱萸辛散苦泄，降逆止呕，兼能制酸止痛，常与黄连合用，取左金丸之义，然比例不拘于 6∶1，常根据寒热之轻重，灵活加减用量。

参 考 文 献

[1] 王永霞，胡运莲．梅国强"合用经方，便是新法"四土汤和柴胡陷胸汤辨治杂病
　　[J]．实用中医内科杂志，2018，32（11）：8-9，39．

[2] 文娜，胡运莲．梅国强运用柴胡温胆汤治疗胃脘痛验案举隅［J］．世界最新医学信
　　息文摘，2018，18（72）：227，229．

[3] 姚雨风，吕蕾晶，李晶．从温病学之和法论治湿热型脾胃病［J］．实用中医内科杂
　　志，2022，36（4）：72-74．

[4] 李阳．梅国强教授运用柴胡温胆汤经验撷粹［J］．时珍国医国药，2018，29（11）：
　　2775-2777．

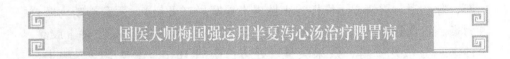

国医大师梅国强运用半夏泻心汤治疗脾胃病

【**经典名方**】半夏泻心汤（源于《伤寒论》）

组成：半夏（洗）半升，黄芩、干姜、人参各三两，黄连一两，大枣（擘）十二枚，甘草（炙）三两。

用法：上七味，以水一斗，煮取六升，去滓，再煎取三升。温服一升，日三服。

原文：伤寒五六日，呕而发热者，柴胡汤证具，而以他药下之，柴胡证仍在者，复与柴胡汤。此虽已下之，不为逆，必蒸蒸而振，却发热汗出而解。若心下满而硬痛者，此为结胸也，大陷胸汤主之。但满而不痛者，此为痞，柴胡不中与之，宜半夏泻心汤。

【**学术思想**】梅师强调临证应夯实基础，坚持整体观念，反复推求病机，灵活应用经方，即可得心应手治疗各种复杂病证。梅师认为今日环境气候、社会因素、人文教育等均有所变化，不可拘泥；药有单行之专攻，方有合群之妙用，故善以药组、药对入方；提出"合用经方，便是新法"。

【**诊断思路**】脾胃同居中焦，互为表里，共同完成人体对饮食物的消化吸收。因脾为阴土，喜燥而恶湿，主升，赖阳以煦之；胃为阳土，喜润而恶燥，主降，须阴以润之。所以脾胃在生理状态下一阴一阳，一升一降，一化一纳，一湿一燥，相互制约，相反相成；在病理上两者亦相互影响。李东垣在《脾胃论·脾胃胜衰论》中也指出："夫饮食不节则胃病……胃既病，则

脾无所禀受，则其胃不能独行津液，故亦从而病焉。"脾胃常同病，而脾、胃因各自特性而产生的寒证和热证自然会同时存在，表现为寒性症状与热性症状同时出现、交互错杂的复杂局面，即寒热错杂证。

梅师在诊治脾胃病及其他疑难病证有着丰富的经验，其临证辨治脾胃病属寒热错杂者，提出以抓住性质互逆的证候表现为辨证要点。主要证候表现为心下痞、呕吐、下利，伴有胃脘隐痛、嗳气、反酸、反胃，口干、口苦、口臭、口中甜味，腹满肠鸣，遇冷加重，便溏或便秘，舌质淡、舌苔或白或黄，或薄或略厚，脉缓（弱）、弦等；或慢性腹泻，进食油腻后易复发或加重病情，便黏液，排便不爽，肛门坠胀感，伴腹胀、肠鸣，口干、口苦，形体偏瘦，面色萎黄，舌质红或绛，脉缓，苔白薄或白厚，脉缓、弦细或弦滑等。

【治疗方法】半夏泻心汤首载于《伤寒论》第 149 条："伤寒五六日，呕而发热者，柴胡汤证具，而以他药下之，柴胡证仍在者，复与柴胡汤……若心下满而硬痛者，此为结胸也，大陷胸汤主之。但满而不痛者，此为痞，柴胡不中与之，宜半夏泻心汤。"条文中明确指出，当太阳伤寒传入少阳之时，法当和解少阳，若医家妄用攻下之法，则可能出现三种转归。而其中一种转归，是由于小柴胡汤证误下后，损伤中阳，致使寒邪内生，加之邪热乘虚而入，遂成寒热互结于中焦，脾胃升降失常，气机壅滞之心下痞证，即半夏泻心汤证。其病位在"心下"，即胃脘部。清代钱天来在《伤寒溯源集》中明确指出"心下者，心之下，中脘之上，胃之上脘也，胃居心之下"。而关于"痞证"，《伤寒论》151 条指出"按之自濡，但气痞耳"。后世医家吴昆亦在《医方考》中言明"痞证"之形成原因："以既伤之中气而邪乘之，则不能升清降浊，痞塞于中，如天地不交而成痞。"此外，《金匮要略·呕吐下利病脉证并治》亦言："呕而肠鸣，心下痞，半夏泻心汤主之。"因此半夏泻心汤证除了"心下痞"以外，还常伴有呕吐、肠鸣、下利等症。由于脾胃同居中焦，脾主升清，胃主降浊，为气机升降之枢纽。若误下损伤脾胃，脾胃升清降浊功能失调，致使清阳不升，清气在下，则肠鸣、腹泻；浊阴不降，胃气上逆，则呕吐。

《素问·至真要大论》曰："辛甘发散为阳，酸苦涌泄为阴。"说明辛能开通，苦能降泄。而半夏泻心汤病机当紧扣寒热互结于"心下"，脾胃升降失调。在此基础上，用辛温药与苦寒药相配伍，以其一阳一阴，一升一降，一者温脾，一者清胃，相反相成，达到消痞散结、平调寒热、以复脾胃升降之功。方中姜夏味辛、性温热，主入脾、胃二经，辛能泄散，开痞散结；而脾为阴脏，其性主升，姜夏能开中焦之痞结，散脾中之寒，通阳升阳，以助脾升发清阳。芩连味苦、性寒凉，苦能降泄，亦能燥湿；而胃属阳腑，其性主降，芩连可清胃中之热，亦可燥脾中之湿，使胃气和降，以复胃之降浊。如此，寒清热去，升清降浊，阴阳调和，痞结自开，吐泻自止。

半夏泻心汤证发生的前提是由于小柴胡汤证误下，致使中阳受损，进而演变成寒热互结于中焦的痞证。因此，组方用药上当以祛邪为主，这里的邪以寒、热、湿邪为主，但中阳受损，脾胃已虚亦要考虑在内，所以本方在祛邪的同时，兼顾扶助正气。方中佐用人参、大枣、炙甘草，意在甘温补气、健脾和中，此三味药既能补脾胃之虚，固护正气，以助辛苦之品鼓邪外出；又能防止姜夏燥烈伤阳，芩连苦寒伤阴，祛邪不伤正，补益又不至于壅中滞气。脾胃之气恢复，其升清降浊功能才可正常发挥，心下痞满、吐泻之症亦可缓解。

【治疗绝技】半夏泻心汤的病机多宗于寒热互结于心下，中焦脾胃气机升降失调；治法上采用辛开苦降、平调寒热、攻补兼施之法。在明确半夏泻心汤证的病机、用方特点的前提下，抓其主症并结合实际进行酌情加减，可治疗多种脾胃疾病。

【验案赏析】高某，女，48岁。胃镜检查示慢性浅表性糜烂性胃炎。患者反复胃痛10余年，就诊时诉胃脘部灼热感，伴有胃胀，反酸，嗳气，纳可，大便日行1~2次，不成形，苔薄白，脉缓。拟半夏泻心汤加减，处方：法半夏10 g，干姜10 g，黄芩10 g，黄连10 g，枳实25 g，吴茱萸6 g，乌贼骨15 g，延胡索15 g，当归10 g，川芎10 g，郁金10 g，炒川楝子10 g，片姜黄10 g。服7剂后，胃痛消失，胃胀明显减轻，大便成形。

【按语】本案病机属寒热错杂于中焦，胃失和降，治以辛开苦降之法。寒热错杂于中焦，气机升降失调，塞而不通，不通则痛，则见胃痛、胃胀、嗳气等；患者慢性胃炎10余年，病程较长，脾胃受损，土虚木乘，肝胃不和，则见胃脘灼热感、反酸；脾主运化水谷精微，布散精气，脾胃受损，水谷精微敷布失常，水液代谢障碍，则见大便不成形。本方去参、草、枣，改用当归、川芎，是防温补药滋腻易生湿恋邪，而当归、川芎为血中之气药，调和气血阴阳，补而不滞；重用枳实加强开痞散结之力；吴茱萸、黄连相配有左金丸之意，更用乌贼骨加强制酸止痛之功；郁金、炒川楝子、片姜黄疏肝行气解郁，调和肝脾，理气和胃。

参 考 文 献

[1] 曹秋实，张智华，柳琳．半夏泻心汤证治机理及临床运用浅析 [J].光明中医，2016，31（16）：2423-2424.

[2] 胡轶．梅国强教授辨治脾胃疾病的学术思想及临床经验研究 [D].武汉：湖北中医药大学，2015.

[3] 王永霞，胡运莲．梅国强"合用经方，便是新法"四土汤和柴胡陷胸汤辨治杂病 [J].实用中医内科杂志，2018，32（11）：8-9，39.

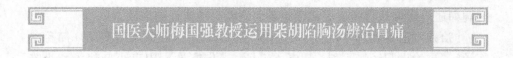

国医大师梅国强教授运用柴胡陷胸汤辨治胃痛

【经典名方】

小柴胡汤（源于《伤寒论》）

组成：柴胡半斤，黄芩三两，人参三两，半夏（洗）半升，甘草（炙）三两，生姜（切）三两，大枣（擘）十二枚。

用法：上七味，以水一斗三升，煮取六升，去滓，再煎，取三升，温服一升，日三服。现代用法：水煎服。

原文：伤寒五六日，中风，往来寒热，胸胁苦满，默默不欲饮食、心烦喜呕，或胸中烦而不呕，或渴，或腹中痛，或胁下痞硬，或心下悸、小便不利，或不渴、身有微热，或咳者，小柴胡汤主之。

小陷胸汤（源于《伤寒论》）

组成：黄连一两，半夏（洗）半升，瓜蒌实大者一枚。

用法：上三味，以水六升，先煮瓜蒌，取三升，去滓，内诸药，煮取二升，去滓，分温三服。现代用法：水煎服。

原文：小结胸病，正在心下，按之则痛，脉浮滑者，小陷胸汤主之。

【学术思想】梅师认为，消化系统疾病涉及肝、胆、脾、胃诸脏腑。新感内伤、虚实寒热错杂。经方虽药证明确，配伍精当，但今日之时移世易，古今疾病难同，故主张复用经方，以治疗复杂之病，以补单一经方难以为功者之缺憾。

【诊断思路】梅师运用柴陷汤之临床指征如下：①发热，或恶寒发热，或往来寒热，或寒热起伏不定，或午后热甚，以其病有兼夹，故其寒热未可一言而终故也。②咳嗽、胸闷、胸痛、胁痛。③胃脘（或剑突偏右、偏左）痞结疼痛，或兼胸胁疼痛。④少阳或阳明经脉所过之处酸楚疼痛。⑤脉弦、缓、数等。⑥舌红或绛，苔白薄或白厚，或黄薄、黄厚。若属外感病，应具备第①项之某种热象，第⑥项之某种舌象，即可使用本方，若兼其他任何标准中的某一症状，则更为确切。若属杂病，则应具备第②、第③、第④项所述标准之一，同时与第⑥项之舌象相合，亦可使用本方。临证多用于治疗发热性疾病、呼吸系统疾病、消化系统疾病及心血管系统疾病，如感冒发热、咳嗽、慢性胃炎、胃及十二指肠溃疡、冠心病等，尤其对颈心综合征、心系疾病如冠心病合并胃肠道疾病或胆系疾病者，确能提高疗效。

【治疗方法】 梅师常用方小柴胡汤合小陷胸汤，名柴胡陷胸汤（简称柴陷汤），主治少阳经气不利、胃气不舒证。《伤寒论》中有小柴胡汤和小陷胸汤，后世医家（陶节庵、俞根初等）历经推敲，将二方之合方定名为"柴陷汤"（药用柴胡、姜半夏、黄连、桔梗、黄芩、瓜蒌仁、枳实、生姜汁），多用于治疗外感病证，而梅师运用本方常以小柴胡汤去参、枣、草、姜，小陷胸汤除原方药物法半夏、瓜蒌、黄连外，喜加用枳实，而桔梗一般不用，组成柴胡陷胸汤，临证加减使用，所治则多为杂病，与陶、俞二氏不同，然基本理法则一。

【治疗绝技】 梅师复用经方之原则大体如下：上下病情歧异，脏腑病变不同，兼证明显，表里寒热不一。梅老师运用柴陷汤辨治消化系统疾病指标有：胃痛（或剑突偏左、偏右），胃脘痞满疼痛或兼胸胁疼痛，少阳或阳明经脉所过之处酸楚疼痛，脉弦、缓、数，舌绛或红，苔薄白或厚或黄薄、黄厚，或兼见咳嗽、胸闷、胸胁痛。

【验案赏析】 李某，女，30 岁。2012 年 7 月 1 日就诊。胃部胀痛、痞塞、嗳气反复发作 3 年余，颈项强痛，脉缓，舌红、苔白厚。既往慢性浅表性胃炎伴糜烂病史。诊断：胃痛，证属痰热中阻。处方：柴胡、黄芩、法半夏、全瓜蒌、黄连、郁金、川楝子、姜黄、当归、川芎、全蝎各 10 g，吴茱萸 6 g，海螵蛸、醋延胡索各 15 g，枳实、刘寄奴、徐长卿各 25 g。服药 2 周后胃痛、嗳气基本缓解，胃脘痞塞感较前减轻，与原方另加炒莱菔子 15 g，甘松 10 g。14 剂后，症状消失。

【按语】 舌红、苔白厚，乃痰热蕴结之象，因此，选用本方。由于患者痞胀明显，枳实加至 25 g，另加吴茱萸，与黄连组成左金丸，辛开苦降，调节气机。醋延胡索、郁金、川楝子、姜黄行气止痛，海螵蛸制酸，刘寄奴、徐长卿、全蝎通经活络止痛，14剂后患者症状有明显好转，反证选方恰当，然胃脘痞塞感明显，另加炒莱菔子降气除胀，甘松理气止痛，开郁醒脾。

参 考 文 献

［1］吕文亮，刘松林．梅国强辨治消化系统疾病经验述要［J］.中国医药学报，2004，19（1）：43－44.

［2］王海燕，梅国强．梅国强教授运用柴胡陷胸汤辨治经验述要［J］.新中医，2012，44（12）：180－181.

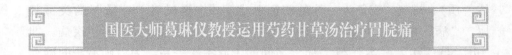

国医大师葛琳仪教授运用芍药甘草汤治疗胃脘痛

【名医简介】葛琳仪教授，浙江省中医院主任中医师，浙江省名中医，第二批全国老中医药专家学术经验继承工作指导老师，第三届国医大师，享受国务院政府特殊津贴专家。1962年8月开始从事中医药临床工作，擅长治疗呼吸系统（慢性支气管炎、支气管哮喘、肺气肿、肺源性心脏病）和消化系统（慢性胃炎、消化性溃疡、消化道出血等）疾病。临床经验十分丰富。尤其擅长采用中西医结合的方法治疗呼吸系统与消化系统疾病及疑难杂症。

【经典名方】芍药甘草汤（源于《伤寒论》）

组成：芍药、炙甘草各四两。

用法：以水三升，煎取一升，去滓，分二次温服。

原文：伤寒脉浮，自汗出，小便数，心烦，微恶寒，脚挛急，反与桂枝汤，欲攻其表，此误也。得之便厥，咽中干，烦躁，吐逆者，作甘草干姜汤与之，以复其阳。若厥愈、足温者，更作芍药甘草汤与之，其脚即伸。

【学术思想】葛老学验俱丰，善治呼吸、消化系统疾病及疑难病、老年病。临证时，强调辨体、辨证、辨病相结合的思维模式，倡导标本同治、攻补兼施的治则大法及衷中参西的遣方选药。葛老强调辨病与辨证相结合的诊治思路，提倡衷中参西；即根据患者症、证特点，结合现代医学检测手段，明确疾病的中西医诊断，此谓"辨病"，旨在掌握该病的中西医总体特点；

同时，在审"病"的基础上进行辨"证"，即通过对中医学所特有的"证"的辨析，把握患者该阶段病理变化的本质所在。葛老提出"病证相关"的辨证思维方式，固然是中医学分析疾病、提高临床疗效的关键，但尚须参以辨体（质）论治的思维方式。《内经》谓"人之生也，有弱有强，有短有长，有阴有阳"，阐述了人体在生命过程中可显示出阴阳、刚柔、强弱等个体差异，不同的体质对致病因子的反应状态存在着差异，表现在生理上的不同反应、病理上的不同发病倾向。葛老认为体质是证候形成的内在基础，辨明患者的病理体质类型，有助于把握机体对致病因子的易感性，以及疾病的发生、病机演变的倾向，尤其在辨治伏发、缓发、继发、复发等类型疾病，乃至养生保健中，辨体（质）论治都具有十分重要意义。葛老的这种融辨体（质）、辨病、辨证为一体的辨证思维模式，通过对"体质"的类型归属、"病"的个性判断、"证"的共性综合，达到探明机体与疾病，即"正"与"邪"、"本"与"标"之间的矛盾主次关系，为治则治法的确立及遣方选药的准确性奠定了基础；完善了中医学辨证论治的内涵，强化了中医学"治病求本"的整体辨证观。

【诊断思路】慢性胃炎是由各种不同病因引起的胃黏膜慢性炎症性病变，是临床上较为常见的消化系统疾病，通常将其划分为慢性萎缩性胃炎及慢性浅表性胃炎两大类。该病归属中医"胃缓""胃脘痛""嘈杂"等范畴，中药辨证施治在缓解临床症状、延缓疾病进展、减少癌变概率方面有其独特的优势。葛老认为，该病的四大病因乃外邪侵袭、饮食失宜、情志所伤及中脏亏虚，根本病机为胃气壅滞，胃脏失养。外邪或自口咽传入中焦，或直中胃腑，或因情志所伤，肝失疏泄，横逆犯胃，导致胃脘经气阻滞，不通则痛；胃喜燥而恶湿，酒食不节，酿湿生热，湿邪夹杂邪热火毒阻遏中焦气机，以致脾失升清、胃失和降；中脏虚弱，脾胃不能化气生血，脏腑失养，亦为发病之机；病程迁延，久病必生瘀入络，血络不畅而瘀毒蕴结。葛老指出：中焦气机贵于畅行协调，若升降失司，气行不通则滞，滞则气壅中脘，发为胃脘疼痛诸症。

肝胃气滞，化火生热。《沈氏尊生书》指出："胃痛……唯肝气相乘为尤甚，以木性暴，且正克也。"葛师认为该病病性以热证居多，肝胃郁热型患者以胃脘灼痛、反酸烧心、恶心呕吐为主要症状，内镜下表现为胃黏膜充血糜烂水肿渗出、有多发的黏膜红斑或散在出血点。此类患者多见平素性情急躁，情志不畅，肝失条达，气郁化火，横逆犯胃，又喜食辛辣刺激的烧烤煎炸之物，助热生火。酸者，肝木之味也，木火乘土，胃气不降，则见反酸烧心、恶心欲呕。

【治疗方法】 临证时，必立理气和胃缓中为大法。但遣方选药则主张用柔忌刚，葛老在治疗中十分重视对胃气的顾护，因胃为阳土，喜润恶燥，其病易化燥伤阴，故用药忌辛窜香燥苦寒之品，以芍药甘草汤合质轻、性平之花类理气药治之。取芍药 15 g，甘草 9 g 甘缓和中，配佛手 12 g，玫瑰花 9 g，代代花 9 g，绿萼梅 9 g 理气和胃。若胃热偏盛，葛老常搭配黄芩、蒲公英药对，蒲公英味苦性平，疏肝理气，兼清肝胃二火，久服无碍，黄芩性味苦寒，清降泻火，《本草经疏》记载"黄芩主诸热"，与蒲公英合用有清透热邪之功；恶心欲呕，加旋覆花、代赭石；夹有痰湿，加川朴花、甘松；偏胃阴亏虚，加沙参、麦冬、石斛等；热象明显则加黄连泄热，配伍吴茱萸取左金丸辛开苦降而散胃气郁结之意；气郁明显加川楝子行肝气、清肝火；呕恶重者加竹茹清热化痰止呕。

【治疗绝技】 葛老临证论治慢性胃炎主要分为肝胃郁热、湿浊内阻、胃络瘀阻、中虚失养四大证，治疗时以"治中焦如衡，非平不安"为大法，郁者疏之，热者清之，湿者化之，瘀者逐之，虚者补之，恢复中焦稳态的平衡。脾胃气机升降有序，气血生化有源，脏腑得养，则胃病可愈。除一般药物治疗外，葛老同样重视对患者生活方式、饮食习惯、心理情绪等方面的宣教，提倡尽量减少外出就餐，实行一人一餐制，忌辛香麻辣，规律起居，戒烟限酒，劳逸结合，保持心情愉悦，消除已知的发病因素，也可适当进行食补（如扁豆薏仁粥等），有助于病情稳定。

【验案赏析】 患者，女，68 岁，1997 年 6 月 20 日就诊。患者三四年来反复胃脘疼痛，伴嗳气，泛酸，食后症剧，口苦口腻，近 3 个月症状又作。原有十二指肠溃疡、高血压史，平素急躁易怒，来诊时胃纳不振，不思进食，脾气急躁，大便艰行，舌质偏红，舌苔黄腻，脉弦。西医诊为"十二指肠溃疡"，中医属"胃痛"之"肝火犯胃"证型，拟清肝和胃，方选芍药甘草汤加柴胡疏肝散、左金丸加减：生白芍 15 g，炙甘草 9 g，黄芩 15 g，蒲公英 15 g，制香附 9 g，柴胡 9 g，川朴 12 g，苍术 9 g，黄连 6 g，吴茱萸 1 g，象贝母 10 g，旋覆花（包煎）9 g，代赭石 30 g。同时嘱患者饮食宜清淡，忌辛辣刺激之品，保持心情愉快。

7 日后复诊，腻苔稍化，泛酸已少，药后症减，仍辨前证，故原法出入，减清化，改清养，方予芍药甘草汤合柴胡疏肝散加减：生白芍 15 g，炙甘草 9 g，黄芩 15 g，蒲公英 15 g，制香附 9 g，柴胡 9 g，川厚朴 12 g，苍术 9 g，象贝母 10 g，姜半夏 9 g，姜竹茹 9 g，煅瓦楞子 15 g，茯苓 12 g。

服药半个月后，患者胃脘部疼痛已十去七八，继拟清养之剂善调其后。

【按语】"胃痛，邪干胃脘病也……唯肝气相乘为尤甚，以木性暴，且正克也。"胃为水谷之海，传化物而不藏，为气机升降之枢纽。故葛老认为：胃气以通为顺，以降为和。患者素体脾虚失运，痰湿内生；复肝气郁结，木失条达，气机不畅，肝郁化火，肝火偏旺，故脾气急躁易怒；肝气犯胃，胃失和降，则嗳气泛酸，胃络失和，因而胃脘疼痛，食后尤甚，尤其情绪不畅时更为好发，舌红、苔黄腻，均主胃热之象。病程较长，但正气未虚，预后尚可，如失治误治，热伤血络，可致便血、呕血。故治拟疏肝理气和胃，药投柴胡疏肝散，配合白芍柔肝以制理气药之香燥。患者泛吐酸水，故治拟清热化湿和中制酸，首诊药选柴胡疏肝散及左金丸，灵活化裁，复诊诸症缓解，乃减清疏，改以清养。

参 考 文 献

[1] 夏瑢，魏佳平. 葛琳仪主任医师学术精华纂要 [J]. 中华中医药学刊，2007，25（4）：659 – 661.

[2] 袁晓，魏佳平，姜宁，等. 葛琳仪教授临证医案选析 [J]. 中华中医药杂志，2013，28（12）：3580 – 3582.

[3] 姜宁，杨超宇，张烁，等. 葛琳仪诊治慢性胃炎经验 [J]. 浙江中西医结合杂志，2021，31（10）：887 – 888.

国医大师熊继柏教授运用化肝煎合左金丸合金铃子散治疗火郁胃痛

【名医简介】熊继柏，第三届国医大师，湖南中医药大学教授，研究生导师，全国第四批、第五批老中医药专家学术经验继承工作指导老师，中医药师承教育博士研究生导师，湖南省名中医，湖南中医药大学第一附属医院学术顾问，湖南中医药大学内经教研室主任，中医经典古籍教研室主任，中华中医药学会内经专业委员会会员，内经教学研究会委员。

【经典名方】

化肝煎（源于《景岳全书》）

组成：青皮、陈皮各二钱，芍药二钱，丹皮、栀子（炒）、泽泻（如血见下部者，以甘草代之）各钱半，土贝母二～三钱。

用法：水一盅半，煎七八分，食远温服。

原文：治怒气伤肝，因而气逆动火，致为烦热胁痛，胀满动血等证。

如大便下血者，加地榆；小便下血者，加木通，各一钱五分；如兼寒热，加柴胡一钱；如火盛，加黄芩一二钱；如胁腹胀痛，加白芥子一钱；胀滞多者，勿用芍药。

左金丸（源于《丹溪心法》）

组成：黄连（一本作芩）六两，吴茱萸一两或半两。

用法：上为末，水为丸，或蒸饼为丸。每服五十丸，白汤送下。

原文：左金丸治肝火。一名回令丸。

金铃子散（源于《太平圣惠方》，录自《袖珍方》）

组成：金铃子（又名川楝子）、玄胡索各一两。

用法：上为细末，没服三钱，酒调下。现代用法：上药研细末。每次服用6～9 g，酒调下，或用温开水送下。亦可改用饮片作汤剂，水煎服，各药剂量按比例酌减至汤剂常用量。

原文：热厥心痛，或作或止，久不愈者。

【学术思想】熊教授辨治胃痛，必审证候虚实。胃痛有虚实、寒热、气血之分，而六者之中，当以虚实为纲。发病时间短，发病急，胀痛、刺痛，痛势急剧而拒按者为实证。发病时间长，胃痛隐隐，痛势徐缓而无定处，痛处喜按者多为虚证。如《顾氏医镜·胃脘痛》所言："须知拒按者为实，可按者为虚；痛而胀闭者多实，不胀不闭者多虚；喜寒者多实，喜热者多虚；饱则甚者多实，饥则甚者多虚；脉实气粗者多实，脉虚气少者多虚；新病年壮者多实，久病年老者多虚；补而不效者多实，攻而愈剧者多虚。必以望、闻、问、切四者详辨，则虚实自明。"

【诊断思路】胃痛的论述始见于《黄帝内经》，如《素问·六元正纪大论》谓："木郁之发……民病胃脘当心而痛，上支两胁，膈咽不痛，食饮不下。"《备急千金药方》提出9种心痛，且陈修园在《医学三字经》中加以完善，从名称上分析，有属心痛者，而大部分系指胃痛。元代朱丹溪在《丹溪心法·心脾痛》即有心痛即胃脘痛之论。明代虞抟在《医学正传》中基本上肯定了朱丹溪所论，云："古方九种心痛……详其所由，皆在胃脘，而实不在心也。"这一时期，澄清了心痛与胃痛相互混淆之论，使胃痛成为独立的病证。《素问·至真要大论》云："厥阴司天，风淫所胜，民病胃脘当心而痛。"说明胃痛与木气偏胜，肝胃失和有关。又云"少阳之胜，热客于胃，烦心心痛，目赤，欲呕，呕酸善饥"，阐述了胆热犯胃所致胃痛；《素问·举痛论》又云："寒气客于肠胃，厥逆上出，故痛而呕也。"阐发了寒邪入侵，壅滞不通而作胃痛的机制。

胃痛又称胃脘痛，它是由于胃气阻滞，或胃络瘀阻，或胃失所养导致的以上腹胃脘部近心窝处发生疼痛为主症的一种病证。胃痛尤以胀痛、隐痛、刺痛常见，往往兼见胃脘部痞闷、胀满、嗳气、吞酸嘈杂、纳呆、胁胀、腹胀、恶心、呕吐等症。常反复发作，因寒暖失宜、饮食失节、情志不舒、劳累等发作或加重。

胃痛病位主要在胃，并与肝、胆、脾相关。由于肝胆属木，而胃属土，肝气失疏可以横逆犯胃，出现肝胃气痛。胆火炽盛也可犯胃，《医宗己任编》谓"肝胆之火，移入于胃"出现胆热犯胃疼痛。症状：胃中胀痛，甚者连及两胁，胃脘有烧灼感，得凉则舒，口苦，泛酸，或胃部嘈杂，口干便结，舌红苔黄，脉弦数。

【治疗方法】关于胃痛的治疗，熊教授认为：胃脘痛的治法虽多，但均离不开疏肝理气，疏通气机，和降胃腑，从而达到止痛的目的。对于火郁胃痛，治法为理气清热，和胃止痛。主方选化肝煎合左金丸合金铃子散。化肝煎一方出自《景岳全书·卷五十一·寒阵》："治怒气伤肝，因而气逆动火，致为烦热胁痛、胀满动血等症。"朱丹溪创立的左金丸，专用黄连和吴茱萸两味药物，其中黄连的用量为六两，其性味苦寒，入肝、胆、胃、心、大肠经，一方面可以清泻肝胆之火；另一方面还可清胃中之热，此外还可清泻心火，寓"实则泻其子"之意，因此重用为君药；吴茱萸用量为一两，其性温热，主入肝经，一方面可以调达肝气，以疏解肝经之郁火；另一方面与黄连相配伍既可以增强清泻肝火、降逆止呕之功，还可制约黄连之苦寒。全方配伍特点为辛开苦降，寒热并用，主治肝火犯胃、肝胃不和之证。金铃子散出自《素问病机气宜保命集》，由金铃子、元胡二味药组成，主治肝郁化火诸痛证。临床上用金铃子散作为镇痛主方，尤治实痛。泛酸明显者，加乌贼骨、瓦楞子以和胃制酸。

【治疗绝技】火郁胃痛（气郁化火型）多为肝郁气滞，郁而化火，热结胃肠所致。必以调气止痛为大法。《景岳全书·心腹痛》云："胃脘痛证，多有因食、因寒、因气不顺者，然因食、因寒，亦无不皆关于气。盖食停则气滞，寒留则气凝。所以治痛之要，但察其果属实邪，皆当以理气为主。"肝气宜调畅，胃气喜和降，熊教授常用化肝煎合左金丸合金铃子散为基本方。治以疏肝和胃、调理气机。

【验案赏析】患者，女，60岁，2012年10月12日初诊。主诉：胃痛反复发作半年余，加重10日。患者曾在某医院行胃镜检查，诊断为"十二指肠溃疡"，予以抗酸剂治疗，疗效不显。此次因情志刺激诱发并加重，症见胃中胀痛、烧灼感，口中泛酸，大便秘结，舌红，苔薄黄，脉弦。治疗：以疏肝泄热，行气和胃，理气止痛为法；方用化肝煎合厚朴三物汤合金铃子散加味治之。处方：青皮10 g，陈皮10 g，牡丹皮10 g，栀子15 g，浙贝母10 g，泽泻10 g，白芍10 g，川楝子10 g，玄胡10 g，厚朴30 g，枳实15 g，大黄3 g，广木香6 g，瓦楞子10 g，甘草6 g。每日1剂，早晚2次饭后温服，20剂，水煎服。二诊胃中胀痛稍微减轻，灼热感有所缓解，仍然大便秘结，舌红，苔薄黄，脉弦。在原方基础上大黄用量加至4 g，加火麻仁30 g以润肠通便。再进20剂。患者胃脘部疼痛明显缓解。

【按语】患者以胃胀痛为主，可知为胃痛实证。胃脘灼痛，胃中烧灼感，大便秘结，舌红，苔薄黄，脉弦，可知此为火郁胃痛，此为肝气犯胃、气郁化热、胃气郁滞所致。以疏肝泄热、行气和胃、理气止痛为治疗原则。

参 考 文 献

[1] 姚欣艳，李点，何清湖，等. 熊继柏教授辨治胃痛经验 [J]. 中华中医药杂志，2015，30（1）：143 - 145.

[2] 赵志娟，肖君. 左金丸治疗消化系统疾病的临床研究进展 [J]. 中国医学创新，2022，19（10）：185 - 188.

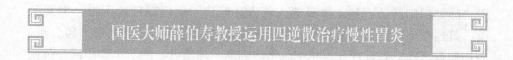
国医大师薛伯寿教授运用四逆散治疗慢性胃炎

【名医简介】薛伯寿，主任医师、教授、博士研究生导师、国医大师、全国医德标兵，首批全国中医药传承博士后合作导师、中央保健会诊专家、首都国医名师、全国老中医药专家学术经验继承工作指导老师、国家级特殊贡献技术专家，享受国务院政府特殊津贴。精于内、妇、儿科多种疑难病证，讲治人治病、辨病辨证、宏观微观结合，三因制宜。善防病保健，调治亚健康及肿瘤术后调理。

【经典名方】四逆散（源于《伤寒论》）

组成：甘草（炙）、枳实（破，水渍，炙干）、柴胡、芍药各等份。

用法：上四味，捣筛为细末。

原文：少阴病，四逆，其人或咳，或悸，或小便不利，或腹中痛，或泄利下重者，四逆散主之。

【学术思想】薛老临证对慢性胃炎着重辨脏腑寒热虚实，治以通降阳明为原则，重视"气以通为补，血以和为补"在临床中的运用。

【诊断思路】慢性胃炎是指多种病因引起的胃黏膜慢性炎症，临床缺乏特异性表现，且症状轻重与胃黏膜病变程度并非一致。临床上，慢性胃炎患者呈现上腹部隐痛、食欲不佳、餐后饱胀、反酸、恶心等症状，属中医学"胃脘痛""腹胀""痞满"等范畴。对慢性胃炎的辨证，薛老认为不能局限西医病名，关键要有中医思维，辨证论治，同时可参考胃镜、实验室等检查结果；强调以"病因为本"，治病求本，辨证求因是重要内容之一，即必伏其所主，而先其所因。慢性胃炎病程较长，属内伤杂病，故首先辨脏腑，以脾胃为主，兼顾肝、肾、大肠、小肠等；次辨寒热虚实。

【治疗方法】辨脏腑者，一辨脾胃。脾失健运，精微不布，津液内停，气血亏虚，可见神疲、乏力、纳呆、腹胀、腹痛、便溏、腹泻、水肿、身沉、头晕、脏器下垂、面色萎黄、女子带下等，治宜健脾益气，薛老常用四君子汤、异功散、七味白术散、补中益气汤等加减；若胃之受纳、腐熟功能不足，胃失和降，则可见胃脘痞满、疼痛、食后胀甚、嗳气、打嗝、反酸等，酌情选用四逆散、大小柴胡汤、保和丸、左金丸、乌贝散等加减；若胃镜显示有溃疡，加白及粉、三七粉等冲服；若病理提示萎缩性胃炎，酌加柔养之品，如山药、石斛、木瓜等；若胃热偏盛、幽门螺杆菌阳性，加蒲公英、黄连等协助抗幽门螺杆菌；伴肠化生或可能癌前病变者，酌加蒲公英、白花蛇舌草等；脾胃皆弱，见中脘空虚疼痛、体虚者，酌予小建中汤、黄芪建中汤加减；脾胃皆弱，纳化失常，体虚易感者，酌以小柴胡汤合四君子汤或异功散加减健运脾胃，改善体质；禀赋不足，诸脏腑气血偏弱，或亚健康状态者，酌予柴胡桂枝汤，往往可以全面提高身体素质，名医廖厚泽认为

"柴胡桂枝汤，补虚第一方"。《临证指南医案》有"太阴湿土，得阳始运；阳明燥土，得阴自安。以脾喜刚燥，胃喜柔润也"，故脾胃治法有别，用药须顺应其特性。临床上，与脾胃相关的慢性病证，如现代医学各类慢性胃炎，其病机多为脾胃不和。薛老认为，脾胃不和常由寒热虚实夹杂、气机升降失调引起。脾虚日渐，正气不足，阴阳失衡，阳不胜阴，阴寒内盛，常用干姜、高良姜、吴茱萸；若饮食不节，化火伤阴，中焦热盛，常用连翘、浙贝母、知母、黄精、牡丹皮；若运化失司，痰湿停聚中阻，常用陈皮、苍术、白术、苦杏仁；若中焦失和，诸气必虚，日久成瘀，可用丹参、赤芍、红花；若中气不足，肝木乘之，肝气犯胃，常用柴胡、炒栀子、佛手、香橼；若脾胃亏虚，生化气血失常，肾无法"受五脏六腑之精而藏之"，肾精匮乏，或脾阳不足，累及先天，脾肾阳虚，常用胡芦巴、盐杜仲、牛膝。

二辨肝胆。肝胆与脾胃，木土相关，木旺乘土、土虚木乘，皆可致病。若肝脾不调，情志不畅，可见胸胁胀痛、纳呆腹胀等，方以逍遥散加减；若胃脘痛、呃逆、反酸、急躁易怒，酌以四逆散、左金丸等加减；若胆怯易惊、眩晕口苦、胃脘不适，乃胆郁痰扰，方以温胆汤或柴芩温胆汤加减；若肝寒犯胃，见巅顶痛、呕吐涎沫、舌淡、苔白滑，酌以吴茱萸汤。

三辨肾者，肾乃胃之关。胃腐熟水谷，需赖肾气为根，水谷之糟粕亦由肾所司。慢性胃炎，受纳运化失常者，若属中焦阳虚，可予理中汤辈；下焦肾阳虚者，酌以附子理中汤（丸）、肾气丸等，或加补肾之品。

四辨大肠、小肠者，部分胃病原因在肠腑不通，故通降肠腑即可治胃；或积滞在肠腑，消积去滞，则胃纳复常。方以大柴胡汤、四逆散、升降散等。

薛老认为，外感重点辨表里寒热，而慢性内伤疾病重点在辨虚实寒热。所强调的病因为本，包括对外感、内伤的分辨。慢性胃炎固然内伤者多，但仍不能排除外感未解，或同时外感。薛老认为，中医学的"表"，除皮毛外，尚包括呼吸、消化、泌尿等系统的内在表面。外感所致胃病并不少见，《脾胃论》所谓"肠胃为市，无物不受，无物不入。若风、寒、暑、湿、燥，一气偏胜，亦能伤脾损胃"。外感以寒邪多见，而暑热、湿热、寒湿亦不少。如寒邪客胃而见胃痛、呃逆等，若一味缓急止痛、降逆止呃，而不知温散寒邪，恐难获良效。

此外，临证也要兼辨标本、常变、顺逆、兼夹、禀赋、岁气、体质。总之，应综合判断，辨病与辨证相结合。

【治疗绝技】胃属多气、多血之腑。慢性胃病多有气血不调，薛老临床用药平和，润而不燥，剂量极轻，且并不久用，常以四逆散、升降散、黄芪赤风汤、小柴胡汤、四君子汤、半夏泻心汤、逍遥散等为基本方加减。其中，四逆散疏肝和胃、升清降浊、宣通郁滞，有以通为补的功效，薛老常合左金丸治疗慢性胃炎胃痛偏实证者，对胃虚有滞者则合厚姜夏草参汤。

【验案赏析】患者，男，43岁，2019年8月22日初诊。晨起胃脘部隐痛不适1月余，加重1周。空腹即不适，食后尤甚，持续半小时，无胃脘堵塞感，无明显反酸烧心，无口干口苦，喜饮热水，食欲一般，大便可、每日一行，舌淡红，苔薄白，脉沉稍弦。日常因工作繁忙而压力大，常气郁不舒。胃镜：胃底黏膜充血、水肿，黏液稍浑，胃体黏膜充血、水肿，见条索状糜烂，窦体交界前壁见0.3 cm息肉样隆起（电凝切除，病理为良性增生），胃窦黏膜充血、水肿，小弯侧见一处黏膜隆起糜烂灶，活检质软。诊断：慢性胃炎伴糜烂。中医辨证属肝胃气滞，治当疏肝和胃、理气行滞。方用四逆散合香苏散加减：柴胡10 g，炒白芍12 g，枳壳9 g，炙甘草10 g，香附10 g，紫苏叶10 g，生姜6 g，大枣15 g，佛手8 g，香橼10 g。每日1剂，水煎服。服药7剂，即告知症大减，疼痛未再出现，守方加减继服14剂善后，并嘱其规律生活，戒酒，注意保持情绪乐观开朗。

【按语】脾胃运化正常与肝的疏泄功能密切相关。肝为刚脏，主疏泄，喜条达，恶抑郁；脾主运化，胃主受纳、腐熟，以通降为顺。本案患者因生气导致肝气郁结，横逆犯胃，肝胃不和，气机郁滞，出现胃脘隐痛不适，故治以四逆散疏肝理脾、调畅气机，重用白芍以缓急止痛，香苏饮理脾胃气滞，佛手、香橼理气止痛。全方疏肝解郁，使脾升胃降，则疼痛自除。

参 考 文 献

石倩玮，薛燕星，薛伯寿．国医大师薛伯寿辨治慢性胃炎经验初探［J］.中国中医药信息杂志，2021，28（12）：106－109.

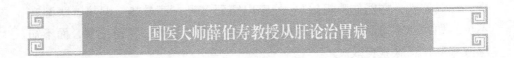

国医大师薛伯寿教授从肝论治胃病

【经典名方】左金丸（源于《丹溪心法》）

组成：黄连（一本作芩）六两，吴茱萸一两或半两。

用法：上为末，水为丸，或蒸饼为丸。每服五十丸，白汤送下。

原文：左金丸治肝火。一名回令丸。

【学术思想】脾胃为后天之本，气血生化之源。脾胃属土，位居中焦，脾以升为健，胃以降为和。任何阻碍中焦气机升降的因素皆可导致脾胃病，故前人有治中焦如衡之说。肝胆在五行属木，主谋略；在志为怒。肝为五脏之贼，木克土是五行常理。情志失常，暴怒气逆或抑郁不舒、思虑过度，皆可导致肝气郁结，横逆克伐脾胃，脾胃升降失和，气机壅滞，胃病乃成。

【诊断思路】薛老按人体虚实把胃病分为3个阶段。第一阶段，体质较好，虚证不明显者，表现为急躁易怒，口苦，胸闷，善太息，胁肋胀满，胃脘胀痛，脉弦细，以调肝为主。第二阶段，胃病日久或体质偏虚多易土虚木乘，此时若要再一味疏肝会使脾气更虚，则当扶土抑木。第三阶段，素体阴分不足，或肝郁日久化火伤阴，或嗜食辛辣、过用温燥均可导致阴虚胃痛。阴虚且肝郁胃痛者，症见胃脘隐隐疼痛，嘈杂不安，口干欲饮，饥不能食，五心烦热，舌红少苔，或有裂纹或舌苔花剥，脉弦细数，此时虽有肝气郁结，不可过用香燥，当肝肾同治，滋水涵木。

【治疗方法】第一阶段，以调肝为主，常配合以小柴胡汤调和肝胃。痰热明显，按之心下疼痛者合用小陷胸汤；痛如针刺，痛有定处，伴口干不欲饮、唇舌紫黯者合用失笑散。第二阶段，脾胃互为表里，实则阳明，虚则太阴，虚证明显则以健脾益气为主，以小建中汤或六君子汤化裁。薛老运用此二方很有讲究。小建中汤为桂枝汤类方，补益之外，尚有解表之力，故用于中虚之证尚兼有恶风汗出或头痛等表证。若无表证纯为里虚证则以六君子汤为主。寒热错杂、心下痞满者合用半夏泻心汤；湿浊较重者合用平胃散；过用寒凉或脾胃虚寒者合用吴茱萸汤或理中汤加减。第三阶段，治当肝肾同治，滋水涵木。且肾为胃之关，滋阴补肾，养血柔肝，可使胃得濡养而和降，肝得滋养不至恣肆，常配伍一贯煎。而黄连则需减少用量，防止苦燥伤阴，吴茱萸一味多去而不用。阴虚气滞较重者，多在前方的基础上合用百合乌药汤；气滞重者合用金铃子散；兼有乏力、纳差、腹胀者加太子参、山药、玉竹、石斛；寐欠安者加炒酸枣仁、珍珠母。

【治疗绝技】薛老临床喜用左金丸加味治疗胃病。左金丸出自《丹溪心法》，治疗肝经火郁，肝胃不和，症见胁痛胃痛，呕吐吞酸。方由黄连、吴茱萸两味药组成，本方配伍之巧在于药量，黄连与吴茱萸比例为6:1，薛老在汤药中常用黄连6g，吴茱萸1g。黄连主泻心火，实则泻其子，朱丹溪选用黄连泻心火，而达到泻肝的目的，另外心火清，而肺金得养，使清肃之令下行，也达到抑制肝木的作用，肝木得制，使不犯土。左金丸中另一味药吴茱萸入肝经，一方面可以调达肝气，使木郁得疏，脾胃免受克伐；另一方面吴茱萸有下气之用，胃宜降则和，且吴茱萸有止痛的功效，与黄连配伍辛开苦降可使湿热分消，防止过用寒凉、气机凝滞之弊端，可迅速止痛。薛老临床使用左金丸并不拘泥于6∶1药量，根据患者寒热多少，灵活使用吴茱萸药量，使之与患者病情相符。慢性胃脘痛多有反酸、烧心的症状，薛老多配以乌贝散。

【验案赏析】患者，男，45岁，2004年7月18日初诊。主诉：胃痛反复发作6年余，加重2个月。现病史：患者形体消瘦，面色晦暗少华，经胃镜检查诊为慢性胃炎，经多次治疗，每短期症状略有改善，病情迁延，近期又因工作劳累、饮食不节而病情加重，胃脘胀满、疼痛，喜温喜按，每于食后2小时较重，嘈杂吞酸，胁胀，时有口泛清涎，口苦而黏，胸闷善太息，纳呆，身倦乏力，大便质稀，每日2次，手足冷。舌暗红、苔黄腻，脉弦细。中医辨证：肝气犯胃，寒热错杂。西医诊断：慢性胃炎。治法：疏肝理气，调和脾胃。处方：柴胡9g，黄芩9g，半夏9g，党参10g，干姜9g，黄连6g，吴茱萸3g，炙甘草3g，乌贼骨15g，生姜3片，大枣6枚，7剂。服药3剂后，症状明显好转，7剂后胃痛基本消除，原方继服7剂，告愈。

【按语】该患者胃痛日久，证属肝气郁结，横逆犯胃，寒热错杂。薛老从肝论治，以小柴胡汤合半夏泻心汤、左金丸、吴茱萸汤，数方相合，效如桴鼓。

参 考 文 献

[1] 蒲永文，李薇．薛伯寿从肝论治胃病经验［J］．中医杂志，2006，47（7）：495－496.

国医大师薛伯寿教授应用小柴胡汤治疗胃痛

【经典名方】小柴胡汤（源于《伤寒论》）

组成：柴胡半斤（24g），黄芩三两（9g），人参三两（9g），半夏

（洗）半升（9g），甘草（炙）三两（6g），生姜（切）三两（9g），大枣（擘）十二枚。

用法：上七味，以水一斗三升，煮取六升，去滓，再煎，取三升，温服一升，日三服。现代用法：水煎服。

原文：伤寒五六日，中风，往来寒热，胸胁苦满，默默不欲饮食，心烦喜呕，或胸中烦而不呕，或渴，或腹中痛，或胁下痞硬，或心下悸、小便不利，或不渴、身有微热，或咳者，小柴胡汤主之。

【学术思想】小柴胡汤为和解剂、少阳枢机之剂，乃和解表里之总方。薛老临证善用小柴胡汤治疗多种疑难病证，针对肝脾失调、肝郁脾虚病机，灵活运用小柴胡汤加减治疗；辨证谨守病机，用药切中肯綮，疗效卓著，充分体现中医异病同治特点；在药物治疗的同时，亦重视日常调护、合理饮食、适当运动等，多种方式调养结合，往往药到病除而奏奇功。

【诊断思路】薛老认为，小柴胡汤针对少阳肝胆经失常所致病证而设，重在和解少阳，故对临床有肝脾失调、肝郁脾虚病机，出现肝脾失调证候者，均可随证使用，不必拘泥于寒热病证患者，体现了中医"异病同治"原则。薛老临床运用小柴胡汤不限于少阳证，认为太阳病有柴胡证、柴胡方，阳明病亦有柴胡证、柴胡方，不应将小柴胡汤视为少阳病的专用方，即太阳病、阳明病在其发展过程中皆可有小柴胡汤证。盖小柴胡汤既有和解少阳、疏利三焦、宣通内外、通达上下之功，又有疏肝利胆、调和脾胃、理血散结、开郁通便之效，外可解太阳之表，内可和阳明之里。观小柴胡汤适用证，上达于头目，中用于胸腹，下可用于血室、膀胱诸疾，临床各科均有涉及。临证的关键在于不拘泥原文，而应谨守病机，随证运用。

【治疗方法】小柴胡汤出自《伤寒论》，为和解少阳而设，意在利少阳枢机，功在和解表里。方中参、枣、草三药合用而调脾，体现了"见肝之病，当先实脾"的思想；另外，方中药味配伍之妙，堪称经典，如柴胡、黄芩合用解表清里，清少阳之邪。为增散外邪，取柴胡伍生姜增加辛散之力；黄芩苦寒清，但伍半夏则可和中。方中既有柴胡、黄芩之凉，又有半夏、生姜之温，散寒清里，故为和解之剂。纵观全方，小柴胡汤以"和解"为总则，祛邪兼顾扶正，散寒不忘清里，可升达少阳生气，调气解郁而利升降之枢，散寒清热又利表里双解。俟表里运转无碍，升降得以调畅，气血布达营卫，则可收阴阳自调之功。

【治疗绝技】薛老认为，小柴胡汤药物可分为3组：①柴胡味苦性凉，入少阳经，有和解表里、疏肝升阳之功，《本草经疏》谓"柴胡为少阳经表药"，其气质轻清，可清透少阳半表半里之邪，使邪从外而解，为少阳经之专药；黄芩味苦性寒，既清热燥湿，亦泻火解毒，可清泄少阳半里之热，使热邪从内而清。二者配伍为针对少阳湿热而设的君臣组合。②人参、甘草益气扶正，顾护正气，正气复则邪自除；半夏降逆和中，针对少阳证之胸胁苦满、不欲饮食而设。该组药味为辅佐之用。③生姜辛散，可助柴胡发散之力，且和中以助半夏和胃止呕；大枣甘平，健脾益胃，既助人参、甘草益气和中，且伍生姜调和营卫。全方合用则气血、阴阳、五脏六腑皆调，扶正祛邪兼顾，通达内外，共奏扶正祛邪、通调气血之功，为和解少阳之专方、解表清里之名剂。

【验案赏析】患者，女，33岁，2018年4月27日初诊。患者因工作紧张而胃脘胀痛3月余，一般下午多见，未曾治疗。刻下：胃脘胀痛，嗳气后减轻，纳差，大便溏结不调，易忧虑，情绪紧张时易头痛，夜寐梦多，舌红，苔前少、根稍白厚，脉弦。西医诊断：慢性胃炎。中医诊断：胃痛，证属肝脾失调、胃失和降。治以调和肝脾、和胃止痛。方选小柴胡汤加味：柴胡12 g，黄芩9 g，法半夏8 g，党参8 g，郁金10 g，鸡内金8 g，金钱草12 g，茵陈10 g，厚朴8 g，生姜4片，大枣（擘）20 g，香橼10 g，延胡索10 g，炒白芍12 g。14剂，每日1剂，水煎，早晚分服。

二诊（2018年5月25日）：胃胀痛减轻，情绪紧张时仍稍有胃痛，夜寐多梦好转，易怒，偶有稀便，舌边尖红，苔薄黄腻，脉沉细。表明肝脾失调、肝郁化火状况已好转。守方去茵陈，继服21剂。

三诊（2018年6月22日）：胃胀痛基本消失，情志不畅好转，舌脉正常，肝脾失调之证已改善。

【按语】患者因工作紧张而导致胃脘胀痛，辨证属肝脾不调，胃失和降。治疗予小柴胡汤调和肝脾，和胃止痛。

参 考 文 献

[1] 李冬华. 国医大师薛伯寿应用小柴胡汤经验 [J]. 中国中医药信息杂志，2020，27（8）：118－119.

国医大师王庆国教授运用苓桂术甘汤治疗胃痛

【名医简介】王庆国，教授，北京中医药大学副校长，北京市第四批名老中医，国医大师。中医临床基础专业博士研究生导师，国家级重点学科中医临床基础学科带头人，国家级精品课程《伤寒论》主讲教师。

【经典名方】苓桂术甘汤（源于《伤寒论》）

组成：茯苓四两，桂枝（去皮）三两，白术二两，甘草（炙）二两。

用法：上四味，以水六升，煮取三升，去滓，分温三服，小便则利。现代用法：水煎服。

原文：夫短气有微饮，当从小便去之，苓桂术甘汤主之；肾气丸亦主之。

【学术思想】苓桂术甘汤出自《伤寒杂病论》，为仲景专为阳虚水饮证而设。王庆国教授盖以症状为表象，抓住阳虚水饮这一病机，临证时不囿于仲景书中所治之病证，用其治疗各科疾病，临床效果显著，扩大了经方的应用范围，促进了经方的传承发展。

【诊断思路】临证时既应做到准确理解和掌握，又不可囿于仲景书中所治之病证。王庆国教授强调，盖以症状为表象，病机为实质，抓住病机为扩大经方运用范围之重要途径。王庆国教授临床诊断时，常询问患者是否后背发冷怕凉，王庆国教授认为这是苓桂术甘汤证非常重要的症状。他亦重视观察患者舌象，患者舌质常呈淡嫩或胖大，舌苔一般较厚腻，多水滑，甚至水滑欲滴。此外，还要望患者面色，部分患者见面色黧黑，甚者有水斑，脉多沉弦、沉紧或弦滑。出现以上表现时，常辨证为阳虚水饮证，再结合其他症状表现，灵活变通，将苓桂术甘汤用于治疗冠心病、风湿性心脏病、耳源性眩晕、慢性胃炎等多个系统的病证，常获良效。

【治疗方法】苓桂术甘汤为"以温药和之"治疗大法的代表方之一，王庆国教授将其用药特点概括为"拨云见日"。"拨云"即用茯苓、白术渗湿以去水湿之邪，"见日"即用桂枝、甘草温补以助人之大宝。茯苓甘、淡，可利水渗湿，补脾益气。《神农本草经》记载其可"利小便"，《用药心法》记载其可"益脾逐水，生津导气"。《世补斋医术》记载："茯苓一味，为治痰主药，痰之本，水也，茯苓可以行水。痰之动，湿也，茯苓又可行湿润。"白术苦、甘，燥湿利水，益气健脾。《名医别录》记载白术"消痰水，逐皮间风水结肿，除心下急满"，《日华子本草》载其可"消痰，治水气，利小便"，李东垣亦谓其"去诸经中湿而理脾胃"。从药物功效看，茯苓、白术均可健脾益气，茯苓淡渗利湿，白术苦温燥湿。脾喜燥恶湿，故针对脾不健运而水湿相兼为病时，王庆国教授常将二者相须为用，一方面从根本上健脾益气；另一方面通过燥湿、渗湿将体内已有之湿邪，导引至膀胱，通过利尿祛除湿邪，双管齐下，以使脾土健运，恢复正常的功能。心阳虚坐镇无权为水气上冲之关键，此方用桂枝、甘草温补心阳，助人之大宝。桂枝辛甘，通阳化气，平冲降逆；炙甘草甘温，益气和中，镇守中焦。桂枝善补心阳，甘草可滋心液，二者合用，辛甘合化为阳，阳生阴化，补心阳而不燥，扶心阳以降冲，常用于治疗由心阳不足导致的以心悸、汗出等为主要表现的疾病。如《伤寒论》中的桂枝甘草汤仅由桂枝、甘草两味药组成，是温补心阳的基本方，再如桂枝甘草龙骨牡蛎汤，亦用桂枝、甘草以复心阳。

天之阳温养万物，人之阳温养机体。阳化气，无阳则阴无以化。阳气充盛，体内之津液才可正常运行，不泛溢于外，不冲逆于上。阳气不足，气血津液运行失常，痰饮、水液停聚某处或上冲，而形成水气病。故治疗水气病时王庆国教授一方面加入温阳药，以振奋阳气，恢复其温养的功能，调动机体自身功能，所谓"病痰饮者，当以温药和之"；另一方面，通过渗湿、燥湿等方法以祛除体内已经形成之水湿，两方面相辅相成，即所谓的"拨云见日"。正如尤在泾言："故予茯苓、白术以蠲饮气，桂枝、甘草以生阳气。所谓病痰饮者，当以温药和之也。"单纯利水，则水湿之邪易反复作祟；单纯温阳，则水液潴留不易散去。二者相辅相成，通阳降逆、化阴利水，方可拨云见日，药到病除。

【治疗绝技】苓桂术甘汤出自《伤寒论》，具有温阳降冲、化饮利水之功，是苓桂剂群的代表方。临床中无论何病，只要符合阳虚饮停的病机，便可在苓桂术甘汤的基础上加减治疗。

【验案赏析】患者，女，62岁，2017年9月10日初诊。胃痛半年，饥饿易发，饮食寒凉则即刻胃痛，自觉心下痞满，时有水饮不化，胃中有水声，晨起恶心。舌淡红略胖，苔白略腻有水滑之象，脉沉弦。中医辨证：脾阳虚衰，水饮内停证。治法：健脾利水，温阳化饮。处方：茯苓30 g，桂枝10 g，白术10 g，炙甘草9 g，姜半夏9 g，生姜10 g。7剂，日1剂，水煎早晚分服。2017年9月17日复诊，患者自述药后3剂即晨起不呕，6剂胃痛明显减轻，诸症若失而愈。

【按语】脾阳虚弱，运化失常，水湿内停，停滞于胃，所以患者饮食寒凉即引发胃痛，自觉胃中有声，心下痞满；水饮上犯，胃气上逆则晨起恶心；舌淡、苔白水滑与脉沉弦皆为水气病的典型之象。综上本案为典型的脾阳虚衰，水饮内停证。当以苓桂术甘汤为主方加减治疗。桂枝合生姜温通中阳，借鉴叶天士创立的"鼓运转旋脾胃清阳法"，加半夏、生姜合成小半夏汤以通阳化饮，降逆止呕。全方药少意深，四两拨千斤，体现出了王庆国教授紧扣病机、严谨用药、灵活加减的处方特点。正如近贤刘渡舟先生评价苓桂术甘汤："药仅四味，配伍精当，大有千军万马之声势，临床疗效惊人。"

参 考 文 献

刘姝伶，王庆国，程发峰，等. 王庆国运用苓桂术甘汤之经验采撷［J］. 中华中医药杂志，2020，35（9）：4445-4448.

国医大师王庆国教授运用半夏泻心汤治疗寒热错杂型胃痛

【经典名方】半夏泻心汤（源于《伤寒论》）

组成：半夏（洗）半升，黄芩、干姜、人参各三两，黄连一两，大枣（擘）十二枚，甘草（炙）三两。

用法：上七味，以水一斗，煮取六升，去滓，再煎取三升。温服一升，日三服。

原文：伤寒五六日，呕而发热者，柴胡汤证具，而以他药下之，柴胡证仍在者，复与柴胡汤。此虽已下之，不为逆，必蒸蒸而振，却发热汗出而解。若心下满而硬痛者，此为结胸也，大陷胸汤主之。但满而不痛者，此为痞，柴胡不中与之，宜半夏泻心汤。

【学术思想】王庆国教授结合现代人嗜食辛辣生冷、五志过激、喜逸恶劳的生活习惯，认为外感因素导致的胃脘病已不常见，其起病病机多为寒热错杂、肝郁脾寒、脾胃气虚等内伤因素，临床中擅长运用各种经方加减治疗，取得了确切疗效。

【诊断思路】胃脘病为中医学概念，主要包括脾胃受纳、运化、传导失常所导致的如胃痛、痞满、吐酸、嘈杂、呃逆等一系列病证，相当于西医疾病中的胃食管反流病、胃炎、消化性胃炎等病，为临床常见病、多发病。脾胃为后天之本，主司运化，为升降之司，传统上认为其发病多为外邪内侵、饮食失节、情志过激、劳倦过度等因素，导致脾胃功能受损，进而产生诸症。王庆国教授认为，由于致病因素的复杂化，目前胃脘病中单纯的寒证与单纯的热证均已不多见，多为脾胃虚，寒热错杂证。究其原因，脾胃一降一升，为中焦枢纽，升降达则运化常。脾为太阴湿土，为阴脏，其病多阴有余而阳不足，多见虚寒；胃为阳明燥土，为阳腑，其病多阳有余而阴不足，多见实热。若脾胃阴阳升降失司，则易生寒热之证，在脾则易生飧泻，在胃则见呕恶，寒热交阻于中则生膜胀。

【治疗方法】半夏泻心汤出自《伤寒论》，其名虽曰"泻心"，实则泻胃。方中以半夏为君，开痞结，降逆气，合干姜是为辛开法；黄芩、黄连，清胃中燥热，是为苦降法。辛味能行能散，苦味能泄能坚，一辛一苦，一开一降，二者相反相成。胃痞病虽标为寒热错杂，本则为脾胃亏虚，故以人参、大枣、甘草益脾胃。张仲景原书中以此法治疗心下痞诸症，水气不化者，重用生姜，为生姜泻心汤，脾胃亏虚重者，重用甘草，为甘草泻心汤。诸方用药精当，配伍缜密，为治疗胃脘病的经典方剂。

【治疗绝技】王庆国教授在应用此方时，常伍用百合汤、煅牡蛎、益智仁，共成加味半夏泻心汤。百合汤出自清代陈念祖《时方歌括》，由百合、乌药两味药组成，其中百合可降、可润、可缓，常需重用30 g以上，乌药合益智仁可温中寒、散痞结。用牡蛎者，一者为仿《伤寒论》用法，以散肝气，防其克脾；二者用其抑酸，保护胃黏膜，一药双用。此方为王庆国教授治疗胃脘病调和枢机、燮理中焦的基本方，不单寒热错杂者可用，中焦运化失常、化生湿邪者，因辛可散湿，苦可燥湿，亦可配合平胃散等化湿健脾药物应用。黄芩需用酒炒是王教授特殊的用药经验，以防其过燥伤阴。此外，若考虑患者的经济因素，可以党参加量以易人参，验之疗效亦可，但脾胃亏虚重者仍需用人参。

【验案赏析】患者，女，54岁，2016年5月7日初诊。主诉：胃脘胀痛1年余。刻下症：心下痞痛，时有烧灼感，口气重，纳差，大便溏。舌质淡，苔腻，脉浮取弦，按之滑。胃镜显示浅表性胃炎伴有糜烂。^{14}C呼气试验示Hp（−）。西医诊断：慢性浅表性胃炎。中医诊断：胃脘痛；辨证为中焦脾胃寒热错杂证。治以燮理中焦，予加味半夏泻心汤：百合30 g，乌药

10 g，法半夏 15 g，黄连 10 g，炒黄芩 10 g，党参 15 g，炙甘草 15 g，大枣 10 g，益智仁 10 g，炒牡蛎 15 g，焦神曲 10 g，茯苓 10 g，生姜 5 片，大枣 3 枚。7 剂，水煎，日 1 剂，分 2 次饭后温服。

二诊（2016 年 5 月 14 日）：药后诸症减，心下痞已消，唯胃部偶有刺痛感。吹空调则感胃凉，需用手按护，得温方舒，舌脉同前。前方加干姜 10 g，砂仁 5 g，桔梗 10 g，14 剂，煎服法同前。

后以此法调治月余收尾。

【按语】本案患者既有烧灼感、口气重、脉滑的热象，又有纳差、大便溏、舌质淡的寒象，为典型脾胃虚、寒热错杂之心下痞痛，故王教授以加味半夏泻心汤治疗。初诊时患者以热证为主，故以生姜易干姜，加神曲、茯苓健脾和胃。二诊时患者热邪得化，寒象即现，故加干姜、砂仁以温中。桔梗在《神农本草经》中有"主胸胁痛如刀刺"之语，故王教授取其以散胃脘邪气以止痛。

参 考 文 献

翟昌明，鲁放，马重阳，等 . 王庆国治疗胃脘病三法［J］. 中华中医药杂志，2020，35（1）：189 - 192.

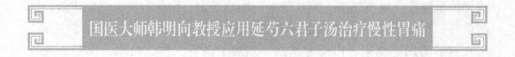

国医大师韩明向教授应用延芍六君子汤治疗慢性胃痛

【名医简介】韩明向，全国名老中医药专家学术继承经验指导老师，香港大学荣誉教授，曾任安徽中医药大学第一附属医院院长，从事中医内科学临床、教学、科研 40 余年。

【经典名方】六君汤子（源于《世医得效方》）

组成：人参（去芦）、甘草（炙）、白茯苓（去皮）、白术（去芦）、陈皮、半夏各等份。

用法：上锉散。

原文：治脏腑虚怯，心腹胀满，呕哕不食，肠鸣泄泻。

【学术思想】韩师认为胃痛的病机多因虚、因滞、因瘀。首先脾胃虚弱是慢性胃痛之本。由于素体虚弱，或劳倦、饮食所伤，或久病脾胃受损，或过食寒凉药物，或肾阳不足，脾胃失于温煦均可引起脾胃虚弱，胃失濡养而作痛。气机郁滞是慢性胃痛的常见表现。由于脾胃虚弱，导致脾胃升降失调，尤以胃为多气多血之府，主受纳腐熟水谷，其气以降为顺，若胃失和降，气机郁滞，最易胃脘作痛。慢性胃痛常见瘀血内停，中医认为通则不痛，痛则不通，脾胃虚弱，因虚致瘀，气机失调，气滞血瘀，且久病入络多有瘀血。

【诊断思路】 胃痛又称胃脘痛，是多由外感寒邪、内伤饮食情志，脏腑功能失调等导致气机郁滞、胃失所养的常见脾胃病证，以上腹胃脘部经常发生胀痛、嗳气、泛酸为主要症状，系常见病、多发病，且易反复发作，缠绵难愈。现代西医学中的急性胃炎、慢性胃炎、胃溃疡、十二指肠溃疡、胃痉挛、胃石症、胃黏膜脱垂症、胃神经官能症等以上腹部疼痛为主要症状者，多以中医胃痛范畴论治。如前所述，韩师认为胃痛的病机多因虚、因滞、因瘀。

【治疗方法】 韩师根据慢性胃痛脾胃虚弱，气机郁滞，瘀血内停的病机，以健脾、理气、化瘀为法，立延芍六君子汤加减治疗。《医学心悟》指出："或谓诸痛为实，痛无补法，亦非也。如人果属实痛，则不可补，若属虚痛，必须补之。"慢性胃痛多由饮食、劳倦损伤脾胃，致使脾气亏虚，纳运失健，胃失和降，而表现为隐痛胀痛、喜温喜按、经久不愈、时发时止，或伴纳呆腹胀、嗳气泛酸、呕吐清水、神疲乏力、面色萎黄、气短声微、脉细弱等，故立延芍六君子汤健脾和胃、理气止痛。本方系据《医学正传》中六君子汤加延胡索、白芍等组成。六君子汤有人参、白术、茯苓、炙甘草、陈皮、半夏，具有益气健脾、理气和胃之功效，主治脾胃虚弱、气机郁滞证。延胡索归肝、脾经，具有活血、利气、止痛的功效；白芍具有养血柔肝、缓中止痛、敛阴止汗的功效。实验研究也证明，党参、白术、茯苓、甘草能抗乙酰胆碱及组胺，调节胃肠神经功能紊乱；芍药、甘草有镇静、镇痛、松弛平滑肌的作用；甘草具有抗炎、抗溃疡及解痉之功效；延胡索内含多种生物碱，具有镇痛作用，其口服制剂能抑制慢性胃炎及溃疡病患者的胃酸分泌及胃蛋白酶活性；陈皮可抑制胃肠平滑肌运动及胃酸分泌，减少溃疡发生；半夏降逆止呕，燥湿消痞。诸药相合，不仅有抑制胃酸分泌、胃蛋白酶活性及组胺等致损因素的作用，还可增强胃肠黏膜的防御功能而抗炎、抗溃疡。现代名医姜春华认为："对于慢性胃炎，从脾胃为后天为本考虑，不论其性质如何，都用六君子汤随证加减治疗，唯萎缩性胃炎不用制酸药

（如煅瓦楞、乌贼骨之类），香燥也少用。六君子汤中参、苓、术、草可改善体质功能，因为这局部病都与整体有关，改善了整体，即改善局部。"

胃为多气、多血之腑，初病在气，久病入血，慢性胃病多迁延日久，久病必瘀。并且脾气虚为内在因素，气虚推动无力致气虚血瘀；胃阴不足，中土失于健运，气血津液生化乏源，无以充养血脉，络脉涩滞而致瘀血内停；或阴虚燥热，耗伤阴血，又灼伤血络，血溢于外，留而成瘀；七情内伤，也致气滞血瘀。患者临床表现为固定部位的刺痛，口唇及面色晦暗，舌黯有瘀斑，舌下脉络迂曲，脉涩或弦。治疗采用理气化瘀法，在上述延芍六君子汤加减的基础上，酌加活血化瘀药，则可提高疗效。临证根据瘀血程度的轻重，选用不同的药物配伍。对于轻型，可用当归、丹参、赤芍，在化瘀药中最为平和；对于顽固、严重的瘀血胃痛，可用失笑散、乳香、没药、三七。韩师常说活血化瘀药不但有止痛、止血的作用，还可改善胃黏膜的血液循环，增强胃黏膜屏障能力，消除炎症细胞浸润，促进病灶恢复，防止组织异型增生。

韩师认为胃痛分寒热虚实，若胃脘胀而灼痛，泛酸嘈杂，烦躁口苦，舌红苔黄腻，脉弦滑数，系湿热内蕴，因湿热内蕴，郁久上冲，胃中不和，治宜泄热化浊、和胃制酸。方用延芍六君子汤加蒲公英、黄连、藿香、佩兰、厚朴等；泛酸嘈杂明显者，加用乌贼骨、浙贝母、白及、瓦楞子；腹胀明显者，加用枳实、木香、砂仁。若胃痛拒按，脘腹胀满，嗳酸腐之气，吐不化之食，食欲全无，舌苔厚腻，系食伤停滞，因暴食伤胃，腐熟无权，饮食停滞，阻塞气机，影响运化，治宜和中消食导滞，加用保和丸。若胃脘隐痛，喜温喜按，空腹痛甚，得食痛减，腹胀便溏，纳差乏力，四肢欠温，舌淡苔白，脉虚弱或迟缓，系中焦虚寒，因脾胃气虚，阴寒内居，受纳运化失常，治宜益气健脾、温中养胃。方用延芍六君子汤加木香、砂仁、高良姜、香附；脾胃虚寒明显者加草果、干姜。若胃痛隐隐，口燥咽干，大便干结，舌红少苔，脉细数，系胃阴不足，患病日久，郁热伤阴，胃失濡养，治宜养阴益胃，合用一贯煎。

【治疗绝技】韩师认为慢性胃痛的病机多因虚、因滞、因瘀。延芍六君子汤系据《医学正传》中六君子汤加延胡索、白芍等所组成，具有健脾和胃、理气止痛之功。韩师临证时注意分辨寒热虚实，随证加减，特别重视活血化瘀，认为胃为多气多血之腑，初病在气，久病入血，慢性胃病多迁延日久，久病必瘀，对于轻型，可加用当归、丹参、赤芍；对于顽固、严重的瘀血胃痛，可加用失笑散、乳香、没药、三七。其治疗经验既有前人之鉴，又有自己的独到见解，对治疗慢性胃病具有重要意义。

【验案赏析】患者，男，26岁，2010年9月8来诊。胃脘胀痛3天，伴左胁肋痛。刻诊：自觉上腹部胀满，纳呆，时有恶心反酸，烦躁口苦，舌红，苔薄黄，脉弦滑。西医诊断：急性胃炎。中医辨证属湿热内蕴型胃脘痛，治宜泄热化浊、和胃制酸。方用延芍六君子汤加减：延胡索10g，白芍药10g，潞党参10g，炒白术15g，云茯苓10g，广陈皮6g，法半夏10g，广木香12g，春砂仁6g，云当归20g，蒲公英20g，炙甘草3g。水煎服，每日1剂。服5剂后再诊，患者诉腹胀、纳呆、恶心、反酸症状均有好转，舌淡红，苔薄黄，脉弦滑。继予上方出入：延胡索10g，白芍药10g，潞党参10g，炒白术15g，云茯苓10g，广陈皮6g，法半夏10g，广木香10g，春砂仁6g，云当归20g，蒲公英20g，谷麦芽各10g，炙甘草3g。水煎服，每日1剂，服药1周后，诸症尽消。

【按语】韩师治疗胃痛造诣颇深，处方独具匠思，配伍严谨；在临床治疗脾胃病时特别强调治病必求于本。运用延芍六君子汤治疗本案湿热内蕴型胃脘痛之证，切中病机，疗效显著。

参 考 文 献

余惠平．韩明向应用延芍六君子汤治疗慢性胃痛的临床经验［J］．四川中医，2011，29
（5）：14－15.

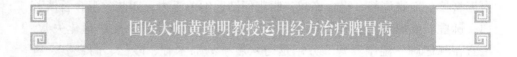

国医大师黄瑾明教授运用经方治疗脾胃病

【名医简介】黄瑾明，教授，系广西中医药大学的硕士研究生导师，全国第二批老中医药专家学术经验继承工作指导老师，享受国务院政府特殊津贴专家。全国名老中医、广西八桂名医、"桂派中医大师"。曾任中国中医药学会理事、中国民族医药学会理事、广西民族医药协会副会长和广西中医药学会学术顾问。

【经典名方】旋覆代赭汤（源于《伤寒论》）

组成：旋覆花三两，代赭石一两，半夏（洗）半升，人参二两，甘草

（炙）三两，生姜五两，大枣（擘）十二枚。

用法：上七服，以水一斗，煮取六升，去滓，再煎取三升。温服一升，日三服。

原文：伤寒发汗，若吐、若下，解后，心下痞硬，噫气不除者，旋覆代赭汤主之。

【学术思想】根据"疾患并非无中生，乃系气血不均衡"病机，黄老特别推崇平衡气血的治疗原则，并多有发挥，将之归纳为调气、解毒、补虚、祛瘀八个字，又称"八字"治则。认为不管是气血瘀滞，气血偏衰，还是偏亢，治疗时都必须平衡气血，只有气血调畅了，才能达到阴平阳秘，三道两路就能保持通畅协调，功能发挥正常，人体的天、地、人三部之气就能同步和谐运行，从而气血流通，疾病可愈，健康可复。

【诊断思路】脾主升清，胃主通降，脾胃一升一降，共同完成人体的最基本生理活动。《素问·经脉别论》有云："饮入于胃，游溢精气，上输于脾，脾气散精，上归于肺，通调水道，下输膀胱，水精四布，五经并行。"这是对脾胃通过升降以完成运化水谷精微和运化水液功能的概括。《素问·六微旨大论》也记载："非出入，则无以生长壮老已；非升降，则无以生长化收藏。"叶天士提到："脾宜升则健，胃宜降则和。"黄老十分赞同叶天士的观点，认为脾胃升降有序是保证脾胃正常生理活动的最基本功能之一。理气和血，保持脾升胃降是治疗脾胃升降功能失常的主要手段。

脾在五行中属土，《黄帝内经·素问》云："土者生万物而法天地。"《黄帝内经·素问集注》说："五藏者，皆禀气于胃。胃者，五脏之本也。"《素问·灵兰秘典论》记载："脾胃者，仓禀之官，五味出焉。"黄老认为，脾主运化，胃主受纳，脾胃各司其职，万物始生。倘若脾胃虚实不调，运化受纳失司，百病皆生。《黄帝内经·灵枢集注》就说道："脾虚则四肢不用，五脏不安；实则腹胀，经溲不利。"补土派代表李东垣在《脾胃论》中也系统地提出了脾胃学说，认为脾胃失调为百病之源，"内伤脾胃，百病由生"，强调以调理脾胃为主。黄老吸收了补土派的学术观点，在治疗脾胃病中特别注重调理虚实，以保证脾胃正常的运化受纳功能。

《素问·至真要大论》中有云："脾为胃行其津液。""脾为湿土之脏，故诸湿肿满，皆属于脾也。"脾为阴土，喜温喜燥，胃为阳土，喜润恶燥。脾胃寒则人体容易中虚而寒，从而导致脘腹冷痛、四肢不温、大便溏烂等。脾胃热则容易出现消谷善饥，口干口苦等。《黄帝内经·灵枢集注》记载

"脾胃之间，寒温不次，邪气稍至，蓄积留止，大聚乃起"，又云"胃中热则消谷，令人悬心善饥；脐以上皮热，肠中热则出黄如糜；脐以下皮寒，胃中寒则腹胀"。因此，黄老认为保持脾胃的润燥正常和寒温协调，可以使人体气血平和，疾病少生。

综上所述，脾胃升降有序，运化受纳虚实以调，润燥寒温适调，才能实现人体健和，气血平和。任何一个环节发生异常，都会导致疾病的发生。

【治疗方法】针对脾胃以上三大特点，黄老概括了常见脾胃病的三大病因，即脾胃气机升降失常、脾胃虚实交错、脾胃寒热不调。三大病因相互影响，相互交错，所以临床时需要探病溯源，辨证施治，才能准确地把握治疗脾胃病的精髓所在。

气机升降失调型：脾主升清，胃主降浊，脾以升为顺，胃气以降为用，一升一降，气机调顺共奏生化气血之功。如有外邪入侵，影响了正常的脾胃升降功能，导致脾胃升降失常，气机紊乱，则会出现呃逆、嗳气、反酸等以胃气上逆为主的症状。黄老认为治疗宜健脾和胃，行气降逆，常用旋覆代赭汤加减治疗。

脾胃虚实交错之脾虚木乘型：黄老认为脾胃素虚的患者，容易发生脾虚木乘的情况，主要是因为脾胃先天禀赋不足，后天饮食不节，或劳倦太过，损伤脾胃，引起脾胃功能失常，同时该患者肝气过盛，肝失疏泄，则易发生肝木乘脾土的情况，痛泻是本证最重要的临床表现特征。主要表现为肠鸣腹痛，大便泄泻，泻后痛减，舌淡苔白，脉弦或缓弱。治疗宜健脾柔肝，祛湿止泻，用六君子丸化裁治疗。

脾胃虚实交错之脾弱胃强型：黄老认为，脾胃虚弱临床确属多见，但脾和胃不一定都是同时虚弱的，不同的人体有不同的情况，有脾弱胃强和脾强胃弱两种，临床上以脾弱胃强为多见。脾弱胃强的主要原因是患者长期进食肥甘厚味，湿邪内生，或素体阴虚等致胃热炽盛，脾虚失运而产生。主要表现为消谷善饥，饭后胃胀、胃痛，大便秘结或者大便先干后稀。治疗宜益气养血，补脾和胃，用参苓白术散加减化裁治疗。

脾胃寒温不调之脾胃虚寒型：脾胃喜温，若饮食失调、过食生冷、劳倦过度等原因引起脾胃内生寒邪，或寒邪直中脾胃，则会出现脾胃阳气不足，温煦功能下降，受纳运化功能减退，虚寒内生，从而出现胃隐痛、纳呆食少、便溏等以脾胃虚寒为主的症状。治疗宜温补脾阳，祛湿止痛，常用经验方补脾益肾汤加减治疗。

脾胃寒温不调之内伤发热型：机体脾胃素虚，健运失职，又因饮食不慎，或熬夜劳累，火热之邪犯脾胃，脾胃有热，从而出现胃痛、胸腹有热感、纳差口苦等以中虚里热为主的症状。但是脾胃素虚，不能纯用攻伐，所以要在先补益脾胃的基础下，再用清热药以泄脾胃之热。治疗须用李杲创制的"甘温除热"法，宜补中益气、缓急止痛，用补中益气汤加减治疗。

【治疗绝技】黄老辨从脾胃气机升降失常、脾胃虚实交错、脾胃寒热不调三个角度辨治脾胃病，并依证选方，运用旋覆代赭汤、六君子丸、参苓白术散、补脾益肾汤及补中益气汤加减治疗，疗效显著。

【验案赏析】患者，女，44 岁，2010 年 12 月 17 日初诊。主诉：胃脘隐痛伴反复嗳气 10 年余，加重 10 日。10 年前开始出现空腹时胃脘隐痛伴嗳气，无腹胀。曾断断续续地吃中药治疗，症状时有缓解。10 日前出现伴胃脘疼痛嗳气加重，时有腹泻，排稀便每天 3 次，做肠镜检查示无异常。曾服用西药治疗，效果不明显。现症见患者形体偏瘦，胃脘隐痛，按之疼痛稍缓解，偶见恶心呕吐，口燥咽干，胃纳差，完谷不化，寐差。诊见面色萎黄，口腔溃疡，舌红少苔，脉弦细，诊断为胃痛，证属胃阴亏虚，方用旋覆代赭汤合四君子汤加减。处方：旋覆花 10 g（布包煎），代赭石 10 g（先煎），法半夏 10 g，陈皮 6 g，党参 20 g，茯苓 15 g，白术 15 g，柴胡 6 g，白芍 10 g，香附 10 g，枳壳 10 g，甘草 6 g。5 剂，水煎服，每日 1 剂。

【按语】本病的治疗要点在协调脾胃升降失常的同时，加以调理肝木之品，"土得木而达"，肝木宣发，脾胃升降有序；肝木不舒，则脾胃升降失调。辨证时以嗳气频作、胃脘隐痛、口燥咽干为要点。运用旋覆代赭汤合四君子汤加减。诸药配伍，起到健脾温中和胃、行气降逆止痛、养血敛阴柔肝的功效，可使"血润肝荣，脾不受制，逆气自平"。患者服药 1 个月，症状痊愈，半年后随访，未见复发。

参 考 文 献

[1] 宋宁. 全国名老中医黄瑾明教授学术思想初探 [J]. 广西中医药，2011，34（3）：35 - 36.

[2] 冯秋瑜，黄瑾明，薛丽飞，等. 黄瑾明教授治疗脾胃病经验 [J]. 中国实验方剂学杂志，2012，18（20）：318 - 320.

第二章 吐 酸

【经典名方】

半夏泻心汤（源于《伤寒论》）

组成：半夏（洗）半升，黄芩、干姜、人参各三两，黄连一两，大枣（擘）十二枚，甘草（炙）三两。

用法：上七味，以水一斗，煮取六升，去滓，再煎取三升。温服一升，日三服。

原文：伤寒五六日，呕而发热者，柴胡汤证具，而以他药下之，柴胡证仍在者，复与柴胡汤。此虽已下之，不为逆，必蒸蒸而振，却发热汗出而解。若心下满而硬痛者，此为结胸也，大陷胸汤主之。但满而不痛者，此为痞，柴胡不中与之，宜半夏泻心汤。

二陈汤（源于《太平惠民和剂局方》）

组成：半夏汤（洗七次）、橘红各五两，白茯苓三两，甘草（炙）一两半。

用法：上药吹咀，每服四钱，用水一盏，生姜七片，乌梅一个，同煎六分，去滓，热服，不拘时候。

【学术思想】反流性食管炎是指胃酸或胃内容物反流进入食管，引起泛酸、烧心及相关并发症的一种疾病。反流性食管炎不仅可出现泛酸、烧心、吞咽困难、上腹部疼痛等消化道症状，也会引起慢性咽炎、慢性声带炎和气管炎等，临床上称为 Delahunty 综合征。徐老认为该病中医病因病机主要体现在三个方面，即胃气上逆、情志失调和肺气少降。因此，徐老总结出"理气调升降"的治疗原则，升中有降，降中有升，升降得宜，对本病的治疗甚为重要。

【诊断思路】徐老认为中医并无反流性食管炎的病名，但本病之症散见于吐酸、吞酸、嘈杂、嗳气、梅核气、噎膈、咳嗽、哮喘、胸痹等病之中。病因病机主要有三，其中胃气上逆是病之根本。《医贯》云："咽系柔空，下接胃本，为饮食之路。"阳明胃气以息息下行为顺，可传送食物从食管达于小肠、大肠，因此食管通畅也是脾胃之气健全的一种体现。脾升胃降，中焦气机调和，方能进食无碍，进而水谷精微滋养全身。

徐老认为反流性食管炎病位虽在食管，病机却是胃逆，以气失和降为主。上逆之因有二：一者胃气当降不降，反而上逆，和降之所失宜，则胃酸作乱，上泛食管；再者因肝性刚直，郁则怒起，上逆之气更胜，且肝脉"挟胃"，"上贯膈，布胁肋，循喉咙之后，上入颃颡"，由下而上胁迫胃气，使胃内容物逆行，从膈间沿食管直达于咽喉，可见泛酸、反食等症状。

二为情志失调，胃受肝劫。肝为刚脏，喜条达，恶抑郁。肝脉循行路线从足至巅顶，所经之路最长，所蕴之气最盛，肝气的疏泄影响着全身气机的条畅。《素问·玄机原病式》曰："火盛制金，不能平木，则肝木自甚，故为酸也。"情志失调，则极易影响肝气之条达。病者平素易怒，性急暴烈，急他人之不急，多为肝气盛，升发太过，且肝气属阳，极易变生肝火，猛火炊胃，胃液易升腾上泛。若病者平素易生太息，忧郁踌躇，虑他人之不虑，多为肝气不舒，郁久火现，横逆克胃。病者性情如此，不能自调，肝本气盛，随其肆意，胃受其劫，终致肝火犯胃。意同林珮琴之"相火附木，木郁则化火，为吞酸胁痛"。

三为肺气少降，肝亢胃逆。观肺、肝二经循行，皆过中焦胃土，肺经起于中焦，肝经挟胃上行。察其经脉布散，肺经"下络大肠"与肝脉"上贯膈"上下相应，肝脉支者"复从肝别贯膈，上注肺"，两经相反相成，肺经亦有制约肝气上逆之功，体现"亢害承制"的规律。因此，肝气升发条达、肺气肃降清利也使脾升胃降，中焦和而不滞。但肺脉下行路径较短，肃降之力相对不足，何况肝性刚强，易动易升，病而上亢之时，更难制约，如王孟英言："肺胃无以肃降，肝胆并力上升，浊不下行，风自火出。"故肺气不降虽非主因，但深刻影响着肝胃之气的功能。因此，求得肺、肝二经经气通利，升降相宜，气机舒展，胃气自得顺降。

综上所述，胃液反流不仅是因胃气上逆，亦与肝肺气机失调密切相关。肝气过升，抑或肺气少降，使肝气相对过亢，肝肺气机失调导致胃气上逆，又因郁久化火有炎上之势，共致胃液反流至食管，形成疾病。

【治疗方法】对于胃食管反流病的诊治，徐老总结出"理气调升降"的治疗原则，升中有降，降中有升，升降得宜，对本病的治疗甚为重要。反流性食管炎主因胃气上逆。徐老喜用二陈汤合半夏泻心汤加减，常用药物有陈皮、法半夏、黄连、枳壳、枳实、刀豆壳、厚朴、代赭石等和降胃气。陈皮、半夏善降胃气，化痰饮。陈皮辛香能行，《四圣心源》谓其"降浊阴而治呕哕，行滞气而行泻郁满"；半夏辛温，李中梓《雷公炮制药性解》曰"下气止呕吐……大和脾胃"。黄连味苦性寒，与半夏配伍有泻心之意，可奏辛开苦降之效。枳壳降胃气，除痞满，若上逆之气较甚，可换用枳实。刀豆壳味甘性平，归脾胃经，主下气，使用时量宜大。代赭石重镇降逆，是旋覆代赭汤之主药，治疗胃气上逆亦有较好疗效。徐老有云："理气化痰和降法，橘茹刀赭四气珍。"上述诸药，辛药温散，苦药清泄，辛开苦降，寒温并用，可行滞气、开气结、调气机、下逆气。同时配合制酸护膜之法。取象比类胃中酸液，当随胃气下降为顺。徐老认为，泛酸虽多属热证，但临床也不乏气温骤降、受寒饮冷后泛酸者。因此勿拘泥于酸即是热之说。徐老制酸多用乌贼骨、煅瓦楞子、浙贝母等。乌贼骨制酸作用较强，兼能止血，研成细末吞服效佳。煅瓦楞子虽制酸作用较逊，但适用于胃中郁热而多酸者，入汤剂时打碎先煎。浙贝母与乌贼骨配伍，组成制酸名方乌贝散，浙贝母性寒，乌贼骨性温，两者配伍，温凉俱存，寒热均宜。乌贼骨、瓦楞子富含碳酸钙，可有效中和胃酸，而糊状制剂可以更好地黏附在食管黏膜，抵制胃酸侵蚀。徐老自创糊剂卧位服药法，对于有食管炎症、溃疡的患者，将药液浓煎，再掺入藕粉，文火加热，调成糊状卧服，使药物在食管部位多作停留，直接作用于食管黏膜。临床研究发现，糊剂卧位服药法治疗反流性食管炎，能明显改善患者食管炎症、症状及生活质量。

【治疗绝技】对于反流性食管炎的治疗，徐老认为根本病机在于胃气上逆，因此善用二陈汤合半夏泻心汤加减。其中陈皮、半夏善降胃气，化痰饮，半夏、黄连奏辛开苦降之效。两方合用，辛药温散，苦药清泄，辛开苦降，寒温并用，可行滞气、开气结、调气机、下逆气。

【验案赏析】患者，51岁，2002年12月6日初诊。主诉：泛酸1年，加重2个月。患者1年前出现泛酸，间断服用抗酸药物后可缓。2个月前泛酸加重，有胃脘部灼热感，嗳气频多，饮食减少，二便尚调，舌质红，舌苔薄白，脉细弦。2002年11月胃镜提示反流性食管炎。西医诊断：反流性食管炎。中医诊断：吐酸（肝胃郁热、胃失和降）。治以泄肝清热、和胃降气。处方：陈皮 10 g，橘络 6 g，法半夏 10 g，茯苓 15 g，黄连 3 g，代赭石 15 g，刀豆壳 20 g，浙贝母 10 g，青皮 6 g，佛手 10 g，木蝴蝶 6 g，麦冬 15 g，鸡内金 10 g，建曲 15 g。7 剂，日 1 剂，早晚饭后温服。

【按语】患者患有反流性食管炎，徐老先以陈皮、法半夏、茯苓、黄连、代赭石、刀豆壳和降胃气，青皮、佛手疏肝和胃，木蝴蝶利咽降肺气，橘络宣通食管，鸡内金、建曲消食以促胃肠动力，浙贝母制酸亦走上焦肺以化痰利咽，察患者舌质红，脉细弦，虽有肝郁但亦有阴伤化热倾向，合麦冬养阴益胃。

参 考 文 献

赵旦娅，郁宏文，陆为民 . 国医大师徐景藩从肺、胃、肝论治反流性食管炎经验［J］. 中华中医药杂志，2021，36（5）：2709－2711.

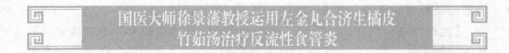

国医大师徐景藩教授运用左金丸合济生橘皮
竹茹汤治疗反流性食管炎

【经典名方】

左金丸（源于《丹溪心法》）

组成：黄连（一本作芩）六两，吴茱萸一两或半两。

用法：上为末，水为丸，或蒸饼为丸。每服五十丸，白汤送下。

济生橘皮竹茹汤（源于《济生》）

组成：赤茯苓（去皮）1 两，橘皮（去白）1 两，枇杷叶（拭去毛）1 两，麦门冬（去心）1 两，青竹茹 1 两，半夏（汤洗 7 次）1 两，人参半两，甘草（炙）半两。

用法：上八味药共研粗末，每次用四钱，加生姜五片、大枣三枚同煎，去滓温服，不拘时候。

原文：《医方集解》：此足阳明药也。胃火上冲，肝胆之火助之，肺金之气不得下降，故呕。竹茹、枇杷叶、麦门冬皆能清肺而和胃，肺金清则肝气亦平矣；二陈所以散逆气；赤茯苓所以降心火；生姜呕家之圣药；久病虚羸，故以人参、甘草、大枣扶其胃气也。

【学术思想】反流性食管炎根据其临床主要表现中医学将其称为"吐酸""嘈杂""烧心""呕吐"等，目前公认将本病命名为"吐酸"更为合适。徐老认为吐酸的病机以肝胃郁热、胃气上逆为主，且指出肝胃之气郁滞有易化热的特点，并且此热属郁热而非肝经实热。无论何种因素所致肝气不舒均可致气机郁滞、横逆犯胃，致使肝胃气郁，肝胃之气结于胃脘不得通降，气郁日久，从阳化热，出现肝胃郁热。

【诊断思路】吐酸一证，乃为下脘之浊阴不得通降，随上逆之胃气反流入食管所致。吐酸的病因常与饮食、情志因素相关。徐老将其概括为"久坐少动腹厚，情志失调食不慎，忧患嗜欲烧酒饮"。肝喜条达，恶抑郁，情志不遂、暴怒等可使肝（胆）疏泄失常，克脾犯胃，胃失和降。如《素问·玄机原病式》曰："火盛制金，不能平木，则肝木自甚，故为酸也。""强饮""酒惹"等饮食因素多可戕伤脾胃，致脾胃受纳升降失常，清气不升、浊阴不降。《素问·至真要大论》云："诸呕吐酸，皆属于热。"《脉经》记载："胃气有余，噫而吞酸。"朱丹溪又有"气有余便是火"之论断，均指出反酸之证系胃中郁热所致。

【治疗方法】胃者以通为用，以降为和。故其治在肝胃，需解其郁，平其气，泄其热，使上逆者下行，中结者旁达。治法以清泄肝胃之热兼理气和胃降逆为主。方选左金丸合济生橘皮竹茹汤加减为泄肝和胃汤。处方：川连3 g，吴茱萸2 g，橘皮6 g，竹茹10 g，麦冬10 g，法（姜）半夏10 g，枇杷叶10 g（布包），茯苓15 g，甘草3 g，太子参15 g。

方以黄连、吴茱萸为君，取其"苦辛泄降"。黄连味苦，性寒，吴茱萸水制后善疏肝和胃止呕，共奏泻火降逆和胃之效。橘皮、竹茹、半夏为臣。橘皮微辛微苦，入脾、胃、肺经，徐老认为其微苦微辛，具有流通气机、宣肺降胃之功，为叶氏"杏蔻橘桔开泄法"之要药，也是徐老治脾胃病八法之降法的常用药。他认为降气、理气的药物一般能增强食管、胃、肠的蠕动。对反流性食管炎，可通过"降"的治法使反流得到纠正或改善。竹茹微寒，入肺、胃经，为治热性呕逆之要药，亦是徐老临床常用药，常可与刀豆壳相配，以顺升降之机。此方中竹茹伍辛温之橘皮助其和胃理气降逆，橘皮配竹茹使其清中有温。徐老认为："胃酸过多，分泌有余，即是湿。"临床上欲求制酸，可从化湿药考虑。半夏味苦，性辛，具有降逆止呕、燥湿化痰之功，为止呕要药。既有降胃气上逆之功，又有除胃中湿邪之能，是治疗反流性食管炎的常用药。配黄连取泻心汤之意，辛以理气、苦以泄热，可治胃热吐酸、呕吐等症。茯苓药性平和，健脾安神，又能利水渗湿，既能扶正，又能祛邪，故久病伤正之证尤为适宜。配半夏、陈皮、甘草取小半夏茯苓汤之意。此宗喻嘉言"开幽门"法之意，可使胃中上逆食管之浊阴下降，达和胃降逆、分利水湿之效。

郁热日久，病程迁延多致气阴受损，成虚实夹杂之证，治当兼顾气阴。方中以太子参代党参，恐党参有滞气之弊，太子参相较党参补益脾胃之力虽弱，但补气而不滞气，并有健胃养胃之功。合麦冬取麦门冬汤之意，盖因热易伤津、壮火食气、胃之气阴皆损，治当濡润。两者相配酸甘化阴，养阴生津敛气，气阴兼顾，兼能柔肝制木，消除或减少肝经对脾胃的病理因素。此即燥中用润、刚中用柔之意，临床上运用得当，常获得良好效果。添枇杷叶，以降逆气，《本草纲目》言其能和胃降气，有下气之功。

兼见口苦、反流味苦等胆热逆胃者，酌加青蒿、黄芩、海金沙等；嗳气甚者，可加沉香、刀豆壳、青皮、柿蒂等；吞咽不利或吞咽困难者，可加急性子、威灵仙、王不留行、通草等破瘀通利等；兼胸闷不畅者，加苏梗；若见心前区疼痛者，多加娑罗子、橘络以宣通心脉止痛；胸膈痞满者，加鹅管石；食滞者，加用鸡内金、神曲；大便秘结属胃热偏甚者，加用大黄；肝胃不和而无湿阻兼夹者，可重用白芍；阴虚郁热较著者，加用蒲公英、石见穿、黄芩、知母、山栀等；若有郁热兼有痰浊，配以黄芩、蒲公英、桑白皮；肝气郁结甚者，酌加合欢花、郁金、佛手、绿萼梅、白蒺藜、生麦芽等；心肝气郁，心神失养者，配百合、茯神、甘麦大枣汤等；润剂之中，酌加枳壳、川朴、橘皮等，有利于润剂更好地发挥疗效。

全方重在泄肝胃之郁热、降胃中之气逆，辅以润养气阴。用苦辛寒降泄而顾护脾胃，补脾胃气阴而不壅滞，是为"通补"之法。诸药合用，标本兼顾，用药刚中配柔，柔中用刚，补中有通，使安正而邪去，共奏疏肝泄热、和胃降逆之功。

【治疗绝技】 反流性食管炎肝胃郁热证乃肝失疏泄，郁久化热，横逆犯胃，胃失和降，胃气上逆所致。症状主要包括反酸、嗳气多，食物反流，呕吐，口干或兼口苦，舌质微红，脉象稍弦或细数。胃者以通为用，以降为和。故其治在肝胃，需解其郁，平其气，泄其热，使上逆者下行，中结者旁达。治法以清泄肝胃之热兼理气和胃降逆为主。方选左金丸合济生橘皮竹茹汤加减为泄肝和胃汤。

【验案赏析】 患者，女，41 岁，2003 年 2 月 27 日初诊。主诉：胸骨后烧灼感半年。病史：患者于半年前出现胸骨后烧灼感，伴有泛酸，常于情志抑郁时出现或加重。偶有恶心欲吐。纳少，大便正常。曾查胃镜示食管炎、慢性胃炎。舌苔燥腻，黄白相兼。四诊合参，中医诊断为反酸。治以泄肝和胃、苦辛通降为大法。方取橘皮竹茹汤加减。告知服药相关事宜，药治以外当予心理疏导，并注意饮食起居。处方：黄连 2 g，法半夏 10 g，厚朴 10 g，麦冬 10 g，枇杷叶 10 g（布包），橘皮络各 6 g，竹茹 10 g，枳壳 10 g，白芍 15 g，白蒺藜 10 g，生麦芽 30 g，佛手 10 g，合欢花 10 g，绿萼梅 10 g，百合 20 g。每日 1 剂，分 2 次煎服。服药 4 剂后反酸及胸骨后烧灼感均有减轻，14 剂服毕前症均有显著减轻，唯纳少仍有，原方加炙鸡内金 10 g，炒麦芽 30 g，黄连改 1.5 g，去半夏、竹茹。续服 15 剂，后患者食欲改善，精神好转，症状皆平。后门诊随访 2 个月，偶有反复，连续上方服药 3～5 日即可缓解。

【按语】本例患者症状常由情志触发，人之情志变化与肝最为相关，七情内伤则致肝失疏泄，不得条达，肝木犯于阳明燥土，肝胃之气郁结，郁久化热，致使灼烧感、反酸等症得生，甚则出现恶心欲吐。徐老首诊考虑患者病苦胸痛，兼情志不遂，以橘皮竹茹汤加橘络以通络止痛，加生麦芽、合欢花、百合疏肝解郁，用白芍柔肝。二诊时患者诸症减轻，故去半夏、竹茹，减量黄连虑其过燥，恐更伤胃阴。唯纳食欠佳，加炙鸡内金、炒麦芽以和胃消食，助其运化。药证相投，故可取效。

参 考 文 献

岳胜利，陆为民．徐景藩运用泄肝和胃方治疗反流性食管炎经验［J］．辽宁中医杂志，2016，43（3）：476－478.

国医大师徐经世教授运用"假左金"治疗脾胃虚寒、肝胆郁热之吞酸

【经典名方】左金丸（源于《丹溪心法》）

组成：黄连（一本作芩）六两，吴茱萸一两或半两。

用法：上为末，水为丸，或蒸饼为丸。每服五十丸，白汤送下。

【学术思想】徐老根据左金丸的配伍特点，以红豆蔻易吴茱萸，通过临

床实践证明，具有醒脾消食、宣导瘀浊之效，借助黄连，通降胆火，保留了左金丸泻肝和胃的功效，而少了辛热伤阴之弊，亦增强了疏肝理气之功，更扩大了治疗适应证，其功胜于吴茱萸，创新出"假左金"理论。

【诊断思路】徐老通过多年的临床经验发现，伴随现代生活物质条件丰富，肥甘厚腻、瓜果冷食已成寻常，人无节制而使脾胃受损而化湿、生寒；同时因生活工作节奏的加快，欲求不遂而成郁热，郁久则易化火而伤阴，故整体病机向"脾胃虚寒，肝胆郁热"转化，因寒热各居其位，相互格拒，以致气机不畅，致诸症丛生。

【治疗方法】故辛开苦降、寒温并用之法是治疗"肝胆郁热，脾胃虚寒"病机的基本法则。

以往常用方剂为左金丸。左金丸出自元代著名医家朱丹溪所著《丹溪心法》，原文："左金丸，治肝火。一名回令丸。黄连六两，吴茱萸一两或半两，上为末，水丸或蒸饼丸，白汤下五十丸。"药仅两味，以苦寒之黄连与辛热之吴茱萸配伍，比例6∶1，功能辛开苦降、寒温并用，以畅达中焦气机，为治肝火犯胃嘈杂吞酸的良剂。左金丸重用黄连清热泻火，少与吴茱萸之辛热，其意在吴茱萸能疏肝经之气郁，引黄连入肝经，并可佐制黄连之苦寒，兼以和胃降逆，作为引经及佐使之药。方名左金，是根据五行生克理论，木生火，火克金，金克木，如环相贯，故左金丸之"左"为动词，佐金平木之意，即通过黄连清泻心火，使火不克金，吴茱萸条达肝气，使木不生火，如此肺金宣发肃降功能正常，自能从右位行经于左位起制木之能。诚如吴昆在《医方考》记载："左金者，黄连泻去心火，则肺金无畏，得以行金令于左以平肝，故曰左金。"又如《古今名医方论》所说："木从左而制从金也。"或者，左为辅佐之意，如《医学入门》曰："左，佐也；金，肺也，火旺烁金，药能辅佐肺金而平肝木也。"通过对本方配伍分析，两药相合，辛开苦降、寒温并用，以达到佐金平木、调畅气机的功用，正是契合该病机的良方。但"辛"者，有辛温、辛香之别，辛温可健脾暖胃，燥湿散寒；辛香则可疏肝理气，行气解郁。而"苦"者，有酸苦、苦寒之分，苦寒既可清泄肝胆郁热，亦可通降胃腑；酸苦则能直折肝胆郁火且养肝阴。

若按左金丸原方，则吴茱萸辛热之性过于燥烈，配伍黄连苦寒燥湿，两者伍之皆有伤阴之弊，而疏肝理气解郁之功略显不足，故古方用作丸剂，意在缓以图之，以免过伐肝胃之阴。临证若以与吴茱萸功效相似之红豆蔻易之，则辛热之性略减，更能疏肝理气，故而不仅有降逆止酸之用，尚有醒脾消食、宣导瘀浊之效，借助黄连，通降胆火，所以其功则胜于吴茱萸。因红豆蔻归脾、肺两经，与黄连相伍，具有佐金平木之意，两药相合，同样寒热相配，辛通苦降，平肝泻木，泄肝和胃，调达气机而不伤阴，临床取用，已为徐老常用之药。徐老为此考证方书《本草纲目》中介绍红豆蔻，李东垣对脾胃病取红豆蔻为常用之品，认定其药之性为辛热芳香，能醒脾温肺，散寒燥湿，助运消化。针对临床实际，取用有效，故守原方之意，而更吴茱萸，名以"假左金"，乃意在如此。至于本方为什么取用"假"字，徐老认为"假"字是多用字，通常与"真"相反和不肯定之意，今用于方名，是以"假设"相应，如科学研究对客观事物的假定说明。"假设"要根据事物提出，经过实践证明是正确的，就成为理论，所以"假"字，而获真实有效，则为之本意也。

【治疗绝技】徐老告诫我们，临床多见一些症状繁杂的病证，此时一定要抓住主要矛盾进行辨证，再根据不同证候灵活加减变化，所谓识证要准，用药才有疗效。"假左金"以红豆蔻配伍黄连，加强了疏肝和胃之功，而少了伤阴之弊，故临床以肝胆郁热、脾胃虚寒之病机者皆可加减用之，不拘于嘈杂吞酸之证。如合黄连温胆汤治疗肝胃不和、中焦气机不利之胃脘痛、痞满、呕逆、反酸诸病；加白芍、乌梅柔养肝阴、扶土泻木意在"以酸制酸"治疗反酸，增强疗效；加丹参、檀香治疗肝气犯胃之胃脘痛；加延胡索、制香附治疗胁痛；加蒲公英、薏苡仁、槐花、乌贼骨治疗肝强脾弱、湿热壅盛之溃疡病泄泻者；加代赭石、姜半夏治疗呃逆呕吐；加北沙参、石斛以滋养胃阴，防辛开苦降而有伤阴之弊；加杏仁、桃仁以润肠通便治疗肝郁气滞、胃腑不通之便秘；加桂枝、白芍治疗肝气不舒、脉络不通之手足不温；加珍珠母、琥珀治疗心悸；加酸枣仁、琥珀、远志治疗肝火炽盛之心烦不寐；加天麻、煨葛根、代赭石治疗郁火上扰之眩晕；加合欢皮、郁金、淮小麦治疗郁扰心神之脏躁等。

【验案赏析】患者，女，26岁。胃脘胀满近1年，服用"胃舒颗粒"后症状缓解，但时有反复，去年9月查胃镜示慢性非萎缩性胃炎活动期伴胆汁反流、十二指肠炎。服"雷贝拉唑、莫沙必利"后腹胀已减，新增反酸呃逆，食辛辣寒凉后明显，晨起口苦，胃脘时有疼痛，大便一日一行，溏结不调，平素焦躁易怒，咽中似有物堵不舒，舌红苔白腻，脉细弦。以脉证合参乃系肝胃不和，湿浊中阻为患，拟予降逆和胃、化浊畅中以图之。处方：红豆蔻10 g，炒川连3 g，姜竹茹10 g，枳壳15 g，姜半夏12 g，绿萼梅

20 g，千张纸 10 g，炒丹参 15 g，檀香 6 g，川朴花 12 g，谷芽 25 g，10 剂。药后反酸、呃逆、胃脘疼痛等症大减，大便成形通畅，嘱再服 10 剂，诸症渐平。

【按语】本案患者平素情绪焦躁，郁而化火，以致肝火犯胃，痰热内扰，气机逆乱，故症见反酸、呃逆、胃脘痛等。方取"假左金"以红豆蔻散寒燥湿，醒脾和胃，佐黄连以辛通苦降，抑制肝木；合黄连温胆以清化痰热；丹参、檀香为"丹参饮"之意，调畅气机，活血止痛；绿萼梅、川朴花、炒谷芽芳香开郁和胃，千张纸善开咽中郁结；诸药合用，使胆胃和谐而收功。

参 考 文 献

张进军，刘怀珍，张莉，等. 国医大师徐经世"假左金"理论探析［J］.陕西中医药大学学报，2020，43（4）：43 – 44，77.

国医大师李佃贵教授运用左金丸治疗肝胃不和型反流性食管炎

【名医简介】李佃贵，河北省中医院教授、主任医师，博士研究生导师。第三届国医大师，首届中医药高等学校教学名师，享受国务院政府特殊津贴专家，全国第三、第四、第五批老中医药专家学术经验继承工作指导老师，河北省名中医。

【经典名方】左金丸（源于《丹溪心法》）

组成：黄连（一本作芩）六两，吴茱萸一两或半两。

用法：上为末，水为丸，或蒸饼为丸。每服五十丸，白汤送下。

【学术思想】李佃贵在中医"辨证论治、整体观念"思想的指导下，认为难治性反流性食管炎的主要病位虽在胃，亦与五脏密切相关。胃居中焦，属土，主通降，与脾互为表里，与心、肺为母子关系，肾者为胃之关，肝疏土、土营木；张景岳曾提出"善治脾胃者，能调五脏，即所以治脾胃也"，可见胃与五脏不仅在生理上密切相关，病理上也可相互影响。五脏功能失于调治，脾失健运、肝郁不舒、心失所养、肺失宣降、肾水亏虚皆可导致胃失通降，气机不畅，郁而化火，发为难治性反流性食管炎。故以和胃降逆为辨证治疗的重点，同时顺应五脏的生理特性，辅以升脾阳、运脾气，疏肝、凉肝，温心阳、清心火，宣肺、肃肺，滋肾阴之法，调和五脏，通降胃气，畅达气机，清解郁火。李佃贵根据自身多年的临床经验，并结合患者自身体质、病情特点，灵活用药，详慎组方，标本兼治，以达到缓解症状或治愈疾病的理想效果，进而减轻患者的病痛，提高生存质量。

【诊断思路】反流性食管炎是胃及十二指肠内容物反流入食管引起的食管炎性病变，导致食管黏膜充血、糜烂甚至溃疡。本病易复发、迁延难愈，对人们的生活和工作造成严重困扰，按照PPI的标准剂量，治疗4～8周后症状未见缓解的患者，即为难治性反流性食管炎。其发生机制复杂，现代医学认为难治性反流性食管炎发病主要与抗反流障碍、食管廓清功能异常及食管黏膜组织抵抗力下降有关。该病临床表现主要有烧心、反酸及胸痛等，较严重的患者会出现吞咽困难、疼痛等症状。中医并无难治性反流性食管炎的记载，根据患者的临床主症，可归纳为"胃痛""吐酸""呕吐"等范畴。

食管自胃至咽，《难经集注》称为胃之系，《医贯》中记载"咽系柔空，下接胃本，为饮食之路"，指出食管与胃相接，和胃关系密切，据此推知难治性反流性食管炎病位在食管，为胃气所主。胃为中央土，与脾相表里，上连心肺，下接肝肾，与五脏关联密切。《素问·阴阳应象大论》曰"肝生筋，筋生心""心生血，血生脾""脾生肉，肉生肺""肺生皮毛，皮毛生肾""肾生骨髓，髓生肝"。《景岳全书·经脉类》曰："五脏五气，无不相涉，故五脏中皆有心气，皆有肺气，皆有脾气，皆有肝气，皆有肾气。"某一脏受邪或阴阳失衡而发病，其余四脏也会参与该病的发生、发展及演变过程。

《素问·阴阳应象大论》中记载"诸呕吐酸，暴注下迫，皆属于热""诸逆上冲，皆属于火"，认为火、热是吐酸的主要病机。李佃贵结合当今的生活工作环境和多年的临床经验总结出胃失通降，气滞日久，郁而化火是难治性反流性食管的主要病机，然其发生与五脏密切相关，皆为脏腑不调和，气机郁闭所致。《医学传心录·咽酸尽为乎食停》中记载："咽酸者，吐酸者，俱是脾虚不能运化饮食，郁积已久，湿中生热，湿热相蒸，遂作酸也。"脾胃虚弱，脾不升运，胃不通降，水湿不化，气机郁滞，滞于胃腑，郁而化火，诱发本病。《症因脉治》中记载："呕吐酸水之因，恼怒忧郁，伤肝胆之气，木能生火，乘胃克脾，则饮食不能消化，停积于胃，遂成酸水浸淫之患矣。"情志失调，肝气不升，胃气不降，气机郁滞，日久化火，横犯于胃，致使发病。张锡纯在《医学衷中参西录》中记载："君火发于心中，为阳中之火，其热下济，大能温暖脾胃，助其消化之力，此火一衰，消化之力大减。"因此，该病病机繁杂，虽治在胃腑，但五脏失调皆可致胃气不降，气机闭阻，久郁化火而发为本病。

【治疗方法】肝在五行属木，主疏泄，喜条达；胃在五行属土，主受纳，喜凉润、通降。胃气和降，发挥受纳、腐熟之功，依赖于肝木疏泄之职。正如唐容川《血证论》所言："木之性主于疏泄，食气入胃全赖肝木之气以疏泄之，而水谷乃化。"《临证指南医案》中有关胃病的医案丰富，叶天士认为胃病多与肝有关，提出"肝为起病之源，胃为传病之所"。这均说明肝胃二者有着密不可分的关系。

肝为刚脏，主疏泄，喜条达，恶抑郁，故临证时李佃贵常用疏肝、凉肝之法。疏肝之法适用于难治性反流性食管炎患者胁肋胀痛、胃胀、嗳气等症状，选用香附、佛手、木香、郁金、苏梗等疏肝理气之品，使肝气升发，条达舒顺，疏土通降，气机畅达，诸邪乃去。《内经》曰："诸呕吐酸，暴注下迫，皆属于热。"凉肝之法适用于木郁土壅，气机壅滞，化生郁热，日久出现吞酸、嘈杂、烧心、口干苦、舌红苔黄等肝热犯胃之象，常以对药黄连、吴茱萸来凉肝、泻火、和胃，此两药为左金丸组成，《古方选注》曰："吴茱萸入肝散气，降下甚捷；川黄连苦燥胃中之湿，寒胜胃中之热，乃损其气以泄降之，七损之法也。"若郁热之邪较甚，还可加用川楝子、木瓜等泻肝和胃药物。

【治疗绝技】中医药治疗本病具有独特的优势，李佃贵认为，难治性反流性食管炎的病机之本在于胃降失和，气机不通，郁而化火，又与五脏关系密切，故提出应用"调治五脏"的诊疗方法指导难治性反流性食管炎的用药，对于肝郁不疏、克伐胃土导致的反流性食管炎，李佃贵常用疏肝、凉肝之法，分别选用疏肝理气之品及左金丸，以达疏肝泄热、气机畅达的目的。为临床有效治疗和控制难治性反流性食管炎提供了新的思路和方法。

【验案赏析】患者，男，57岁，2019年5月12日初诊。主诉：胃脘部胀满伴烧心、反酸3年，加重1个月。患者于3年前因工作与同事发生争吵，情志不遂，过度忧虑，出现胃脘部胀闷，并伴有反酸、烧心症状，曾服药物治疗（具体不详），效果欠佳。1个月前又因琐事与家人争吵，上述症状加重，为求系统治疗就诊于我院。现症：胃脘胀满，反酸、烧心、嘈杂、嗳气，胁肋部胀痛，口干苦，纳呆，偶有咳嗽、咳痰，腰部酸痛不适，大便不通，2日1行，舌质红、苔黄厚腻，脉弦滑数。2018年行电子胃镜检查示慢性浅表性胃炎、难治性反流性食管炎（LA-A）。西医诊断：慢性浅表性胃炎、难治性反流性食管炎。中医诊断：吐酸病，辨证为肝失疏泄，胃失和降，气郁化火。以疏肝理气、和胃降逆、清泻郁火为原则。处方：柴胡、黄连、郁金、苏梗各12 g，吴茱萸2 g，香附、川楝子、浙贝母、瓦楞子、生地各15 g，黄芩、丹皮、清半夏各9 g，茯苓20 g，厚朴、苦杏仁各10 g。7剂，每日1剂，水煎分早、晚饭后2小时温服。嘱饮食清淡、少油，忌食辛辣、刺激之品，调畅情志。

【按语】李佃贵在治疗难治性反流性食管炎时重在调治五脏，和胃降逆，旨在清解郁火，通调气机，使"邪去病自安"。该患者病程较长，三年前因情志不舒，致使肝气不升，胃气不降，气机郁滞，故见胃脘胀满、胁肋胀痛、嗳气；久郁胃腑，化生郁热，故见反酸、烧心、口干苦，郁热不解，愈甚化火而形成难治性反流性食管炎。初诊时患者胃脘胀满、反酸、烧心严重，"诸胀腹大、诸呕吐酸，皆属于热"，故予香附、郁金等清解郁热、疏理气机；浙贝母、瓦楞子、丹皮清热制酸；口干苦为肝火犯胃，予黄连、吴茱萸取左金丸之意凉肝和胃；川楝子、柴胡、黄芩助其清少阳邪火之功；清半夏、茯苓健运中焦；厚朴行气消胀；苦杏仁清肺降气、润肠大便；生地滋补肾阴。

参 考 文 献

刘凯娟，李维康，王力普，等. 李佃贵从"五脏"论治难治性反流性食管炎经验［J］. 陕西中医，2020，41（8）：1144－1147.

国医大师张磊教授运用半夏泻心汤治疗反流性食管炎

【名医简介】张磊，国医大师，河南中医药大学第三附属医院教授、主任医师，全国第二批老中医药专家学术经验继承工作指导老师，河南省中药新药评审委员会委员，国家二部一局第二批师承制导师，"十五"国家科技攻关计划"名老中医学术思想、经验传承研究"课题的名老中医。

【经典名方】半夏泻心汤（源于《伤寒论》）

组成：半夏（洗）半升，黄芩、干姜、人参各三两，黄连一两，大枣（擘）十二枚，甘草（炙）三两。

　　用法：上七味，以水一斗，煮取六升，去滓，再煎取三升。温服一升，日三服。

　　原文：伤寒五六日，呕而发热者，柴胡汤证具，而以他药下之，柴胡证仍在者，复与柴胡汤。此虽已下之，不为逆，必蒸蒸而振，却发热汗出而解。若心下满而硬痛者，此为结胸也，大陷胸汤主之。但满而不痛者，此为痞，柴胡不中与之，宜半夏泻心汤。

　　【学术思想】张磊从医 70 余载，专注于中医经典的研究与临床实践创新，中医底蕴深厚，创立"临证八法"。反流性食管炎为消化内科常见疾病，张磊教授认为反流性食管炎属于中医"胃痛""嘈杂""吐酸"等范畴，在探明反流性食管炎病因病机的基础上，结合现代人的生活习惯，把反流性食管炎分为肝胃不和、寒热错杂、痰湿阻滞、脾胃虚弱 4 个基础证型，治疗上重视调理脾胃，运用"通""和""补"三法调理脾胃气机，以"运通疏达"为用药指导原则，辨证治疗反流性食管炎，在临床上取效颇佳。

　　【诊断思路】张磊教授重视对疾病的审证求因，以探本求源，把握疾病的变化和证型在某一阶段的病机本质。反流性食管炎属于脾胃病证，张磊教授认为其病性不外乎寒热两端。正如《证治汇补·吞酸》曰："大凡积滞中焦，久郁成热，则本从火化，因而作酸者，酸之热也；若客寒犯胃，顷刻成酸，本无郁热，因寒所化者，酸之寒也。"张景岳认为，脾胃虚寒与寒邪客胃，导致胃阳被遏，脾胃失于运化，导致反酸。朱丹溪认为，吞酸者乃湿热郁积于肝所致。张磊教授认为，临床多见寒热错杂之证，因人身之寒热有赖于气机调节，脾胃调运三焦气机升降，而随着人们生活方式的改变，常有饮食不节，易损伤脾胃，以致脾胃失运。肝肺左升右降，共同调理气机，若肝肺功能失调，则影响气机调节，最终致寒热错杂。临床主要特征为胃灼热，反酸，泛吐清水，胃脘痞闷，喜温喜按，神疲乏力，大便质黏，舌淡红，苔薄白或黄，脉滑或沉细。此证为脾胃气机升降失调。脾胃为气机升降之枢纽，然脾易虚，胃易热，脾胃易酿寒热错杂之证。若脾失健运，清气不升，则神疲乏力；脾阳受损则胃脘喜温喜按；胃失和降则反酸。

　　【治疗方法】张磊常以"通""和""补"三法治疗反流性食管炎，同时重视调畅气机。其中和法用于寒热错杂、肝胃不和之证。临床常用半夏泻心汤加减治疗，方中半夏、干姜降逆止呕，黄连、黄芩清胃热，人参、大枣补脾气，甘草调和诸药，共奏平调寒热之功。

半夏泻心汤由黄连、干姜、黄芩、半夏、人参、大枣、炙甘草7味药组成。此方是在小柴胡汤基础上去解表之柴胡，易生姜为干姜，加黄连而成，成为后世和解少阳的典范。取半夏、干姜之辛温，以达开散脾气，驱其里寒，升阳分阴之功；黄连、黄芩性苦寒，苦能下泻胃气，寒能泄热开痞，可降阳升阴。上四味相伍则达辛开苦降、阴阳调和之效。又人参、大枣、甘草甘温益气，补中虚之不足，可通上下而交阴阳。如《医方集解》曾曰："苦先入心，泻心者，必以苦，故以黄连为君，黄芩为臣，以降阳而升阴也；辛走气，散痞者必以辛，故以半夏、干姜为佐，以分阴而行阳也；欲通上下交阴阳者，必和其中，故以人参、甘草、大枣为使，以补脾而和中。"全方苦辛共用调脾胃之升降，寒热互用和脾胃之阴阳，补泻俱施调脾胃之虚实，诚如《本草纲目》所言："此皆一冷一热，一阴一阳，寒因热用，热因寒用，君臣相佐，阴阳相济，最得制方之妙，所以有成功而无偏盛之害也。"

【治疗绝技】张磊常以"通""和""补"三法治疗反流性食管炎，同时重视调畅气机。通法常以理气、消痰、化积治疗以痰湿、食积为主的病证。和法用于寒热错杂、肝胃不和之证。补法则以健脾养胃、益阳滋阴之法治疗以脾胃虚弱为主的症状。针对寒热错杂证，张磊治以温脾清胃，常用半夏泻心汤加减治疗，以平调寒热。

针对反酸症状，张磊创立金佛乌贝散（佛手10 g，郁金10 g，浙贝母10 g，煅乌贼骨30 g），在临床中取效颇佳。金佛乌贝散是在乌贝散基础上加入佛手、郁金。佛手有疏肝理气和胃的功效，郁金有疏肝理气凉血的功效，二药相配，能调理肝胃气机。故金佛乌贝散具有疏肝和胃、清心安神、止酸的功效，针对肝胃不和型反流性食管炎效果较好。对于反酸严重、患病日久的患者，张磊常用自拟止酸散（枳实10 g，白及10 g，浙贝母10 g，煅乌贼骨30 g，重楼15 g）治疗，因患者久病，脾胃气机失调日久，胃络损伤，必有瘀滞，故治疗应和胃化瘀。方中枳实破气消积，可促进胃肠的收缩运动；白及敛疮生肌，对胃黏膜有保护作用；浙贝母泄热散结，重楼清热解毒消肿，二者可化胃中积热；乌贼骨止酸。此方为散剂，方便服用，在临床上取效颇佳。

【验案赏析】患者，男，28岁，2019年8月23日初诊。症见：胃脘嘈杂不舒，不思饮食，常有嗳气，反酸，胃灼热，自觉咽中发紧，口干口苦，周身乏力，心烦眠差，小便略黄，大便质黏不畅，舌淡红，苔略黄腻，脉沉无力。中医诊断：嘈杂；辨证为寒热错杂。张磊给予半夏泻心汤合金佛乌贝散加减治疗。处方：清半夏10 g，黄芩片10 g，黄连片10 g，党参片10 g，干姜10 g，茯苓30 g，佛手10 g，郁金10 g，浙贝母10 g，煅乌贼骨30 g（先煎），甘草片6 g。每日1剂，水煎服。服用10剂后，患者胃脘不适减轻，已有食欲，大便顺畅，仍有反酸、胃灼热之感，咽中发紧与口干、口苦症状消失，仍有身疲乏力感。续用上方15剂，患者自感身体好转，偶有胃脘胀，余无明显不适。张磊给予理中丸口服，2个月后随访，该患者无不适症状。

【按语】本案患者为湿热之邪停滞中焦，导致脾虚胃热。脾为太阴湿土，恶湿；胃为阳明燥土，喜润。若湿热之邪停滞中焦，则易致寒热错杂，进而影响脾胃气机升降。若胃失和降，则见胃中嘈杂、嗳气、反酸。脾气不升，则见身疲乏力，并影响精微津液的输布；津液不能上承，则见口干咽紧。患者湿热蕴结中焦，且有寒热错杂之象，故出现小便略黄、大便质黏不畅的症状。舌淡红、苔略黄腻、脉沉无力均为寒热错杂之象。故治疗以平调寒热为主。半夏泻心汤寒热共治，可恢复中焦脾胃升降之枢机，兼以金佛乌贝散理气止酸，二者合用，共奏健运脾胃之功。

参 考 文 献

[1] 耿锰行，孙玉信．张磊治疗反流性食管炎经验 [J]．中国民间疗法，2021，29（19）：13 – 15．

[2] 孙盈．半夏泻心汤的组方分析及在治疗痞证中的应用 [J]．光明中医，2022，37（8）：1470 – 1472．

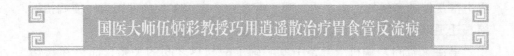
国医大师伍炳彩教授巧用逍遥散治疗胃食管反流病

【经典名方】逍遥散（源于《太平惠民和剂局方》）

组成：甘草（微炙赤）半两，当归（去苗，锉，微炒）、茯苓（去皮）白者、白芍药、白术、柴胡（去苗）各一两。

用法：每服二钱，水一大盏，加烧生姜一块（切破）、薄荷少许，同煎至七分，去滓热服，不拘时候。

原文：逍遥散，治血虚劳倦，五心烦热，肢体疼痛，头目昏重，心忪颊赤，口燥咽干，发热盗汗，减食嗜卧，及血热相搏，月水不调，脐腹胀痛，寒热如疟。又疗室女血弱阴虚，荣卫不和，痰嗽潮热，肌体羸瘦，渐成骨蒸。

【学术思想】 随着现代生活节奏的加快，人们工作生活压力随之增加，许多疾病的发生与情绪变化有很大关系。肝性喜条达、恶抑郁，为藏血之脏，体阴而用阳。若情志不畅，肝木不能条达，则肝体失于柔和，以致肝郁血虚。"见肝之病，知肝传脾"，肝失疏泄，脾胃纳运失职，气血津液运行失调。脾为阴土，其性阴凝板滞，必须有肝木条达活泼之性加以制约，方能健运不息，升降适度。若肝失疏泄，郁而不达，势必影响脾胃的升降而发生病变，导致"肝脾不舒"。伍师亦认为临床的慢性胃病尽管病位在胃，但考虑肝与脾胃关系密切，加之此类病患与情绪大有关联。因此临床常以疏肝理气、调和气机之"逍遥散"加减治疗该病。逍遥散中柴胡疏肝解郁，当归、白芍养血柔肝，茯苓、白术、甘草培补中土、益气健脾，烧生姜降逆和中，配以薄荷增强柴胡疏散条达之功，加山药补益脾胃。根据逍遥散的功效和主治，伍师在临床中灵活运用此方加减治疗各类尤其是表现出与情志变化有关、脉象显著的病证，效果颇显。与此同时，治疗过程中更应重视与患者的心理沟通，加强人文关怀，尽量在心理层面上给予必要的治疗和帮助。伍师指出，对于适用逍遥散的此类患者，必须药物调摄与精神调摄双管齐下，否则难以真正达到解除病痛的目的。

【诊断思路】 胃食管反流病为临床上的常见病。本病的病位主要在食管和胃，与肝、胆、脾、胃密切相关，其病机主要是肝胆失于疏泄，脾失健运，胃失和降、胃气上逆，上犯食管，形成反流的症状。疾病的发生发展过程中常常伴随产生气、血、火、痰、湿、食、虚等多种病理因素，使病情缠绵，迁延难愈，这也是胃食管反流病形成的主要病机。

早在《素问》病机十九条中就明确了酸与热之间的关系，而后在《诸病源候论》中又提出上焦停痰、中焦宿冷也可导致吞酸的形成。刘完素的《素问玄机原病式·六气为病·吐酸》提及"酸者，肝之味，由火盛制金，不能平木，则肝木自甚，故为酸也"，更为详尽地表述了酸为肝之味，而心火旺盛克制肺金，肺金不能平肝木，故而肝木愈甚而见吐酸。朱丹溪则认为外感风寒为标，而湿热内生则为本，更创立左金丸以治疗湿热所致的反酸。不论寒热与否，初期都以实证为主，而后期久病必虚，常见虚证或虚实夹杂之证。

【治疗绝技】伍师历来重视对中医经典著作的学习，善于运用经方。对于胃食管反流病治疗善用逍遥散加减。该方可使肝郁得散，血虚得养，脾弱得复，气血兼顾，肝脾同调，立法周全，组方严谨。与此同时，在逍遥散基础上加牡丹皮、栀子的丹栀逍遥散，又名加味逍遥散，出自薛己的《内科摘要》，亦是伍师临床中时常应用的方剂。因肝郁血虚时久，则生热化火，此时逍遥散已不足以平其火热，故加牡丹皮以清血中之伏火，炒栀子善于清肝热，并导热下行。

【验案赏析】患者，女，26 岁，2017 年 7 月 21 日初诊。自诉胃脘痛 2 年余伴消瘦。胃脘时有嘈杂，饥饿时伴见胃中烧灼感，偶有吞酸。食欲尚可，不能多食，矢气频，饮食油腻则易腹泻，易疲劳，体消瘦，夜寐尚可，偶有做梦，怕冷，手心发热。平素大便日 1 行，质偏黏腻，细软条状，时时挂厕，小便淡黄。末次月经为 2017 年 7 月 11 日，7 日净，量少，色红黏稠。白带较多。舌红苔薄白，脉弦细寸浮。胃镜示胃体黏膜散在出血点，中度浅表性胃炎，Hp（+）。西医诊断：浅表性胃炎。中医诊断：嘈杂。辨证：肝胃不和，纳运失职。治以疏肝理气，健脾和胃。处方：南柴胡 10 g，岷当归 10 g，云茯苓 10 g，炒白术 10 g，炒白芍 10 g，炙甘草 6 g，煨生姜 1 片，薄荷 3 g（后下），延胡索 10 g，川楝子 6 g，怀山药 10 g。10 剂，水煎服，日 2 次温服。

二诊（2017 年 8 月 2 日）：服上方大便黏腻好转。胃中嘈杂稍有改善，仍有胃中烧灼感。饮食油腻或多食则腹部坠胀，有便意，大便日 1 行，质软，小便偏黄。消瘦，疲劳，夜寐可。白带较多，黏稠无味。舌尖点刺，苔薄白，脉弦细寸浮。处方：上方加牡丹皮 6 g，焦栀子 5 g，川厚朴 10 g。10 剂，水煎服，日 2 次温服。

【按语】林珮琴《类证治裁》曰："嘈证属胃，俗云心嘈，非也。其状似饥非饥，似痛非痛，脘中懊憹不安，或兼嗳气痞闷，渐至吞酸停饮，胸前隐痛。"《证治准绳》云："嘈杂与吞酸一类，皆由肺受火伤，不能平木，木挟相火乘肺，则脾冲和之气索矣。谷之精微不行，浊液攒聚，为痰为饮，其痰亦或从火木之成化酸，肝木摇动中土，故中土扰扰不宁，而为嘈杂如饥状，每求食以自救，苟得少食，则嘈杂亦少止，止而复作。盖土虚不禁木所摇，故治法必当补土伐木治痰饮。"嘈杂和吞酸的病证，多由肝木乘肺冲脾，导致津液停聚成为痰饮，甚则化热成为酸液；肝木犯胃，郁火内扰，饥饿欲食，食后则安。伍师亦强调，临床的慢性胃病尽管病位在胃，但考虑肝与脾胃关系密切，加之此类患者与情绪大有关联，因此临床常以疏肝理气、调和气机之"逍遥散"加减治疗该病。脾为阴土，其性阴凝板滞，必须有肝木条达活泼之性加以制约，方能健运不息，升降适度。若肝失疏泄，郁而不达，势必影响脾胃的升降而发生病变，导致"肝脾不舒"。本案例以"逍遥散"为主方，方中柴胡疏肝解郁，当归、白芍养血柔肝，茯苓、白术、甘草培补中土、益气健脾，烧生姜降逆和中，配以薄荷增强柴胡疏散条达之功，加山药补益脾胃。另加金铃子散以增强行气止痛，现代研究指出此可用于抑制胃酸分泌。二诊时，患者的胃部烧灼感未有减轻，考虑郁火尚有，故而增加牡丹皮、栀子以清肝泻火；脾胃失和，升降失职，痰湿内生，阻滞气机，故见腹胀，多食或油腻饮食则腹部坠胀欲便，酌情增加川朴。

参 考 文 献

［1］章莹，余建玮，王飞．国医大师伍炳彩教授巧用逍遥散验案举隅［J］.光明中医，2020，35（24）：3876－3878.

［2］徐洁，沈洪．中医药治疗难治性胃食管反流病的研究进展［C］//第二十九届全国中西医结合消化系统疾病学术会议论文集．2017：205－208.

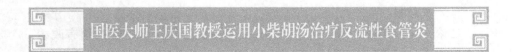

国医大师王庆国教授运用小柴胡汤治疗反流性食管炎

【经典名方】小柴胡汤（源于《伤寒论》）

组成：柴胡半斤，黄芩三两，人参三两，半夏（洗）半升，甘草（炙）三两，生姜（切）三两，大枣（擘）十二枚。

用法：上七味，以水一斗三升，煮取六升，去滓，再煎，取三升，温服一升，日三服。现代用法：水煎服。

原文：伤寒五六日，中风，往来寒热，胸胁苦满，默默不欲饮食，心烦喜呕，或胸中烦而不呕，或渴，或腹中痛，或胁下痞硬，或心下悸、小便不利，或不渴、身有微热，或咳者，小柴胡汤主之。

【学术思想】脾胃五行属土，脾主运化，胃主受纳腐熟。脾宜升则健，胃宜降则和。胃属燥，脾属湿，胃喜润恶燥，脾喜燥恶湿。二者运化、受纳相辅相成，燥湿相济，升降相因，有序不乱，是人体气机升降的枢纽。正如李东垣在《脾胃论》里提到："人体精气的升降运动，亦赖脾胃居于其中而主宰，亦谓之枢纽。"肝为刚脏，其性属木，体阴而用阳，主疏泄，喜冲和条达，恶抑郁。生理状态下，木能疏土，"土得木而达"。肝藏血，主疏泄，脾统血，主运化；脾得肝疏泄之功，运化功能才能健旺；肝得脾疏布精微的滋养，疏泄功能才能正常。可见脾胃枢纽的正常运转、运化腐熟等功能的正常发挥，皆有赖于肝脏的正常疏泄，二者相互制约，相辅相成，则全身气机升降正常，五脏元真通畅，人即安和。

肝之为病，每病必侮其所胜导致脾胃受病。《素问·六元正纪大论》云："木郁之发，民病胃脘当心而痛。"《沈氏尊方生》亦云"嗳气、嘈杂、吞酸、恶心……皆胃家之病，而治之之法，固不离乎胃矣。而也有不专主胃者，盖胃司纳食，主乎通降。通降则无此四者之病，其所以不通降而生病之故。皆由肝气逆冲，阻胃之降矣……"若肝气太旺，横克中土，则中焦脾胃虚弱；肝气郁结不舒，横逆犯胃，则胃失和降；若肝气郁结日久，郁而化火，则损伤胃阴；此外，还有肝火犯胃、肝寒犯胃、肝胃阴虚等证。总之，肝脏的疏泄功能失常，则会影响脾胃功能的正常运转，出现相应的病证。

【诊断思路】反流性食管炎是现代医学的病名，是吸烟、过度饮酒等原因引起的慢性消化道疾病，典型症状为烧心、反酸，多数患者还经常伴有嗳气、呃逆等症状，病情复杂，缠绵难愈。中医学古籍中虽无病名记载，但根据患者的具体临床表现，可参照中医"呕吐""吞酸""嘈杂"等病名进行辨治。《素问·至真要大论》云："少阳之胜，热客于胃……呕酸善饥……"刘完素在《素问玄机原病式·六气为病·吐酸》中说："酸者，肝之味，由火盛制金，不能平木，则肝木自甚故为酸也。"朱丹溪云："吞酸者，湿热布积于肝，而出于肺胃之间。"可见，反流性食管炎与脾胃、肝胆等脏腑密切相关。

王老认为本病多因情志不畅或者其他原因造成肝失疏泄，气机郁结不畅，肝气横逆犯胃导致食管气机阻塞，中焦气机失常。胃失和降，故清气不升，浊气不降，邪气留恋，寒热互结，而出现反酸、烧心等症。胃液的分泌和功能正常发挥与肝的疏泄功能相关。此病病位在食管，但属胃所主，与肝、胆功能息息相关，临证时应整体论治。王老强调在具体辨证的同时要注意病机演变。

【治疗方法】小柴胡汤最早出自汉代医家张仲景所著的《伤寒论》："伤

寒五六日，中风，往来寒热，胸胁苦满，默默不欲饮食，心烦喜呕，或胸中烦而不呕，或渴，或腹中痛，或胁下痞硬，或心下悸、小便不利，或不渴、身有微热，或咳者，小柴胡汤主之。"方中柴胡、黄芩和解少阳肝胆，《神农本草经》云："柴胡，主心腹，去肠胃中节气，饮食积聚，寒热邪气，推陈致新。"半夏、生姜调理脾胃，降逆止呕，《医学启源》云："半夏……大和胃气，除胃寒，进饮食。"人参、甘草、大枣甘温补益脾气，现人参多以党参代替，《本草正义》云："党参力能补脾养胃，润肺生津，健运中气，本与人参不甚相远……"全方组成既有疏肝泄热之柴胡、黄芩，又有补益脾胃的人参、大枣、炙甘草，使中气得健，肝气得疏，少阳得和，热邪得泄，具有调达上下、宣通内外、调和气机之功。

【治疗绝技】本证邪在少阳，因肝胆互为表里，经气不利，则肝失疏泄；肝气郁结，木失条达，木郁土虚，脾胃气机升降失常，运化功能受到影响，因此出现"胸胁苦满""默默不欲饮食""喜呕"等症。该方病机的重点是肝胆郁结，王师认为仲景所创之小柴胡汤外转枢机、内和肝脾，此方将肝脾同调、肝胃同治的思想贯穿始终。

【验案赏析】患者，女，90岁，2016年4月6日初诊。患者自述胃脘部不适伴反酸烧心多年，进食后背部灼热，口干、口苦，多梦眠差，尿频，大便黏腻不爽，舌红苔黄腻，脉常。胃镜显示反流性食管炎、慢性浅表性胃炎。辨证为肝郁化热，胃失和降。治法取清肝泄热，和胃降逆。方以小柴胡汤合半夏泻心汤加减。处方：柴胡8 g，炒黄芩10 g，法半夏10 g，党参10 g，川黄连10 g，干姜10 g，炙甘草10 g，大枣10 g，百合30 g，乌药10 g，当归10 g，白芍10 g，益智仁10 g，煅牡蛎10 g，紫苏梗10 g，焦神曲10 g，茵陈20 g，凤尾草30 g，首乌藤40 g，连翘30 g，龙胆草10 g，柏子仁30 g。7剂，水煎服，每日1剂，分温日二服。

二诊（2016年4月20日）：患者服药后效果明显，胃中及后背烧灼感明显减轻，偶有反酸。遵前方，稍作加减，继服14剂。

【按语】此患者口干、口苦，大便黏腻、舌红苔黄腻，一派气机已经郁滞化热，寒热错杂，气机升降失调的征象。所以选用小柴胡汤合半夏泻心汤疏泄肝胆，平调寒热，和胃降逆。胃喜润恶燥，合用百合乌药汤以甘凉清润，行气止痛；患者反酸胃痛，酌情加煅牡蛎制酸止痛；眠差梦多，加首乌藤、柏子仁养心安神，当归、白芍一方面养血柔肝；另一方面滋养肝血以安神；茵陈、凤尾草、龙胆草、连翘清泄肝胆湿热，紫苏梗理气、解郁、止痛；益智仁、乌药拟缩泉丸之意，温肾固涩治尿频；考虑患者年迈，脾胃消化功能偏弱，酌加焦神曲消食化积，健脾和胃，同时促进药物的吸收。处方以小柴胡汤随证加减，使寒散热清，胃气安和，通降功能恢复正常，诸症悉平。

参 考 文 献

刘姝伶，程发峰，马重阳，等.王庆国教授运用小柴胡汤加减治疗消化系统疾病验案三则［J］.环球中医药，2019，12（11）：1710－1712.

第三章　痞　满

【名医简介】周仲瑛，教授，国医大师，出生于医学世家，自幼随父周筱斋学习中医，是中国首批国医大师之一，首批国务院政府特殊津贴获得者之一，著名中医药专家，江苏省名老中医，长期从事中医内科医疗、教学、教研工作。

【经典名方】半夏泻心汤（源于《伤寒论》）

组成：半夏（洗）半升，黄芩、干姜、人参各三两，黄连一两，大枣（擘）十二枚（4枚），甘草（炙）三两。

用法：上七味，以水一斗，煮取六升，去滓，再煎取三升。温服一升，日三服。

原文：伤寒五六日，呕而发热者，柴胡汤证具，而以他药下之，柴胡证仍在者，复与柴胡汤。此虽已下之，不为逆，必蒸蒸而振，却发热汗出而解。若心下满而硬痛者，此为结胸也，大陷胸汤主之。但满而不痛者，此为痞，柴胡不中与之，宜半夏泻心汤。

【学术思想】周老认为不可混淆胃痞与胃痛，而应明确两者的联系和区别。当今中医内科教材，多详于胃痛而略于谈痞，或痛痞混论。然证之临床，现今所称之急慢性胃炎、消化性溃疡、胃下垂、十二指肠球炎、胃神经官能症等消化系统多种疾病，既可以胃痛为主症，亦有痛痞并见，或痞而不痛者，以痛概痞难免失之浮泛。痛为气滞不通，证多属实；痞为气机窒塞，病多虚实夹杂。一般而言，痞演为痛则病进，痛转为痞则病减。明确两者的联系和区别，还将有助深化认识、提高辨治水平。

【诊断思路】胃痞以胃脘部位自觉满闷阻塞为主症。"痞"意有二：一指病理上的胃气不通，一指满闷阻塞的症状。发病机制多为外邪入里，情志内伤，劳倦过度而致寒、热、食、湿、痰、瘀内蕴，脾之升运不健，胃之纳降失司，清浊升降失常，胃气郁滞、窒塞不通而为痞。病机病证虽有虚实之分，气滞、热郁、湿阻、寒凝、中虚多端，或夹痰、夹食，但其基本病机总属胃气壅滞。辨证虽有常规可循，但又每多虚实相兼、寒热错杂，既可因虚致实，亦可因实致虚；或见寒郁化热、热久转寒；甚至寒热虚实杂呈，多证并见，表现为"气滞湿阻""湿阻热郁""寒热夹杂""气滞火郁""热郁阴伤""中虚气滞"等。

【治疗方法】脾寒胃热，心下痞胀有阻塞感，纳呆，胃中有灼热感，局部畏冷喜温，口干、热饮为舒，或呕吐黄浊苦水，肠鸣，便溏，舌苔白、翼黄，舌质淡、边尖露红，脉弦。治以清热散寒，和胃消痞，温脾阳而泄胃热，寒热并用。方选半夏泻心汤，药用黄连、黄芩、半夏、干姜、砂仁、枳壳、陈皮。寒甚加肉桂、附片，去半夏；热重加栀子、蒲公英，并适当调配姜、连用药比例；肠鸣、便溏加生姜；气虚神疲加党参。

【治疗绝技】治疗总以理气通降为原则。虚者重在补胃或兼滋胃阴，补之使通；实痞则应辨证采用温中、清热、祛湿、化痰、消食等法，泻之使通。临证则当针对虚实夹杂、寒热互结情况通补兼施、温清并用或温清消补合法。根据虚实、寒热的主次及其变化，随机调配药味和用量以助提高疗效。

【验案赏析】患者，男，47岁。胃病史多年，经胃镜检查确诊为"胃窦部浅表性胃炎"。近来胃脘痞闷、满胀、隐痛，食后明显，纳谷减少，脘部怕冷、隐气、泛酸不多，大便欠实。舌质红、苔黄薄腻，脉细弦。证属脾寒胃热，湿阻气滞。拟法苦辛通降，清热化湿，理气和胃。半夏泻心汤加减：潞党参10g，黄连3g，炒黄芩6g，制半夏10g，淡干姜3g，炒枳壳10g，厚朴5g，橘皮、竹茹各6g，苏梗10g。服7剂痞胀减半，隐痛消除，噫气少作但口干、口黏，大便转实而排解欠爽。证兼热郁津伤，腑气不畅。原方去党参加太子参10g，芦根15g，全瓜蒌10g，7剂。药后痞胀消失，食纳改善，大便通调，唯诉口干，舌见花剥、苔淡黄腻，脉细弦。原方去干姜，加川石斛10g，继服7剂巩固。随访3个月，恙平未发。

【按语】周老辨证其为脾虚胃热证，方以半夏泻心汤加减，取辛开苦降、燥湿健脾兼理气和胃之意。因药中肯綮，故效如桴鼓，药进7剂，则痞胀减半。效不更方，法随证转，守方进退，稍事调理，即恙平未发。

参 考 文 献

李七一，唐蜀华，周仲瑛．周仲瑛论温清通补治胃痞［J］．江苏中医，1993（11）：3－5．

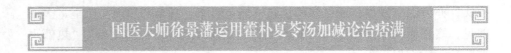

国医大师徐景藩运用藿朴夏苓汤加减论治痞满

【经典名方】藿朴夏苓汤（源于《医原》）

组成：藿香二钱，半夏一钱半，赤苓三钱，杏仁三钱，生苡仁四钱，白蔻仁一钱，通草一钱，猪苓三钱，淡豆豉三钱，泽泻一钱半，厚朴一钱。

用法：水煎服。

【学术思想】徐老认为胃居膈下，位于中焦，与脾同为上下升降之枢纽，脾胃升其清而降其浊，且提出"上脘清阳居多，下脘浊阴居多"，以此为基础指导临床治疗。徐老认为痞病虽有虚实、寒热之分，在气在血之异，然其基本发病机制均为脾胃阴阳偏颇，清浊气机升降失调，以化浊消痞、醒阳通窍，清利湿热、通利三焦，脾胃同治、润燥相伍，调摄有度、情志畅达为治法，取得良好临床疗效。

【诊断思路】痞满病名首见于《素问·至真要大论》"太阳之复……心胃生寒，胸膈不利，心痛痞满。"《伤寒论》提出了痞的基本概念为"但满而不痛者，此为痞""心下痞，按之濡"。《诸病源候论·诸痞候》结合病位病机做出阐释："诸痞者，营卫不和，阴阳隔绝，脏腑痞塞而不宣，故谓之痞。""其病之候，但腹内气结胀满，闭塞不通。"痞满是由于脾胃功能失调、升降失司出现以脘腹满闷不舒为主症的病证，以自觉胀满，触之无形，按之柔软，压之无痛为临床特点。清代医家叶天士认为："阳气窒闭，浊阴凝痞。"徐老认为湿为阴邪，湿阻气分，郁而为热。湿热氤氲蒙昧，阻遏气化，久则脾胃之阳消乏，损伤脾胃。脾不升清，胃不降浊，气机升降失司，中焦清浊不和则出现痞满乃至多种疾病。《素问·至真要大论》指出："湿邪所胜，平以苦淡，佐以酸辛，以苦燥之，以淡泄之。"

【治疗方法】徐老临床治疗推崇叶天士"辛温通阳"之法以醒阳通窍，和降胃气，促胃消化。若患者脉细濡，此为郁阻中州，脾清不升，胃浊不降，六腑以通为用，宜辛以开之，可选用瓜蒌薤白白酒汤加减治疗。若患者饮食不节，阳气失展，遇阴雨天发作或气短加重，肢体沉重感明显，苔浊腻，脉关部滑，可选用瓜蒌薤白半夏汤加减治疗。若患者表证明显，可取藿朴夏苓汤加减，以三仁、二苓配伍藿香、淡豆豉化气利湿兼以疏表。可遵以东垣之意，临证时可小剂量选取四君子汤之意，并酌加柴胡、升麻之类，升提阳气，使升中有降，降中有升。

【治疗绝技】 徐老指出临证时须注意灵活应用，若不明通用之义，或不解通阳之理，或不善通阳之法，易使痞满反复发作、缠绵难治。清阳先伤于上，治疗应避免使用滋阴凝滞之药反碍阳气旋运，应使用叶天士"辛温通阳"之法以醒阳通窍，和降胃气，促胃消化。

【验案赏析】 患者，男，67 岁，2011 年 6 月 6 日初诊。2006 年患者无明显诱因出现上腹部作痛，大便次数及性状改变，同年查肠镜确诊结肠癌后行肠道切除术，化疗 6 个周期，症状缓解出院。后因脘部胀满不适于 2009 年查胃镜示慢性胃炎，2010 年复查胃镜示胆汁反流性胃炎。刻下：上脘及右胁下胀满，偶及背部，食欲不振，口干欲饮水，食后尤甚，大便时干时溏，舌质暗红，苔薄白，脉细弦，经检查有慢性胃食管炎症及胆汁反流性胃炎，小便正常，无腰部酸痛，诊断为痞满，胃气不振，病及气血，治拟养胃醒胃，行气醒郁。方拟麦冬 20 g，石斛 15 g，芍药 15 g，甘草 5 g，陈皮 10 g，佩兰 15 g，鸡锦 15 g，冬瓜子 30 g，薏仁 30 g，石菖蒲 10 g，益智仁 10 g，炒当归 10 g，山药 15 g，五灵脂 15 g，香附 30 g。嘱其 1 剂药煎煮 4 次，温润以后分次口服。少食多餐，调畅情绪。续服 14 剂，诸症皆除。

【按语】 患者年过六旬，有结肠癌术后病史，痞满不适，结合苔脉，考虑其体质尚可，气阴不足，口干欲饮，故全方化浊消痞和益气养阴共作。《灵枢·胀论》云："胃之五窍者，闾里门户也。"胃之五窍，吸门、贲门、幽门、阑门及魄门。方中选用芳香苦辛温石菖蒲，以化痰开窍为主，反射性作用于食物中枢，以刺激食欲，消除痞满。冬瓜子、薏苡仁同用取薏苡附子败酱散之意，化痰祛湿排脓，祛毒降浊开胃；益智仁健脾温肾。五香丸，消积化痞，香附、陈皮行气，当归、五灵脂醒郁，但患者大便时干时溏，避用黑丑。鸡内金消食散积助运，对胃液的分泌有双向作用。全方共起醒胃醒脾、开胃进食、消痞除满之功。

参 考 文 献

谭唱，徐丹华，陆为民，等．国医大师徐景藩论治痞满经验浅析［J］．四川中医，2018，36（7）：10－12.

国医大师李佃贵基于浊毒理论运用升降散治疗慢性胃炎

【经典名方】升降散（源于《伤寒温疫条辨》）

组成：白僵蚕二钱，蝉蜕一钱，大黄四钱，姜黄三钱。

用法：共研细末，和匀。

原文：温病表里三焦大热，其证不可名状者。

【学术思想】浊毒理论为李佃贵首创，在中医学体系不断创新完善和中医医疗质量不断提高的新形势下，"浊毒"作为一种新的病因病机的概念被提出，并得到国内外众多专家和学者的肯定与认同，是中医学术体系中的重要组成部分，是中医的一次重大学术理论创新。升降散，主要作用在于升清降浊、调理气机出入，李佃贵认为升降散为古代名方，全方宣上导下，使气机畅通，共奏清升浊降之功，给浊毒以出路。李佃贵更谓其三焦浊毒，苟能审证求因，无论何病、何证，辨证准确者，皆可应用。

【诊断思路】浊毒既是一种对人体脏腑经络及气血阴阳均能造成严重损害的致病因素，又是多种原因导致脏腑功能紊乱，气血运行失常，机体内产生的代谢产物不能及时排出，蕴积体内而化生的病理产物。浊毒之邪蕴生于脏腑，散布于三焦，有实而无形，以气血为载体，随气之升降可流布于三焦。升降散为瘟疫主方，李佃贵教授认为"瘟疫"可归属于"浊毒"的范畴，其辨证关键就在气机郁闭，浊毒内蕴。气机升降失调，郁而化火，无形之火不能外达，定依有形之体，易与痰湿、水饮、瘀血、积滞相搏结，聚而不散，化为浊毒。其病位辨证当以三焦为主，外邪引动伏邪亦以少阳为出路，浊毒多郁于三焦，郁于中焦则多表现为胃脘部胀满疼痛、嗳气、反酸、烧心或食欲不振、恶心呕吐。腹部触诊表现为胁肋部疼痛，或腹部压痛。另外三焦毒郁浊凝，还可使阳气郁滞，不能通达四肢，表现为畏寒怕冷，患者自觉胃脘部寒凉、手脚冰凉等虚实夹杂之象。临床上病证复杂，虚实夹杂难辨，病位无有定处。

脾主运化、升清，而胃主腐熟水谷，必须与脾的运化功能相互为用。如脾气不升，水精不化，则胃失通降，气血失常，酿生湿热，可表现为胃脘部及两胁肋疼痛胀满，恶心呕吐，纳呆嗳气。脾主肌肉，湿困在四肢则出现肌肉无力，身乏困重，头重发晕；脾主升清，清阳不升则出现大便溏泄等肠道症状，舌脉可表现为舌暗红，苔黄腻或白腻，脉重按搏指、重按有力等。病邪日久，长期困遏脾胃，湿热毒瘀胶着，发为浊毒。

【治疗方法】李佃贵认为运用升降散治疗慢性胃炎的方证辨证运用的关键是脾胃升降枢纽失和，中焦火郁浊凝。治疗上李佃贵以升降散为基础方，"疏而逐之"，着重辨虚实、调气机，顺应脏腑功能，并重视兼证。

升降散，主要作用在于升清降浊、调理气机出入。杨栗山谓其"一升一降，内外通和，而杂气之流毒顿消矣"，以升清降浊，调畅三焦气机，乃化解三焦浊毒之良方。方中白僵蚕、蝉蜕二药宣畅肺卫，轻浮宣透，使清阳得升，又为血肉有情之品，入气入血，其开郁逐邪之力峻。姜黄、大黄厚重下行，入气入血，使浊阴得降。使脾升胃降，中焦可安，方中大黄又可通利二便，荡涤胃肠，推陈致新，使下焦得畅。纵观上下，本方宣上导下，使气机畅通，三焦浊毒之邪可安。诸药相合，升降相因，宣通三焦，调达气血，清升浊降，全方共奏清升浊降之功，给浊毒以出路。后世医家对此方的应用发挥甚广，究其组方，凡辨证属清浊升降失常所致之浊毒病症均可用此方随证加减。李佃贵更谓其三焦浊毒，苟能审证求因，无论何病，何证，辨证准确者，皆可应用。

【治疗绝技】李佃贵基于浊毒理论运用升降散治疗慢性胃炎，同时针对不同病机进行加减。①气滞火郁浊凝：肝气不舒，气滞化火，横逆犯胃，化热易结为火郁浊凝。临床表现为胃脘部胀满连及胁肋，嗳气，善太息，口苦，咽干，咽中有异物感，苔薄白或黄，脉弦。治疗应以疏肝解郁兼清郁火浊凝为原则，应用升降散加减丹栀逍遥散，使木郁达之，火郁发之。应用理气药时，当细辨寒热，大升降中有小升降，寒热相配，使脾气浮升胃气沉降，气机升降和谐。若胃脘部胀满明显可加炒莱菔子。莱菔子，味辛、甘、性平，归肺、脾、胃经，降气化痰、消食除胀。有"撞墙倒壁"之功，使胃气通降，通腑泄浊，肝胃气机相合，助郁火疏散。②气遏阳郁浊凝：浊毒胶着日久可致脾胃受损，中气不足，清阳不升，气机壅滞，阳气不得升发，而阳郁浊凝于内。虚实相杂，当热证明显而虚证不明显时，所谓"火郁发之"，即火郁浊凝郁于体内，当以因势利导之大法发之散之，给邪气以出路。应用升降散加减升阳散火汤治疗。以柴胡、独活升发少阳之火，葛根升发阳明之火，羌活、防风升发太阳之火，主要配伍补发中焦脾阳，发散诸经郁火。另外可加以芍药敛降，以防风类药辛散，过用则散不能收。当虚证明显时，临床可表现为气短乏力，低热，困倦，食后胃脘坠胀感，久泻，舌体淡胖，脉沉细等。治疗应以健中土，调气机，发郁热为要，应用升降散加减补中益气汤，使中焦脾土健运，升发阳气，清宣郁热，再稍加和血行气之品，使气血相依，阴阳和谐。③湿热火郁浊凝：湿邪黏腻，伤人正气，最易留滞于脏腑经络，使脏腑气机升降失常，经络阻滞不畅，郁而化热，发为浊毒。如初起正气未伤者，临床表现为胃脘部胀满疼痛，偶有恶心，纳呆，咽部堵闷，大便黏腻，舌暗红，苔黄腻，治疗以清热祛湿、宣发郁热，予升降散、平胃散加减，若口中黏腻，舌苔黄厚腻，可加藿香、连翘、防风、佩兰以芳香化湿。若饮食不化，可加焦三仙健脾开胃。④湿遏阳郁浊凝：若气机为偏胜之湿邪所郁遏，影响阳气正常输布，不能温煦局部或整体，可出现畏寒、肢冷或局部怕冷、发凉（如背寒如掌大）等阳微之象。阳气虚而致湿热郁火浊毒内蕴，常表现为纳呆、神疲、大便溏泄或黏臭，舌象通常为胖大齿痕，脉常濡或细弱。治疗以益气升阳、化浊除湿为原则，应用升降散加减升阳益胃汤。诸药配伍，以升阳健脾、除湿化浊以消散郁火。如湿困明显者，加石菖蒲。石菖蒲配蝉蜕，启脾醒神开窍力强。石菖蒲作为宣发中焦郁火浊凝之良品，化湿和胃，配合升降散中蝉蜕开窍辛散，使宣发之力更强，诸家实践验效。

【验案赏析】患者，女，56岁，2019年11月中旬就诊于我院门诊。患者慢性胃炎病史5年，近7日出现胃脘部胀满不适，口服奥美拉唑肠溶片效果不佳，遂于2019年11月初行电子胃镜检查：慢性非萎缩性胃炎伴糜烂。病理示：黏膜慢性炎症。^{14}C呼气试验：阴性。现症见：胃脘部胀满不适，右胁下胀痛，得嗳气或矢气后舒，口苦，口干，偶觉乏力，易汗出，纳一般，寐欠安，大便2日一行，质黏腻，便不尽感。平素畏寒怕冷，舌体胖大边有齿痕，舌红苔薄黄腻，脉濡。据证舌脉，西医诊断为慢性非萎缩性胃炎，中医诊断为胃痞，中焦郁火证。处方：升降散加减升阳益胃汤，黄芪15g，党参15g，炒白术9g，僵蚕6g，黄连12g，清半夏9g，陈皮9g，炒莱菔子15g，茯苓15g，泽泻12g，羌活15g，独活15g，白芍30g，柴胡6g，姜黄9g，大枣6g。水煎服，日1剂，分早晚2次温服。

【按语】患者症见胃脘胁肋胀满，口苦，大便黏腻，易汗出，辨为胃痞，浊蕴中焦证。平素畏寒、乏力，舌体胖大有齿痕，脉濡，辨为阳气郁遏。胁肋胀痛，口苦，舌苔薄黄腻均为肝郁化火证。用升降散宣发郁火浊毒，升阳益胃汤健脾燥湿，升发阳气。

参 考 文 献

任雪童，狄紫蕊，张哲，等．李佃贵基于浊毒理论对升降散的新旨发微［J］．世界中西医结合杂志，2020，15（8）：1426－1430.

国医大师周信有教授运用香砂六君子加减治疗萎缩性胃炎

【名医简介】周信有，教授，国医大师，甘肃中医药大学教授，兼任甘肃省中医药学会名誉理事、光明中医函授大学顾问、中国人民政治协商会议甘肃省委员会委员等。全国第一、第二批老中医药专家学术经验继承工作指导老师，享受国务院特殊津贴专家。出版著作有《内经讲义》《内经类要》《内经精义》《决生死秘要》《中医内科急症证治》《老年保健》等，其中《内经精义》一书获甘肃省普通高等学校优秀教材一等奖。发表学术论文百余篇。

【经典名方】香砂六君子汤（源于《古今名医方论》）

组成：人参一钱，白术二钱，茯苓二钱，甘草七分，陈皮八分，半夏一钱，砂仁八分，木香七分。

用法：上加生姜二钱，水煎服。

原文：治气虚肿满，痰饮结聚，脾胃不和，变生诸症者。

【学术思想】周老从事医、教、研70余年，学崇《内经》，济世活人，对慢性萎缩性胃炎的治疗积累了丰富的临床经验。周老认为本病在治疗后症状往往较容易改善，但要改变其病理及彻底治愈则很困难，尤其对伴有肠化、不典型增生时治疗难度更大，预后更差。周老认为慢性萎缩性胃炎伴肠上皮化生或异型增生时为癌前病变；伴有胃溃疡或十二指肠球部溃疡，或慢性浅表性胃炎者有癌变可能。因此，周老认为积极治疗肠上皮化生或异型增生，预防及阻断溃疡、慢性浅表性胃炎的发展，对提高本病疗效及防止恶化具有重要意义。因此其治疗上，主要在于早期发现，早期治疗，一旦发展到中晚期，治疗上以健脾益气、活血祛瘀为主。本病病程迁延，因此其疗程也较长，应以3个月为1个疗程。重度萎缩或伴肠化、不典型增生则宜延长疗程，并定期复查以判断预后。

【诊断思路】中医对萎缩性胃炎的命名，莫衷一是，众说纷纭，有胃胀、痞满、胃痛、嘈杂等不同。周老认为，防治萎缩性胃炎，首先要对萎缩性胃炎的中医命名进行标准化和规范化，以科学界定其内涵与外延。周老认为，中医学对病名的定义，有根据症状命名者，亦有根据病因、病机命名者。萎缩性胃炎临床表现多种多样，但主要表现为胃脘痞满不舒，病位在于胃脘，病机为气机失司。故周老认为可以定义其为"胃痞"。胃，言其病位也。痞，《伤寒论》曰："满而不痛者，此为痞。"言其主要症状为胃脘痞满，此其一也；其二，《丹溪心法》曾曰："痞者，与否同，不通泰也。"言其气机阻滞，升降失司也。故"胃痞"基本上包括了病位、病机和主要症状，可以作为萎缩性胃炎之中医病名。

萎缩性胃炎起病隐袭，病程冗长，或由浅表性胃炎转化而来，是一种慢性疾病。根据其发病规律、临床特征及病理特点，辨证总属本虚标实。同时患者临证表现多为胃脘痞满、疲乏无力、不思饮食、面色萎黄、病程较长等，故虚又以脾胃气虚为主。实多是在脾胃气虚之基础上形成痰瘀互结，食滞不化，终致痰、瘀、食互结，胶结难解。张锡纯曾谓"胃痛久而屡发，必有凝痰聚瘀"，此之谓也。是故气虚痰、瘀、食互结既是本病发病之关键病机，又是基础病机，贯穿本病发病之始终。

【治疗方法】周老认为慢性萎缩性胃炎的病机主要表现为气虚、气滞、寒凝、血瘀。因此治疗上以健脾、益气、理气、祛瘀、温中为主，即调气法与活血化瘀法并用。周老在临床上，对本病的治疗提出了通补兼施、标本兼顾、整体调节的原则。强调遣方用药既要重点突出，又要兼顾全面，任何仅用一法的治疗都将有失于全面。周老根据自己的临床经验，并结合现代药理的研究成果，反复筛选药物，拟定了基本处方，即益胃平萎汤，以通治本病。方药组成为党参20g，炒白术9g，黄芪20g，陈皮9g，姜半夏9g，香附9g，砂仁9g，枳壳9g，焦三仙各9g，鸡内金15g，炒白芍20g，郁金15g，莪术20g，炙甘草6g。

本方以香砂六君子为基础进行加减。方中党参、白术、黄芪三味性味平和，不热不燥，平补不峻，以健脾益气，养胃补中，三者均可提高细胞免疫功能，且黄芪尚可诱导干扰素的产生。半夏化痰除湿，焦三仙、鸡内金消食化滞、和胃，辅佐脾胃之腐熟与运化功能。丹参、莪术轻重药并用，活血化瘀，以改善病灶处微循环障碍，增加胃黏膜之血运，丹参还能抑制幽门螺杆菌的生长。

【治疗绝技】慢性萎缩性胃炎彻底好转乃至治愈，除临床症状、体征应好转改善外，尚要求其病理变化好转改善。近年的研究证明，本病病理变化的好转与否与病情的轻重及复发与否有密切关系。因此周老指出，其治宜从本病基础病机出发，结合本病病理特点而选择用药，方为上策。①伴肠上皮化生或异型增生者：目前认为萎缩性胃炎若伴有肠上皮化生或异型增生者有癌变可能，因此积极治疗肠上皮化生或异型增生对提高本病疗效及防止恶化具有重要意义。周老常加水蛭 9 g，乌梢蛇 8 g，赤芍 12 g，桃仁 10 g。胃黏膜粗糙不平，隆起结节或痘疹性胃炎者加炮山甲 9 g，王不留行 15 g。②伴有胃溃疡或十二指肠球部溃疡，或慢性浅表性胃炎者：世界卫生组织召开的胃癌专家会议曾指出，癌前期变化包括癌前期状态和癌前期病变，前者指一些胃癌危险性明显增加的临床情况或疾病，如溃疡、慢性浅表性胃炎等。因此预防及阻断溃疡、慢性浅表性胃炎发展为萎缩性胃炎与防止萎缩性胃炎转变为胃癌同等重要。溃疡常加白及 10 g，三七粉 4 g 分冲；慢性浅表性胃炎加薏苡仁 15 g，连翘 12 g，广木香 10 g。③胃酸减少或无酸者：周老认为，酸甘化阴，酸能生津，故对胃酸减少者可酌加乌梅 9 g，山楂 15 g，木瓜 9 g，麦冬 10 g，天冬 10 g 之甘寒生津或酸甘化阴之品。若疗效仍不满意，可用反佐法来刺激胃酸之产生，可选用小量左金丸、乌贼骨、瓦楞子等制酸之品，常可收到满意效果。胃黏膜充血肿胀、色红者，加蒲公英、黄芩、紫花地丁、白花蛇舌草等。④幽门螺杆菌阳性者：近年来的研究发现，幽门螺杆菌与本病的发生、发展乃至复发有非常密切的关系。1993 年国际胃肠病学会议亦将此项指标作为评定本病疗效的重要指标之一，因此根除幽门螺杆菌颇具实际意义。常加蒲公英 12 g，黄连 6 g，大黄 6 g 等。⑤伴胆汁反流者：胆汁反流可破坏或改变胃内环境，进而导致胃黏膜受损，加重本病，可加川楝子 10 g，木香 7 g，金钱草 9 g，重用枳壳、郁金。

【验案赏析】患者，男，52 岁，1993 年 3 月 4 日初诊。患者于一次酗酒后，感胃脘胀满疼痛，曾服"保和丸"等中药调理而症状缓解。此后每于饮食失节后感胃脘痞满，1992 年 9 月在兰州某医院做胃钡餐透视诊断为"慢性胃炎"，纤维胃镜检查结果如下。①胃窦部黏膜：慢性萎缩性胃炎，中度，活动期；②幽门螺杆菌（＋）。患者辗转多处，服用多种中西药物而罔效。经人介绍求治于周老。症见：胃脘痞满，偶有隐痛，嗳气，疲乏无力，纳谷不馨，无口苦、泛酸、大便稀溏，小便尚可，面色萎黄，舌淡偏暗，苔白，中见薄腻，脉弦细。辨证为气虚痰瘀食互结证。治疗予基本处方加赤芍6g，蒲公英6g，服药3个月。

二诊（1993年6月10日）：痞满渐失，纳食亦可，诸症均减。药已中的，效不更方。以上方炼蜜为丸，续服2个月。

三诊（1993年8月25日）：患者诸症均失，复查胃镜报告为：①胃窦部黏膜：慢性浅表性胃炎，轻度。②幽门螺杆菌（－）。嘱患者续服蜜丸3个月，以固疗效。随访3年，未见复发。

【按语】患者脾胃气虚，痰瘀互结，食滞不化，终致痰、瘀、食互结，胶结难解。而见胃脘痞满，偶有隐痛、嗳气、疲乏无力等症。辨证为气虚痰瘀食互结。治以益胃平萎汤加减。切中病机，效如桴鼓。

参 考 文 献

[1] 何建成. 周信有教授治疗萎缩性胃炎的经验［J］.北京中医药大学学报，1998（6）：42－43.

[2] 童亚芳，周语平. 周信有教授治疗慢性萎缩性胃炎经验介绍［J］.甘肃科技，2007（3）：207，241.

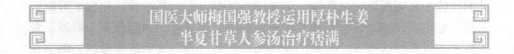

国医大师梅国强教授运用厚朴生姜
半夏甘草人参汤治疗痞满

【经典名方】厚朴生姜半夏甘草人参汤（源于《伤寒论》）

组成：厚朴（炙，去皮）、生姜（切）、半夏（洗）各半斤，甘草（炙）二两，人参一两。

用法：上药以水一斗，煮取三升，去滓，每服一升，温服，一日三次。

原文：发汗后，腹胀满者，厚朴生姜甘草半夏人参汤主之。

【学术思想】梅师强调临证应夯实基础，坚持整体观念，反复推求主症病机，灵活应用经方，即可得心应手治疗各种复杂病证。梅师认为今日环境气候、社会因素、人文教育等均有所变化，不可拘泥；药有单行之专攻，方有合群之妙用，故善以药组、药对入方；提出"合用经方，便是新法"。

【诊断思路】根据慢性非萎缩性胃炎的症状，中医将其命名为"胃脘痛""痞满""反酸""嘈杂"等。《素问》认为胃脘痛即当心而痛。朱丹溪认为心痛即胃脘痛，但有新久之分。《景岳全书》认为痞为痞塞不开，满为满闷不行。李杲认为"痞，但满不痛"。《丹溪心法》首次提出嘈杂的病名，《医述》认为嘈杂有火嘈、痰嘈，亦有酸水浸心而嘈。脾虚气滞为本病的基本病机之一，脾胃居于中焦，为人身枢纽之位，调畅一身之气机。本病虚实夹杂，脾气虚与胃气滞并见，选方思路当脾胃同治，以调畅中焦气机为要，恢复脾升胃降的生理功能，使脾升胃降如常，以此带动全身气机通畅，气血行而百病不生。

【治疗方法】厚朴生姜半夏甘草人参汤见《伤寒论》："发汗后，腹胀满者，厚朴生姜半夏甘草人参汤主之。"该方功气除满，运脾宽中。本方消补兼施，以消为主，治疗脾虚气滞腹胀证，以腹胀为主。方中厚朴味苦辛，性温，归脾、胃经。苦降泻实满；辛温散湿满。本品性温可缓慢疏导脾胃之阳，但又因本品疏理气机之力稍峻，故气虚身弱之人用此药时应谨慎，在用量上应酌情减量，以免耗气散气。《金匮要略》用本品配伍枳实、大黄治疗腹部痞满胀痛伴大便不通者。《神农本草经》谓其与苍术、陈皮配伍治疗湿满。党参归脾、肺经，是补气补血之佳品，旧时人参即为当今党参，足可见得党参在气血方面的功效，甘味为百味之王，是五味之中最能给人愉快的味道，又兼有微酸能收能敛之迟缓。脾处中焦属温婉之脏，党参性平正和脾之温婉，滋补脾之气血如潺潺流水，源源不断。《本经逢原》提出本品甘温，虽不能峻补，但不如沙参性寒，故可清肺、润肺。姜半夏为降胃安冲之佳品，能引胃中痰湿下行，治疗胃气厥逆。《主治秘要》载其可"燥胃湿，化痰"。临床中可将其应用于各种呕吐，若为湿阻中焦致气机宣化失常，胃气上逆所致的脘闷不舒，恶心呕吐，可与生姜、茯苓相配伍。生姜在本方中主要调理由胃气不安导致的呕吐不止。成无己认为本品与大枣均为甘辛之品，其味虽辛，然不专于散也，与大枣同用可调营卫，行津液。《药性类明》言其味辛可消痰，性温可暖胃，脾气得运则湿气得消。甘草临床应用最为广泛，作为补气药，首先补的是脾气，但是其作用较为和缓，故在组方当中常作为佐使药配伍党参使用以增强补中益气之功，此外亦可调和诸药。《药品化义》言其炙用则温中之力更强，然甘草本就甘温，经蜜炙后则甜味更浓，故与补药相配伍则不宜多量，以免过度甘腻而不思饮食。

【治疗绝技】厚朴生姜半夏甘草人参汤在临证时可加减化裁，除可治疗腹部胀满之外，还可治呕逆、痞满不适等症。现代临床多用本方治疗消化系统疾病之属于脾虚挟湿或气滞者，如各型肝炎或肝炎后综合征的腹胀等。另外某些胃肠术后脘腹胀满气滞挟湿之证，亦可用本方加减治疗。

【验案赏析】患者，女，43 岁，2010 年 10 月 13 日初诊。浅表性胃炎病史。上腹作胀半年，症见上腹胀，不痛，偶尔反酸，嗳气频繁，矢气困难，大便每日 1 次，不成形，脉数，舌苔薄白。拟厚朴生姜半夏甘草人参汤加减：法半夏 10 g，生姜 10 g（自备），厚朴 25 g，炙甘草 6 g，太子参 10 g，焦白术 10 g，茯苓 30 g，枳实 25 g，旋覆花 10 g（另包），代赭石 10 g，黄连 10 g，吴茱萸 6 g，乌贼骨 15 g，广木香 10 g，砂仁 10 g。7 剂，每日 1 剂。服药 1 周，腹胀明显减轻，嗳气减少。

【按语】本方乃攻补兼施之方，以攻为主，兼以补脾气，治疗腹胀兼有脾虚湿滞者；本方以消腹胀为主，重用厚朴。腹胀重者，常配枳实、莱菔子、砂仁、木香等同用。

参 考 文 献

[1] 曾祥法，梅琼，刘松林. 梅国强治疗脾胃病经验（三）[J]. 时珍国医国药，2014，25（8）：1976 - 1977.

[2] 田立华. 厚朴生姜半夏甘草人参汤加味治疗慢性非萎缩性胃炎（脾虚气滞证）的临床观察 [D]. 长春：长春中医药大学，2021.

[3] 王永霞，胡运莲. 梅国强"合用经方，便是新法"四土汤和柴胡陷胸汤辨治杂病 [J]. 实用中医内科杂志，2018，32（11）：8 - 9，39.

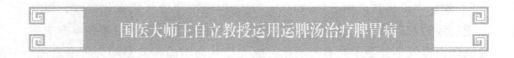

国医大师王自立教授运用运脾汤治疗脾胃病

【名医简介】王自立，国医大师，甘肃省中医院首席主任医师，甘肃中医药大学终身教授，中国中医科学院博士研究生导师、中医药传承博士后合作导师，全国第一、第二、第三、第四、第五、第六批老中医药专家学术经验继承工作指导老师。

【经典名方】四君子汤（源于《太平惠民和剂局方》）

组成：人参（去芦）、甘草（炙）、茯苓（去皮）、白术各等份。

用法：上为细末。每服二钱，水一盏，煎至七分，通口服，不拘时，入盐少许，白汤点亦得。

原文：治荣卫气虚，脏腑怯弱，心腹胀满，全不思食，肠鸣泄泻，呕哕吐逆，大宜人参（去芦）、甘草（炙）、茯苓（去皮）、白术（各等份）。

【学术思想】 王自立教授认为，脾胃为后天之本，气血化生之源。脾主升清，胃主和降，脾胃健运，自能消化饮食水谷，输布津液，排泄糟粕，从而完成其"清阳出上窍，浊阴出下窍；清阳发腠理，浊阴走五脏；清阳实四肢，浊阴归六腑"的正常生理功能。此外，脾气还有升发清阳、统摄血液、温煦中焦及主四肢等功能，故系全身气机升降运动之枢纽，肝胆之气亦随脾胃而升降。脾气升则上输于心肺，降则下归于肝肾。一旦脾胃功能受损，运化失健，气机不和，升降失常，变生百病；若脾胃一败，化源断绝，诸药莫救。脾胃功能主要通过脾气来实现，而脾气极易为各种因素所耗伤，正如《内经》所说"饮食自倍，肠胃乃伤""劳则气耗""思则气结"，表现出脾胃病以气虚为本，运化失健为基本特点，亦即"实则阳明，虚则太阴"之理；然脾虚不运，则胃难和降，升降失常，清浊相干，由虚致实，产生痰饮、湿阻、食积、气滞、血瘀等，形成虚实夹杂之证。正如元代李东垣所说："内伤脾胃，百病由生。"临床常见如运化失健，食滞胃脘，发为胃病、纳呆；脾虚不运、胃失和降，浊气上逆，发为恶心、呕吐、呃逆、嗳气、反胃；脾失升清，合污而下，发为泄泻；脾运失职，精微不输，迁延成疳；脾胃不和，升降失常，清浊相干，中焦壅滞，气滞血瘀，痰饮内生，发为胃痛、腹痛、鼓胀、水肿、饮证、霍乱等病。故脾胃病以本虚为主，常由虚致实，虚实夹杂；以升降失常为主要病机，以脾气不运为主要矛盾。

【诊断思路】 慢性萎缩性胃炎，是一种常见的慢性胃病，其发病缓慢，病势缠绵，迁延难愈，治疗棘手。其病理特点为胃黏膜固有腺体萎缩、变薄，黏膜肌层变厚，胃酸分泌减少，重者伴有肠上皮化生或不典型增生。临床表现为胃脘部饱满、胀闷感，甚则作痛，进食后明显，食欲不振，食少纳呆，常伴有嗳气、呃逆。病程日久者多见形体消瘦、疲乏无力、面色萎黄无华、头晕、心烦、少寐多梦等。

【治疗方法】 脾胃病的治疗既离不开一个"补"字，又不能单纯事补而不顾其实，应该从动态的观念出发，以健脾助运、调整升降为要。若纯用滋补药品则有滋腻碍脾、壅滞胀满之嫌，久用易致脾胃之气停滞不行，变生他证；由虚致实，兼见痰饮内停、气滞血瘀者，过用滋补则犯实实之戒。而通过健脾促运、调气和胃之剂，可以使脾气得以舒展、气机得以调和，运化功能复健，从而避免了滋补所致之壅滞。也就是说，只有脾胃功能处于正常的运化状态，才能消化水谷、运化水湿、生化气血；反之，若脾胃功能低下，处于停滞状态，则气血化生无源，这就是"脾以运为健、以运为补"的道理。所以运脾的关键不在于直接补益脾胃，而在于通过调理气机以促进运化，临证之时当"健脾宜运脾，运脾先调气"。结合多年的临床实践经验，王自立创立运脾汤一方补运同举，对消化系统疾病属脾虚失运者具有显著效果。运脾汤基本药物组成为党参 10 ~ 30 g，白术 30 g，茯苓 10 g，佛手 15 g，枳壳 30 g，石菖蒲 15 g，炒麦芽 15 g，仙鹤草 30 g。

方中党参、白术、仙鹤草益气健脾以助运，其中党参健脾益气，"为强壮健胃药，用于一切衰弱症，能辅助胃肠之消化"（《现代实用中药》）；白术"既能燥湿实脾，复能缓脾生津……健食消谷，为脾脏补气第一要药"（《本草求真》）；仙鹤草又名脱力草，功能补脾益气，且补而不腻，茯苓健脾渗湿，合用即为四君子汤义。佛手气清香而不燥烈，性温和而不峻，既能舒畅脾胃滞气，又可疏理肝气以防木郁克土，且无耗气伤津之弊；枳壳善能理气宽中，行气消胀，"健脾开胃，调五脏，下气，止呕逆"（《日华子本草》），"消心下痞塞之痰，泄腹中滞塞之气，推胃中隔宿之食，削腹内连年之积"（《珍珠囊补遗药性赋》），与佛手合用则突出运脾调气之功，现代药理研究表明枳壳水煎剂能促进实验动物胃肠蠕动而有规律。炒麦芽健脾化湿和中，宽肠下气通便，"消一切米面诸果食积"（《景岳全书》），兼能疏肝理气；石菖蒲芳香醒脾，化湿和胃，而《本草从新》谓其"辛苦而温，芳香而散，开心孔，利九窍，明耳目，发声者，去湿除风，逐痰消积，开胃宽中"。诸药合用，既补气以助运，更调气以健运，使痰湿无由以生，则脾胃无由阻滞；兼以肝脾共调，使脏腑调畅，则脾运复健，升降如常，诸症自除。方中枳壳为调气运脾的关键药物，依脾运失健的程度而有小运（10 ~ 15 g）、中运（20 ~ 30 g）、大运（35 ~ 60 g）之别，最大可用至 80；而白术亦为不可或缺之药，依脾虚程度及便秘轻重决定药量，轻度者常用 15 ~ 30 g，中度者用至 30 ~ 60 g，重度者可用至 60 ~ 120 g。两药一补一消，相须为用。

王自立强调应时时刻刻保护胃气，主张用药宜轻灵、攻补应适宜，当动静结合，行止并用；用药之时力求攻勿伤正，慎用苦寒攻下之剂以防伤脾败胃，宜小剂投入，中病即止，如大黄仅用 1 ~ 3 g；补勿敛邪，滋补药中酌配健脾助运之剂以防碍脾妨胃。临证之时，气虚明显者加黄芪，中虚有寒者加高良姜、香附，阴血亏虚者加当归、白芍，气滞明显者加香附、砂仁，兼有痰湿者加半夏、陈皮，湿盛苔厚腻者去党参加苍术、厚朴，有郁热者加浙贝母、连翘、黄芩，有便秘者在重用白术、枳壳、炒麦芽的基础上，酌加郁李仁、肉苁蓉、槟榔、大黄；若肝郁犯胃而泛酸者加浙贝母、黄连、吴茱萸，痰积者加瓜蒌、浙贝母；因其久病入络，故常酌加莪术、川芎、郁金等活血通络之品。

【治疗绝技】慢性萎缩性胃炎多由慢性胃炎迁延不愈演变而来，病程短者 3～5 年，长者达数十年。究其之为病，多因饮食失节，损伤脾胃，日积月累，积重难复。若因虚致实，则见各种变证。其病机与运脾汤证治正好相符，故王自立教授常用运脾汤化裁治疗慢性萎缩性胃炎。

【验案赏析】患者，男，44 岁，2016 年 11 月 25 日初诊。胃脘胀闷不适半年，既往有慢性萎缩性胃炎，近半年出现胃脘胀闷不适，食后明显，大便干，夜寐差，舌质淡，舌体胖大，苔薄白，脉沉。诊断：胃痞。辨证：脾虚失运。治法：健脾助运。处方：运脾汤，党参 10 g，白术 15 g，茯苓 10 g，佛手 10 g，枳壳 15 g，炒麦芽 10 g，细辛 5 g，仙鹤草 15 g，甘草 10 g。7 剂，水煎分服，1 剂/日。

二诊（2016 年 12 月 20 日）：胃胀缓解，大便调，舌质淡，苔薄白。细辛加至 10 g。7 剂，水煎分服，1 剂/日。

三诊（2017 年 1 月 10 日）：胃胀未发作，大便调，舌质淡，苔薄白。党参加至 15 g，炒白术加至 20 g。7 剂，水煎分服，1 剂/日，以巩固疗效。

【按语】王自立教授强调胃痞一病需分清虚实，尤须辨明脾虚与湿阻，二者的区别在于舌苔。本案患者舌苔薄白，湿邪之象不显，病机关键为脾虚不运，气机不和，升降失常；故方以运脾汤运脾和胃，调整升降，遂诸症自除，体现了脾以运为健、以运为补的运脾思想。

参 考 文 献

[1] 张参军，舒劲，田旭东，等．王自立主任运用运脾汤治疗慢性萎缩性胃炎的体会 [C] //中华中医药学会脾胃病分会第二十次全国脾胃病学术交流会论文汇编. 2008：110－112.

[2] 王煜，王建强．王自立主任医师运脾思想临床应用 [J]．西部中医药，2018，31 (3)：39－41.

第四章　胃息肉

【经典名方】

柴胡疏肝散（源于《证治准绳》引《医学统旨》方）

组成：陈皮（醋炒）、柴胡各二钱，川芎、香附、枳壳（麸炒）、芍药各一钱半，甘草（炙）五分。

用法：水二盅，煎八分，食前服。

失笑散（源于《太平惠民和剂局方》）

组成：蒲黄（炒香）、五灵脂（酒研，淘去砂土）各等份。

用法：上为末。用酽醋调二钱熬成膏，入水一盏，煎七分，食前热服。

原文：治产后心腹痛欲死，百药不效，服此顿愈。

小建中汤（源于《伤寒论》）

组成：桂枝二钱，芍药四钱，甘草一钱，生姜三片，大枣四枚，饴糖六钱。

用法：上六味，以水七升，煮取三升，去滓，内饴，更上微火消解。温服一升，日三服。呕家不可用建中汤，以甜故也。

原文：伤寒，阳脉涩，阴脉弦，法当腹中急痛，先与小建中汤；不瘥者，小柴胡汤主之。方五十一。伤寒二三日，心中悸而烦者，小建中汤主之。方五十二。

【学术思想】胃息肉是指胃黏膜表面长出的突起乳头状组织，本病多无明显临床症状，偶有上腹隐痛、腹胀等不适，少数可出现恶心、呕吐等。中医并无胃息肉的记载，常根据其临床症状归为"痞满""胃脘痛"等范畴，李教授根据现代人的饮食结构、生活起居及多年的临床经验，认为胃息肉为浊毒、痰、瘀、虚相互兼夹致病，浊毒贯穿疾病始终，初期治疗以化浊解毒、消痰化瘀为主，后期以调阴阳、补气血为主，用之临床，效如桴鼓，炎性息肉可很快消除。对于直径 > 2 cm 的胃息肉、胃底腺息肉及腺瘤性息肉，李佃贵建议先行内镜下切除，再结合中药综合调理机体内环境从而降低胃息肉的复发率及癌变率。

【诊断思路】中医对"息肉"一词的认识及其形成过程，最早见于《灵枢·水胀》"寒气客于肠外，与卫气相搏，气不得荣，因有所系，癖而内着，恶气乃起，息肉乃生"。但对于胃息肉中医文献中并无记载，根据其症状将其归为"痞满""胃痛"等中医疾病。李佃贵根据现代人们的饮食嗜好及生活起居，认为外感六淫，情志不畅，嗜食肥甘，易使肺失宣降，肝失疏泄，脾失健运，水湿内生，日久浊凝，郁而不解，蕴积成热，热壅成毒，浊毒内结，阻滞中焦，气机壅塞，血瘀不行，痰瘀互结，胶着难解，久居胃腑，息肉乃成，初期其主要病机为浊毒内蕴，痰瘀互结，后期多为气血亏虚。

【治疗方法】

1. 清气分，解肝郁，选方柴胡疏肝散加减

叶天士《临证指南医案》指出"初病气结在经"，即疾病初得病位表浅，此阶段疾病易治愈，李佃贵根据病理结果结合患者临床症状发现炎性息肉、增生性息肉和胃底腺息肉患者大部分会有胃脘处痞塞满闷、胸胁肋胀满疼痛、口干、口苦、烦躁易怒、嗳气、舌质红、苔黄腻、脉弦滑数等表现。肝气郁结，木郁土壅故出现胃脘痞满、胸胁肋胀疼，多以柴胡、川芎、枳壳、炒白芍来疏肝解郁，调达肝脾气机；气机郁结，久而化热，脾失健运，胃失和降，沤而发热，故出现烦躁易怒、口干口苦、嗳气、苔黄腻等表现，用栀子、黄芩、石膏清气分邪热，半夏、陈皮、藿香、佩兰运中焦，中焦得运，脾升胃降，邪热乃除。此外，有些患者症状以胃脘疼痛为主，"不通则痛"，李佃贵认为不通又分气分不通和血分不通，此 3 种息肉以气分疼痛为主，常用对药延胡索、白芷，两者为元胡止痛方组成，延胡索，辛散、苦泄、温通，归肝、脾经，活血，利气，止痛。白芷，辛，温，归肺、胃经，祛风散寒、通窍止痛、活血排脓、生肌止痛、燥湿止带。两者合用共奏理气、活血、止痛之功。

2. 活血分，通络脉，选方失笑散加减

叶天士《临证指南医案》指出"久则血伤入络"即疾病日久不愈，易

入里伤血损络，常见于腺瘤性息肉，西医学已经将其列入癌前病变，其形成时间较久，部分患者表现为胃脘刺痛，反复发作，部位固定不喜按，面色晦暗，唇舌色黯淡、边有瘀点瘀斑，脉弦细滑等表现。浊毒久蕴，血瘀不行，不通则痛，故胃脘部刺痛，反复发作，常以对药蒲黄、五灵脂来活血化瘀止痛，此二药为失笑散组成，蒲黄凉血活血，止心腹诸痛；五灵脂活血止痛，化瘀止血，止男女一切心腹、胁肋、少腹诸痛，疝痛，血痢，肠风诸痛、身体血痹刺痛。两药合用可治一切心腹诸痛。若瘀血较严重，还可加用丹参、三七粉、莪术等活血化瘀药物，若患者患病时间长达数年，则非简单活血药物所能起效，此时疾病已入络，非虫类药不能直达病所，李佃贵针对此情况常选用对药全蝎、蜈蚣，全蝎善于走窜，祛风通络，败毒散结，息风镇痉，蜈蚣息风镇痉，攻毒散结，祛恶血，两药合用走窜搜剔，通达络脉。此外在治疗胃底腺息肉时考虑到其为癌前病变，进一步会癌变，李佃贵常会加用半边莲、半枝莲、白花蛇舌草等药物来防止其癌变。

3. 调阴阳，补气血，选方小建中汤加减

"正气存内，邪不可干，邪之所凑，其气必虚""养正积自除"。胃息肉虽为临床常见疾病，但临床症状不明显，不易被发现，通常病史较长，浊毒蕴久，耗气伤血，正气亏虚，无力抗邪，息肉增长，加快癌变。此阶段虚实夹杂，以正虚为本，邪实为标，部分患者临床会出现胃脘隐痛绵绵，喜温喜按，面色少华，神疲乏力，四肢不温，舌淡胖大，脉细弱。阳气亏损，虚寒内盛，故胃脘隐痛绵绵，喜温喜按，常选用干姜、桂枝等温阳散寒，但胃为阳明燥土，多实热，因此在应用温阳药物时一定要量小，密切观察疾病进展，及时调整用药，防止过于温燥进一步助热伤阴；气血亏虚，颜面失养，四肢不充，故面色少华，神疲乏力，用当归、炒白芍、党参、炒白术等益气养血；若患者伴有烦躁、手足心热、盗汗为阴虚内热，给予知母、黄柏、鳖甲养阴清热。临床病情复杂多变，不能一一尽举之，一定要辨证施治，不可拘泥于一法，令阴平阳秘，气血调和，积自消矣，息肉乃除。

【治疗绝技】李佃贵认为胃息肉的形成与脾胃密切相关，脾胃功能失常则脾不升清，胃不降浊，湿浊内生，久郁化热，热久成毒，浊毒内生，阻滞气机，血瘀不行，息肉乃成。在辨证论治选取合适方剂后，李教授经常使用藿香、佩兰为治疗胃息肉时常用对药，两药合用辛香芳苦，具有芳香化浊、醒脾开胃之功效，脾升胃降，浊毒乃化，息肉易除。

【验案赏析】患者，男，61岁，2018年2月12日初诊。主诉：胃脘部间断胀痛不适1年余，加重1周。现主症：胃脘部胀痛，烧心、反酸，口干、口苦，口中黏腻，面色晦暗，发黄，偶有恶心、呃逆、纳可，寐可，大便1~2日1行，质可，小便可，舌质红，苔黄厚腻，脉弦滑。电子胃镜检查示：慢性胃炎伴糜烂，胃息肉（0.5 cm×0.4 cm），反流性食管炎。病理检查：炎性息肉，胃窦部轻度肠上皮化生，慢性萎缩性胃炎。西医诊断：慢性胃炎、胃息肉、反流性食管炎。中医诊断：胃脘痛，浊毒内蕴，痰瘀互结，气分热盛。以化浊解毒，消痰化瘀，清气分邪热为治则。处方：藿香12 g，佩兰12 g，海螵蛸25 g，瓦楞子25 g，茵陈12 g，黄连12 g，柴胡12 g，黄芩12 g，栀子9 g，砂仁12 g，儿茶9 g，生地12 g，牡丹皮9 g，清半夏9 g，厚朴9 g，炒莱菔子12 g，延胡索9 g，白芷9 g。15剂，每日1剂，开水冲服。嘱清淡饮食，少食油腻、辛辣、甜腻等食品，避风寒，调节情志。

【按语】 患者为老年男性，多年来饮食不规律，嗜酒，终致脾失健运，胃失和降，气机上逆，故见恶心、呃逆；水湿内生，日久浊凝，郁而不解，蕴积成热，故见烧心、反酸，口干、口苦；热壅成毒，浊毒内结，蒙蔽清阳，故见面色晦暗、发黄，浊毒日久，气滞不行，血瘀不畅，痰瘀互结而形成息肉。初诊时患者以烧心、反酸严重，"诸呕吐酸皆属于热"，予海螵蛸、瓦楞子、生地、牡丹皮、儿茶旨在清热抑酸，口干、口苦考虑肝胆热盛，予柴胡、黄芩取小柴胡汤之意以清少阳邪热，栀子、黄连增强清热之力，面色晦暗、口中黏腻为中焦失运，湿浊上犯，用藿香、佩兰化浊解毒，清半夏、砂仁运化中焦，化痰行瘀，外加延胡索、白芷止痛，莱菔子降气止呕，厚朴行气止胀。

参 考 文 献

李维康，刘凯娟，李娜，等．李佃贵教授治疗胃息肉经验探讨［J］．天津中医药，2020，37（2）：176 – 178.

国医大师张磊教授从"痰核"论治胃息肉经验

【经典名方】 越鞠丸（源于《丹溪心法》）

组成：香附、川芎、苍术、神曲、栀子各等份（6 g）。

用法：原方为末，水丸如绿豆大，每服二至三钱，温开水送下。现代用法：上药研末，水泛为丸，每日3次，每次6~9g，温开水送下；亦可作汤剂，水煎服，按原方比例酌定。

原文：越鞠丸解诸郁。又名芎术丸。

【学术思想】张老从医近70年，理验俱丰，在长期的教学临床实践中总结出独具特色的临证八法，即轻清法、涤浊法、疏利法、达郁法、运通法、灵动法、燮理法和固元法，并形成"动、和、平"的学术观点，临床涉及内、外、妇、儿各科，尤擅内科疑难杂病的诊治。张老认为胃息肉在病症特点、基本病机等方面与中医学中"痰核"相符，胃生痰核，发为息肉为胃息肉的病症特点；痰湿结聚，痰凝为核为胃息肉的基本病机。

【诊断思路】胃息肉是指胃黏膜向胃腔突出的隆起性病变，临床上可单发或多发，具有恶变倾向，属于癌前疾病。息肉之病名首见于《灵枢·水胀》，云："寒气客于肠外，与卫气相搏，气不得荣，因有所系，癖而内着，恶气乃起，瘜肉乃生。"指出息肉是寒邪客于肠胃，气机不畅，日久气血壅滞所致。胃息肉是肉眼可见的有形扁平隆起病灶，根据其形态可归属于"积聚""癥瘕"等范畴。张老认为，本病属于中医学"痰核"范畴，痰核多由脾弱不运，湿痰流聚而成。《丹溪心法》指出："结核或在项、在颈、在臂、在身，如肿毒者，多是湿痰流注作核不散。"胃生痰核，发为息肉为本病的病症特点。随着对痰核认识的深入，有脉生痰核、胞生痰核、乳生痰核等名称的不同，同样"痰核"亦可结于胃脘，则为"胃生痰核"。胃息肉为胃黏膜隆起样病变，为有形之物，在形态上亦与"痰核"相符，正如《丹溪心法》所云："凡人身上中下有块者，多是痰。"《杂病源流犀烛》亦云："而其为物则流动不测，故其为害……随气升降，周身内外皆到，五脏六腑俱有。"胃息肉患者常可见胃痞纳少、呕恶嗳气，苔腻，脉滑或缓等症状，多是脾失健运生痰，痰注作核，痰核结于胃脘所致。可见胃息肉在病症特点方面与痰核相符合。

脾为阴土，喜燥而恶湿，最忌湿邪，若湿邪困脾，脾失健运，则无力运化水湿，则聚而成痰，郁结胃脘。诚如《柳选四家医案》所云："痰因湿酿，湿自脾生，脾若健运，则无湿以生痰。"胃为空腔脏器，主受纳水谷精微，又可驻留脾生之痰浊，为贮痰之器，痰邪重浊，湿浊黏滞，痰湿蕴结更致缠绵难解。痰湿结聚中焦日久，可致中土受损，脾胃运化失常，如《冯氏锦囊秘录》云："肥人体倦，脾胃不和，食不饱闷，此胃有湿痰，郁滞中焦。"痰湿结聚日久郁而化火，火邪煎灼，热毒炽盛，结痰成块；痰湿日久必夹瘀血，痰瘀互结，壅滞不散。饮食不节，嗜食肥甘厚味，痰浊湿邪更易内生，胃中痰湿不化，与停积宿食相合，更难消解。张老认为，胃息肉病理因素以痰凝、湿盛为主，与瘀血、食积、热毒等病邪关系密切，基本病机为痰湿结聚，痰凝为核，"痰核"结于胃脘，发为息肉。可见胃息肉在基本病机方面与痰核相符合。

【治疗方法】 化痰散结法，又称化痰破结、涤痰破结、涤痰散结，是治疗"痰核"等疑难杂病的重要治法，张老常将祛痰药与消积软坚药并用，其具有丰富的内涵，在临床上应用广泛。临证常选用越鞠丸化裁。方中香附辛香行散，开郁结以解气郁；苍术苦辛气烈，燥湿浊、运脾胃以解湿郁；川芎辛温行窜，活血理气通滞以解血郁；栀子苦寒清降，清泻三焦郁火以解火郁；神曲甘温辛散，消痰食、化食滞以解食郁。诸药合用行气解郁，痰、湿、食、火诸郁皆除，中焦郁滞自解。如胃中嘈杂，泛吐酸水，常合浙贝母、煅乌贼骨制酸和胃；如胃脘灼热，胁肋胀痛，常用延胡索、炒川楝子泄热止痛；如胃脘痞塞，脘腹满闷，常加枳实、厚朴理气宽中。临证亦需重视胃气的通降，常加莱菔子、槟榔等降胃行气之品，以理胃中气滞；或加山楂、鸡内金等消食化积之品，以利胃肠积滞；或合苦杏仁、紫苏子等降肺通腑之品，以降胃肠之气。张老认为，应用化痰散结法还当治病求本，详察病机的兼杂，审证求因，根据气滞、瘀血偏重的不同以及积聚的轻重，选用理气化痰、解郁和胃的方法治疗胃息肉。

【治疗绝技】 张老以化痰散结为治则，治疗上据气滞、血瘀偏重的不同及积聚的轻重，选用理气化痰、活血化痰、软坚散结等方法治疗胃息肉。理气化痰，解郁和胃，开郁结，疏壅滞，常选用越鞠丸化裁。活血化痰，涤浊消癥，以加味二陈汤化裁；软坚化痰，散结平癥，选用攻坚破积之品，以济生乌梅丸化裁。

张老同时强调情志因素与胃息肉的发病关系密切。气机以调畅为宜，若受外界刺激，一有怫郁，情志失调，则气机升降紊乱，脏腑功能失和，容易导致疾病的产生。《素问·举痛论》曰："思则心有所存，神有所归，正气留而不行，故气结矣。"忧思日久，脾气郁结，肝失疏泄，胃气壅滞，脏腑失和，痰核内生，日久发为本病。治疗上应注重解郁安神类药物的使用，失眠多梦、健忘者，常加酸枣仁、夜交藤养心安神；心悸不宁、胆怯易惊者，常加龙骨、牡蛎镇惊定志；心情抑郁、胸满烦闷者，常加郁金、石菖蒲行气解郁。同时要了解患者的精神、心理状态，对其耐心宣教疾病的发生、发展及预后转归，详细告知患者医嘱及注意事项。对患者当善言开导，开其心结，畅其情志，以消除负面情绪，减轻心理负担，"痰核"渐消缓散，息肉自除。张老在以"有药处方"治疗疾病的同时，善开"无药处方"，给患者心理疏导及健康指导，帮助患者树立信心以战胜疾病。张老认为"无药处方"配合"有药处方"可增强胃息肉的治疗效果。

【验案赏析】患者，男，35岁，2019年7月5日初诊。主诉：胃脘部间断疼痛1年余，加重半个月。患者诉1年前无明显诱因出现胃脘疼痛，伴有嗳气、反酸，自行口服药物缓解，后多次反复发作。半个月前因饮食不慎上述症状再发并加重，当地医院胃镜检查示：慢性非萎缩性胃炎伴胆汁反流；胃多发息肉。病理检查：（胃体）胃底腺息肉。刻下症见：胃脘痛，嗳气频作，烧心反酸，口干苦，纳呆食少，小便色黄，大便干，每日一行，矢气频，舌质暗红、舌体胖大、苔白腻、舌下脉络粗，脉缓有力。西医诊断：胃息肉，慢性非萎缩性胃炎。中医诊断：胃脘痛（痰气瘀阻证）。治法：行气解郁，活血化痰，软坚散结。处方：苍术10 g，川芎10 g，栀子10 g，神曲10 g，醋香附10 g，清半夏10 g，陈皮10 g，茯苓30 g，连翘10 g，炒莱菔子10 g，延胡索10 g，炒川楝子6 g，浙贝母10 g，煅乌贼骨30 g，黄连6 g，僵蚕10 g，乌梅10 g，甘草6 g。7剂，每日1剂，水煎分早晚2次温服。并嘱患者节饮食，畅情志。

【按语】患者胃脘疼痛，嗳气，烧心反酸，口干苦，大便干，结合舌脉，辨为中焦气滞化火，痰湿结聚，瘀阻食停。中焦气机壅滞不通，则胃痛、嗳气频作；气郁日久化火，则口中干苦、烧心反酸；食滞胃肠，则纳呆、大便干、矢气；舌暗红、苔白腻、舌下脉络粗、脉缓，皆为痰湿瘀阻之象。以行气解郁、化痰散结为治疗大法，运用越鞠丸以解中焦气、血、火、湿、食之郁滞，二陈汤以燥湿化痰除痰核结聚，延胡索、炒川楝子活血止痛，浙贝母、煅乌贼骨制酸散结，黄连、连翘清热散结，炒莱菔子降气化痰消食，僵蚕散结化痰，乌梅平胬蚀疮，甘草调和诸药。并嘱患者合理饮食，调畅情志。

参 考 文 献

杨可斌，殷志禹，王悬，等. 张磊从"痰核"论治胃息肉经验［J］.中医杂志，2021，62（15）：1299－1302.

第五章 呕 吐

【经典名方】小半夏汤（源于《金匮要略》）

组成：半夏一升，生姜半斤。

用法：上二味，以水七升，煮取一升半，分温再服。

原文：呕家本渴，渴者为欲解，今反不渴，心下有支饮故也，小半夏汤主之……诸呕吐，谷不得下者，小半夏汤主之。

【学术思想】脾胃为后天之本，是气机升降之枢纽。湿邪易困脾胃，阻滞气机，从而影响脾胃升清降浊的功能，临床上常见脘腹胀满、呕吐反酸、纳谷不香、身倦乏力、大便溏薄等症。脾胃同居中焦，脾胃升降失常，则使心肺不得濡养，肝肾浊邪不能外出，而其他脏腑气机不利亦能影响脾胃升降功能。徐景藩常在健脾和胃药的基础上配伍芳香化湿药，以达祛邪扶正之功效。此外，中焦气机不利不仅与脾胃相关，亦关乎心、肺、肝、肾，治疗时应注重调理五脏，使全身气机调畅。

【诊断思路】脾胃生湿的病因主要有三点。一为外感湿邪：夏季多暑病，长夏多湿病，暑多夹湿，暑湿为病，或侵犯肌表，或从口鼻入；倘若胃中已有湿邪，复外感暑湿之邪，易加重胃内湿邪，使病情缠绵。二为饮食不节：饮食对脾胃的影响甚大。《素问·痹论》云："饮食自倍，肠胃乃伤。"过食生冷或甜腻之品容易损伤脾胃，影响脾胃的运化功能，使得中焦阳气不振，则湿邪自生。现代人喜冷饮，过食寒凉，伤及阳气，使中焦阳气受损，则寒湿愈重。甘味入脾胃，味过于甘则易生痰湿。此外，"酒易生湿"，饮酒过度亦可致脾胃湿热。三为忧思过度：思伤脾，倘若思虑过度，则使脾气郁结，运化失常；忧伤肝，肝气不舒则气机郁结，易引起脾气不升、胃气不降、中焦阻滞而见腹胀、纳呆、食少等症。同时，思则气结，情志不畅则导致肝气郁滞，横逆犯胃，影响胃的通降功能，使得胃气阻滞，湿浊中阻。

【治疗方法】芳香化湿药善于燥湿止呕、健脾和胃，对外邪犯胃、饮食停滞，或因脾胃虚寒导致湿邪中阻所致的呕吐极具疗效，如经方小半夏汤。对外邪犯胃者常用藿香、佩兰相伍，既可解暑湿表证，又可燥湿和中。饮食停滞胃肠者亦可用藿香宽中止呕、燥湿行气，辅以炒谷芽、炒麦芽、鸡内金等健胃消食。若呕吐量较多，说明胃中湿邪较重，可配苍术燥湿健脾；若同时伴有脘腹痞胀等气滞之证，可配砂仁、木香行气止呕。徐景藩认为，化湿药有芳香辟秽之功效，对于湿浊秽物阻滞中焦所致的呕吐疗效颇佳。对于水湿所致的呕吐须辨别水阻之位不同，在上者吐之，在下者渗之，在外者汗之，分而治之。

【治疗绝技】徐景藩提出，在治疗脾胃病时应注重运用芳香化湿药，以达到健脾燥湿、化湿和胃的目的。根据湿邪特性常用辛温或苦温药化解湿邪，并根据兼证酌情加减，常用小半夏汤、苍术、藿香、厚朴、砂仁等。湿邪是脾胃病关键的致病因素，既是病因，又是病理产物。因此在治疗胃脘痛、泄泻、呕吐等疾病时常运用化湿药物，使湿邪得化，气机得畅，脾胃得运。

【验案赏析】患者，女，44岁，2006年5月10日初诊。主诉：呕吐、腹泻间作3月余。现病史：患者2006年1月底因进食不新鲜食物出现呕吐、腹泻，经输液治疗好转。2月初患者因有"特发性血小板减少性紫癜"住院治疗，期间曾出现腹泻、腹痛、呕吐等。于3月3日出院，出院后仍呕吐，吐则腹泻。3月28日胃镜示：反流性食管炎，慢性胃炎。诊见：患者时有呕吐，昨日起又腹泻，日行10余次，为稀水样便，无黏液及脓血，有白色黏膜样物，昨晚患者呕吐数次，为胃内容物，甚则有胆汁，10日来未有呕吐。舌淡红、苔薄白，脉细弦小数。治法：和胃降逆，健脾胜湿。处方：姜半夏12g，陈皮10g，茯苓20g，焦白术15g，泽泻20g，炒防风10g，藿香15g，车前子15g，焦神曲20g，荷叶10g，黄连2g，炮姜炭10g。5月24日患者反馈呕吐已止，肛门时有便意而无大便。

【按语】患者吐泻兼作，病程反复，大便稀溏，说明湿困脾胃，中焦气机升降失常，脾失升清，胃失和降。此时当降逆和胃，燥湿健脾。以小半夏汤为主方，加用泽泻、白术组成泽泻汤治疗眩晕、呕吐，并加藿香和胃化湿、燥湿醒脾，加防风以风药燥湿，并选用车前子、黄连、茯苓等健脾燥湿以祛湿邪。

参 考 文 献

潘玥，陆为民，蔡佳卉. 徐景藩运用芳香化湿药治疗脾胃病 [J]. 吉林中医药，2019，39（9）：1146 – 1149.

国医大师徐经世教授"理脾宗东垣，和胃效天士"理论初探

【经典名方】六君汤子（源于《世医得效方》）

组成：人参（去芦）、甘草（炙）、白茯苓（去皮）、白术（去芦）、陈皮、半夏各等份。

用法：上锉散。

原文：治脏腑虚怯，心腹胀满，呕哕不食，肠鸣泄泻。

【学术思想】徐老治疗脾胃病用药经验丰富且独特，创造性地提出"理脾宗东垣，和胃效天士"的治疗大法和"补不得峻补、温燥要适度、益脾重理气、养胃用甘平"的治疗原则。在用药方面根据脾胃的不同生理特性而选药，注重润燥刚柔及寒热温凉的搭配，唯求协同以增其效，制约以矫其偏。遣方用药追求恰到好处，力求做到既不过位，又要到位，践行"三宜三忌"，施之临床，常取不意之效。

【诊断思路】脾胃的生理特性不同，具体而言，脾恶湿而喜燥，脾为阴脏故脾病多寒；胃则恶燥而喜润，胃为阳腑故胃病多热。因此在临证中必须考虑到脾胃的不同生理特性，明辨药性，使润燥搭配合理，寒热协调适度，方能起到应有之效。徐老用药，常以辨证为准，揆度润燥之性。

【治疗方法】治疗脾胃病的方药，历代先贤创立而用之有效的颇多，然临证时如何结合具体病症选方用药，徐老认为尚需明察病机，审证求因，辨证施治。徐老特别推崇东垣、天士二家，认为东垣偏于补脾阳而略于补胃阴，偏于升脾而略于降胃。后叶天士则补其不足，提出"脾宜升则健，胃宜降则和""太阴湿土得阳始运，阳明燥土得阴自安"，以"脾喜刚燥，胃喜柔润"之理，别开生面，独树一帜，创立甘平、甘凉濡养胃阴之法，使调理脾胃更臻完善。临证中徐老结合自己多年来的临床体会，综合两家之长，创造性地提出"理脾宗东垣，和胃效天士"的治疗大法和"补不得峻

补、温燥要适度、益脾重理气、养胃用甘平"的治疗原则，在用药方面常选择平和多效方药，并采用双向调节的方法，使脾胃升降平衡，则五脏六腑随之而安。

在临证组方中，尚需养胃健脾兼顾，润燥刚柔互济，脾胃两助，方能重建中州。徐老用药，常遣药对，如取石斛与枳壳同用，潞党参与苍术齐施，如是润燥并行，每能互补短长，相得益彰。至于药性寒热温凉，徐老往往根据病情，据证投药。如脾阳不振，脾失运化，或寒遏中宫，中阳被困，此为寒证，徐老常用熟附片、煨姜、陈皮、葛根、台乌药等温中助阳散寒；若阳邪入腑，湿热交阻，或胃中郁热，火毒内蕴，此为热证，徐老喜用川黄连、黄芩、石膏、知母、山栀子、车前草、龙胆草等泻火清胃逐热。然在临证中患者大多寒热夹杂，因此治疗中亦应统筹兼顾，做到寒热适度，恰到好处。徐老自创一些寒热并用的小方，临证中加减应用，亦取效良多。如在治疗临床病证兼有胃酸过多和脾胃虚寒症者，用煨葛根 15 g，炒川连 5 g，煨姜 5 g，凡有是证辄用之，无伤于胃，亦别无其他副作用；在胆汁反流性胃炎的治疗中，常用甘温之葛根伍以苦寒重镇之代赭石，取其一升一降，一寒一热，使脾胃健而御肝乘，肝不乘而诸病愈。

徐老常谓"医乃仁术，身心性命攸关"，故其用药往往费尽思量，细极微芒，斟酌尽善，唯求协同以增其效，制约以矫其偏颇。遣方用药，追求恰到好处，做到既不过位，又要到位，为此在临证中提出"三忌三宜"：一忌峻补；二忌温燥；三忌滋腻，也就是宜补而不滞、温而不燥、滋而不腻。徐老指出，在脾胃病的治疗中，调理恢复脾胃功能是其根本目的，因此应当根据患者的不同情况，重视药物配伍，提高疗效，减少不良反应，对一些可用可不用的药，再三斟酌，权衡利弊，以决定取舍。

【治疗绝技】徐老结合现今人们的体质，认为随着人们生活水平的提高，膏粱厚味已成日常，每每伤及脾胃运化而生湿邪，而湿邪内生，热化多见，气血瘀阻，伤及胃阴亦为不少，所以治疗用药既不能克伐太过有伤于脾，又当适度掌握方药配伍及剂量大小。如辛香理气药，少则可行气化湿，悦脾醒胃，过用则破气化燥反损脏腑，对阴血不足及火郁者更当慎之，以防止耗阴助火，故用丁香、沉香等辛窜温燥之品，均不超过 6 g，并常配伍白芍以制约其性。至于濡养胃阴之石斛、竹茹、北沙参等，徐老则不吝于用，随证化裁，应用的出神入化，非吾辈所能掌握也。徐老尤其推崇竹茹，认为古人"竹茹性寒，虚寒忌用"有属偏见，如脾胃虚寒，兼有他疾，用以姜炙则无碍于脾，反可起到和胃健脾、使胃受纳、药半功倍之效。今以中医药治疗疾病，往往入药途径较为单一，如用药味重，则很难受纳，更有伤于胃，所以要取之有效，首先要使胃受纳，在药中配竹茹之别意也在于此，它既能调和诸药，功过甘草，又能起到治疗性作用，可谓有益无弊，一举两得。组方往往十一二味，配伍严谨、补中有消、散中带收，补后天以益脾胃之气，清胃热以除中焦壅滞，行气活血以散胃络血瘀，同时不忘佐甘缓之品敛阴以防其过。

【验案赏析】患者，女，72 岁，2007 年 8 月 13 日初诊。患者年逾七旬，形体虚弱，饮食少进，情绪不遂，抑郁多虑，遇寒则胃脘不适，大便偏干，小溲时黄。近 1 年来，食后往往反出，曾做检查胃无病理性变化，今来门诊求于中医治疗。诊其脉来虚而微弦，舌淡红苔薄，按其脉症考之乃系脾胃虚寒、肝气横逆之象，拟予健脾温中、降逆和胃法为治。处方：炒潞党参12 g，焦白术 15 g，云茯神 20 g，广陈皮 10 g，姜半夏 12 g，绿萼梅 20 g，老蔻仁 6 g，香谷芽 25 g，代赭石 12 g，煨姜 6 g，炙甘草 5 g。每日 1 剂，水煎服。药进 5 剂，药尽未见呕吐，二便亦转正常，其他无不适之感，故守原方再进数剂，后来反馈颇好，呕吐再未出现。

【按语】呕吐一证，有客邪与内伤之别，客为卒然，内伤则由饮食、情志、脾胃虚寒等因所致。如《素问·至真要大论》所说："太阴之复，湿度乃举……食饮不化……唾吐清液。"而《金匮要略》对呕吐脉证治疗更祥，不仅提出一些现在仍行之有效的方剂，而且指出虚则应止，实不止呕，如在《呕吐哕下利病篇》中说："夫呕家有痈脓，不可治呕，脓尽自愈。"这说明有时人体排出有害物质是保护性反应，故此时治疗，不应止呕。可见治呕，拟需明辨虚实寒热，以"反出"为寒，以"不入"为火，简短之言，确为诊断提供依据。本例实为脾胃虚寒、肝气横逆之征，治用六君合代赭石加减，以暖中和胃，镇逆止呕。因挟有肝气，故取用赭石，并以煨姜以佐之，以防其苦寒之性有伤于胃从而恰到好处。可谓全方合力，一举而起沉疴。由是案可窥徐老治疗特点之一斑矣。

参 考 文 献

侯浩彬，徐经世. 徐经世治疗脾胃病用药经验［J］. 北京中医药，2008，27（2）：104-105.

国医大师伍炳彩教授运用下法治疗实证呕吐经验

【经典名方】

小陷胸汤（源于《伤寒论》）

组成：黄连一两，半夏（洗）半升，瓜蒌实大者一枚。

用法：上三味，以水六升，先煮瓜蒌，取三升，去滓，内诸药，煮取二升，去滓，分温三服。现代用法：水煎服。

原文：小结胸病，正在心下，按之则痛，脉浮滑者，小陷胸汤主之。

温胆汤（源于《三因极一病证方论》）

组成：半夏（汤洗七次）、竹茹、枳实（麸炒）各二两，陈皮三两，茯苓一两半，炙甘草一两，生姜五片，大枣一枚。

用法：上为锉散。每服四大钱，水一盏半，姜五片，枣一枚，煎七分，去滓，食前服。

原文：治大病后，虚烦不得眠，此胆寒故也，此药主之。又治惊悸。

【学术思想】呕吐在解表化湿、消食化滞、温中化饮、健脾益气、疏肝理气、温中健脾、滋养胃阴等法的治疗下，都能达到和胃降逆止呕的目的，然而伍师认为除这些方法之外，还要重视八法中的"消""下"二法。胃主受纳和腐熟水谷，胃以降为顺，其主亦降，如有其邪或自身原因，胃气则升，发为呕吐，《圣济总录·呕吐》曰："呕吐者，胃气上而不下也。"

【诊断思路】呕吐的病因有外邪侵犯，饮食不节，情志失调，愤怒伤肝，脾胃虚弱，胃阴不足。呕吐的发病机制总为胃失和降，胃气上逆而致呕，其病理表现不外乎虚实两类，实证因外邪、食滞、痰饮、肝气等邪犯胃，以致脾胃之气升降失常，气逆作呕；虚证为脾胃气阴亏虚，运化失常，不能和降。病变脏腑主要在胃，还和肝、脾有密切关系。如脾阳虚，水谷不能正常运化，则痰饮内生，阻碍脾气，升降失常，胃气上逆，则形成痰饮内阻之证；又如肝气郁结，导致肝气横逆犯胃，胃气上逆，则肝气犯胃之证成已；患者病久，伤脾之运化，致脾气亏虚，运化无力，胃虚气逆，则为脾胃气虚证；病久气虚及阳，阳损及阴则有脾胃阳虚证和胃阴耗伤证。

《金匮要略·呕吐哕下利病脉证治》把呕吐哕合成一篇，可见病机上都是脾胃运化失职，升降失常所致，在辨证上以脾胃为主，治疗上以恢复脾胃升降为原则。如《金匮要略·呕吐哕下利病脉证治》曰："哕而腹满，视其前后，知何部不利，利之即愈。"本条的病因病机是邪实内阻于下，气逆。邪实内阻则见腹满，气逆于上则见哕，此即《金匮要略心典》所云："病在下而气溢于上也。""视其前后"可得出本证有小便不利或大便不通，应以此为辨证要点。如大便不通，糟粕内停，肠胃则实，于是胃气不降，则腹满而哕，治当通腑，腑通后则气顺，气顺则腹满哕自愈。如有小便不利，导致水湿停于下，也能有腹满、哕，治以利湿下浊，如是邪去气平，则哕自止，所以"利之即愈"。本条辨证方法自然也适用于呕吐见腹满的主症，值得提醒的是本方法只能用于实证，不能用于虚证。

【治疗方法】 对于痰热内扰，胃气不降导致的呕吐，伍师运用小陷胸汤合温胆汤治疗。

小陷胸汤主治结胸，由黄连、半夏、瓜蒌三味药组成。《伤寒论》云："小结胸病，正下在心，按之则痛，脉浮滑者，小陷胸汤主之。"小陷胸汤主治的病变部位在心胸及胃脘部，症见痞满闷胀，按之疼痛，或有黄稠痰，舌苔黄腻。临床凡具有上述症状或者病机为痰热交阻者，均可以用小陷胸汤治疗。

温胆汤为《三因极一病证方论》中方，方药组成：半夏二两，陈皮三两，淡竹茹二两，枳实二两，甘草一两，茯苓一两半，生姜五片，大枣一枚。方中以半夏为君，燥湿化痰，和胃降逆，气降则痰降；竹茹为臣，清热化痰，除烦止呕，与半夏相配，化痰止呕兼顾；枳实苦辛微寒，降气化痰，开结除痞；陈皮理气和胃，燥湿化痰。张秉成在《成方便读》中说："此方纯以二陈、竹茹、枳实、生姜，和胃豁痰，破气开郁之品，内中并无温胆之药，而以温胆名方者，亦以胆为甲木，常欲其得春气温和之意耳。"本方虽名"温胆"，实为"清胆"。《时方歌括》言："二陈汤为安胃祛痰之剂，加竹茹以清隔上之虚热，枳实以除三焦之痰壅。热除痰清，而胆自宁和，和即温也。温之者，实凉之也。"《张氏医通》言："胆之不温，由于胃热不清，停蓄痰涎，沃于清净之府，所以阳气不能条畅，而失温和之性。故用二陈之辛温以温阳涤涎，涎聚则热郁，故加枳实，竹茹以化胃热也。"《医方论》云："胆为清净之府，又气血皆少之经。痰火扰之，则胆热而诸病丛生矣。温胆者，非因胆寒而与为温之也，正欲其温而不热，守其清静之故常。方中用二陈、竹茹即是此意。"从方中可见，温胆汤温凉兼进，补泻兼施，不温不燥，以调和为主，总体从理气化痰的角度，清胆除烦，调畅脾胃气机，以达降逆止呕之效，可适用于多数化疗引起的证属胆胃不和之呕吐。脾胃气机条畅，不仅减轻呕吐，改善食欲不振、排便困难等问题，也减少了化疗后迟发型呕吐的发生。

【治疗绝技】下法是治疗呕吐的基本大法之一，下法之病因病机是邪实内阻于下，气逆。邪实内阻则见腹满，气逆于上则见哕，又哕和呕吐病机相同，所以"知何部不利，利之即愈"。若痰热内扰，胃气不降，症见痞满闷胀，按之疼痛或有黄稠痰，舌苔黄腻。伍师运用小陷胸汤合温胆汤治疗，以清热化痰，降逆止呕。

【验案赏析】患者，男，57岁，2004年4月1日来诊。呕吐，检查确诊为胃癌并肝转移，近2个月来呕吐不止，所吐为食物，曾在某院治疗，未见效，又在医院服中药温胆汤加味治疗半个月，亦无显效。又转入上海市某医院治疗，呕吐仍不止。经病友介绍，到南昌市治疗，诊时患者精神较差，消瘦，呕吐物为饮食物，口渴欲饮，口黏，纳差，大便比较干燥，2~3天一行，时有嗳气，偶尔反酸，胃脘隐痛不喜按，舌质红，苔较厚微黄，脉弦。辨证中焦痰饮加湿，下焦实邪内阻，治以清热化痰利湿，和胃止呕，选方小陷胸汤合温胆汤。处方：黄连6g，半夏10g，瓜蒌仁10g，瓜蒌壳10g，枳实6g，竹茹6g，陈皮10g，茯苓10g，生甘草6g，服1剂，大便通，呕吐止。

【按语】患者呕吐不止，大便比较干燥，2~3天1行，时有嗳气，胃脘隐痛不喜按，口黏，苔较厚微黄，是本证的辨证要点，正如"知何部不利，利之即愈"；至于小陷胸汤在这的作用，《伤寒论》曰："小结胸病，正在心下，按之则痛，脉浮滑者，小陷汤主之"。本条的病机为痰热互结心下，多为太阳表邪入里化热，与心下痰饮互结而成，由于痰饮互结，故心下痞满，按之则痛。再者小陷胸汤有苦降的作用，黄连苦寒，以清泄心下之热；半夏辛温，除湿化痰；瓜蒌甘寒滑润，清热涤痰开结，趋于下降；用之可以通大便，大便通后则胃气上逆症状消失。舌苔比较厚、口黏是湿热的表现，用温胆汤燥湿化痰，理气和胃。

参 考 文 献

[1] 贾龙睿，高珊珊，伍建光. 伍炳彩运用消、下二法治疗呕吐经验 [J]. 江西中医药，2011，42（9）：12-13.

［2］李家榕．经方治疗危急重症举隅［J］.中国中医急症，1995（5）：220 –221.

［3］蒲香蓉，张印，李绍旦．温胆汤联合托烷司琼治疗 EC 方案化疗所致重度呕吐临床研究［J］.中医学报，2017，32（7）：1141 –1143.

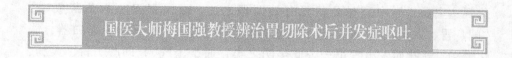
国医大师梅国强教授辨治胃切除术后并发症呕吐

【经典名方】六君子汤（源于《世医得效方》）

组成：人参（去芦）、甘草（炙）、白茯苓（去皮）、白术（去芦）、陈皮、半夏各等份。

用法：上锉散。

原文：治脏腑虚怯，心腹胀满，呕哕不食，肠鸣泄泻。

【学术思想】随着胃癌发病率逐年上升，胃切除术在临床上广为应用。术后患者往往出现一系列并发症如呕吐等，其生活质量不容乐观。胃切除术后，患者有体虚乏力与并发症呕吐两大问题，证属虚实夹杂。梅师认为，治当审邪正双方之情势如何，或先补后攻，或先攻后补，或攻补兼施，皆当以准确辨证后施治。

【诊断思路】胃全切除术或次全切除术（简称胃切除术），与胃周围淋巴结清除、消化道重建，是西医目前临床主要的，也是唯一的能治愈进展性胃癌的方法。胃部分或者全部切除，经口腔咀嚼初次消化过的食物就会未经应有的储存、消化过程，较快倾倒入了小肠。随后由于食物牵扯到小肠，大量食糜一次性与肠道接触，被快速吸收，引起血糖波动；高渗性食糜进入小肠使全身有效循环量减少等原因，使患者术后往往出现一系列并发症。早期常有消化道并发症，如呕吐、腹泻、倾倒综合征等；远期常见全身并发症，如电解质平衡紊乱、顽固性营养不良、贫血、体重下降、代谢性骨病、微量元素缺乏等，极大地影响患者术后恢复及生活质量，少数患者术后并非死于肿瘤复发，而是营养不良。随着胃癌发病率逐年上升，行胃切除术的患者日益增多，如何治疗护理其术后并发症呕吐已成为临床医生有待解决的问题。

胃切除术后并发症呕吐，是现代外科手术带来的并发症。中国古代少有开腹手术，古籍更无详细记载。看似中医对"胃切除术后并发症呕吐"无明确治疗之法，但仍可灵活认识。中医对"胃切除术后"的认识可从《内经》中寻找。《素问·经脉别论》云："食气入胃，散精于肝……食气入胃，浊气归心……饮入于胃，游溢精气。"古籍记载，胃为水谷之海，主受纳、腐熟。胃切除术后，胃脘缺失，肠腑重建，患者受纳、腐熟食物无器，气血生化乏源，看似愈后不佳，令人担忧；欲用汤药调理，恐药效无法经脾胃运化到达全身，似中医对此状无有效调理之法。而《素问·六节藏象论》"脾、胃、大肠、小肠、三焦、膀胱者，仓廪之本，营之居也，名曰器，能化糟粕，转味而入出者也……此至阴之类，通于土气"，即脾、胃、大肠、小肠、三焦、膀胱同为一类脏腑群，称"仓廪之本"，主运化。故即使胃脘缺失，大小肠还存，转味之用仍可由其维持，中药药效仍可经脾胃运化作用全身。待一段时间后，大小肠逐渐适应代偿，再配合中药调理、饮食护理，患者可基本恢复正常的脾胃功能。

中医对"并发症呕吐"的认识：之所以出现并发症呕吐，是因为术后气血耗伤，胃脘被摘，食物吞咽后，来不及被腐熟而直达小肠，相对小肠自身而言食物为外来之邪，刺激小肠。小肠腑气被扰，气机上逆，则发为呕吐。病机虚实夹杂，治疗当止呕治标与调理脾胃治本兼顾。

【治疗方法】"脾为后天之本""脾为气血生化之源"，体虚乏力重者，主在调理脾胃，梅师喜用六君子汤加减治疗。《灵枢·四时气》云："邪在胆，逆在胃，胆液泄，则口苦，胃气逆，则呕苦。"《古今名医方论》云："胆为中正之官，清净之府，喜宁谧，恶烦扰，喜柔和，不喜壅郁……若大病后，或久病，或寒热甫退，胸膈之余热未尽，必致伤少阳之和气，以故虚烦；惊悸者……热呕吐苦者，清净之腑，以郁炙而不谧也；痰气上逆者，土家湿热反乘……"故呕吐不止，伴舌绛（红）苔腻者，多辨为胆胃不和、痰热内扰证，梅师常采用《三因极一病证方论》中温胆汤加减治疗，正所谓"谨守病机，不拘证候"。温胆汤清胆和胃、分消走泄，梅师还喜用其治疗心胆虚怯，气郁生涎，涎与气搏而变生之诸杂症。此病中医同道亦有他方验效者，如厚朴生姜半夏甘草人参汤加减、苓桂术甘汤加减等；与梅师乏力重者用六君子汤加减，呕吐不止者用温胆汤方化裁相较，虽温药偏多，但均为攻补兼有之剂，或"七分消，三分补"，或温阳健脾利湿，无纯补之品，且顾护后天脾胃。

【治疗绝技】梅师治疗胃切除术后并发症呕吐临诊思路有三：其一，本病为本虚（脾气虚）标实（胆热）之证，治当分清主次之别。呕吐重者，急则治标止吐；呕吐止，乏力重者，治当补益后天。其二，谨守病机，不拘证候。病机未变，效不更方，不效守方；病机已变，不效更方，效亦更方。其三，虚重者，不可就虚而单投补益之辈，已免虚不受补，补而滞之；应当缓缓而补，通补而不呆补。

【验案赏析】患者，女，64 岁，2018 年 6 月 20 日初诊。因胃低分化癌行胃全切术＋根治性淋巴结清扫、食管空肠吻合术。现恶心、呕吐、痰涎不止，约 20 分钟 1 次，严重时需备袋以接随时吐出之物，遂来就诊。伴涎多纳差，胃脘痞塞，食欲不振，便秘，大便 4～5 日 1 行。苔白略厚，质绛，脉缓。处方：法半夏 10 g，陈皮 10 g，茯苓 30 g，枳实 20 g，竹茹 10 g，生姜 10 g，黄连 6 g，苏叶 10 g。7 剂，水煎服。复诊（2018 年 8 月 1 日）：患者呕吐略减，肢软乏力明显，纳少，腹胀。苔白厚，脉缓。处方：西洋参 6 g，焦术 10 g，茯苓 10 g，法半夏 10 g，陈皮 10 g，枳实 20 g，焦三仙各 10 g，鸡内金 10 g，佛手 10 g，虎杖 20 g，红景天 20 g。14 剂，水煎服。三诊（2018 年 8 月 15 日）至九诊（2018 年 12 月 5 日）：患者肢软乏力，呕吐减轻，舌苔白厚，兼咽喉异物感、喜唾、梦多睡眠不佳，处方：守五诊方，加藿香、佩兰、益智仁各 10 g，法半夏加至 15 g，茯苓加至 50 g。

【按语】患者因胃全切除术后呕吐，严重时需随身备袋接涌吐之物前来就诊，术后多属本虚标实。呕吐不止，急则治其标，当先止吐。结合患者舌苔，辨证为胆胃不和，痰热内扰，治以清胆和胃，化痰止呕，分利三焦，处方以温胆汤减甘草加生姜、黄连、苏叶而成。去甘草除甘壅之弊，加黄连清胃止呕，苏叶行气止呕，生姜为治呕吐之圣药。诸药合用，共奏清热化痰、降逆止呕之效。

参 考 文 献

黄蓓．梅国强辨治胃切除术后并发症呕吐验案赏析［J］．湖北中医杂志，2020，42（3）：26－28.

国医大师熊继柏教授辨证化裁运用温胆汤经验

【经典名方】温胆汤（源于《三因极一病证方论》）

组成：半夏（汤洗七次）、竹茹、枳实（麸炒）各二两，陈皮三两，茯苓一两半，炙甘草一两，生姜五片，大枣一枚。

用法：上为锉散。每服四大钱，水一盏半，姜五片，枣一枚，煎七分，去滓，食前服。

原文：治大病后，虚烦不得眠，此胆寒故也，此药主之。又治惊悸。

【学术思想】熊继柏13岁拜师习医，16岁独自行医，从事中医临床60余年，理论功底扎实，通晓中医经典，谙熟中医方药，临证善于辨证施治，擅长治疗各种内、妇、儿科病证，临证经验极其丰富，是国内外著名的中医专家。温胆汤是熊继柏门诊常用的众方之一，熊继柏根据其多年的经验临证化裁加减，形成了许多以温胆汤为基础的独特经验方，且临床应用屡屡获得很好的疗效。

【诊断思路】十二指肠淤积症主要是由于肠系膜上动脉压迫十二指肠水平部致十二指肠阻塞，其中靠近阻塞的上部扩张，常伴有食糜滞留。临床上以慢性发病最常见，临床症状表现为脘腹胀痛，嗳气，以脐上或脐周为主，纳呆食减，呕吐，每于进食后加重，日久化热，还可出现口干，烧心，大便秘结等。该病与中医学之噎膈证和心下痞相关。

【治疗方法】治疗的主要目的是使胃肠通顺，其方法以通腑为主，在通腑法则的基础上，有热清热，有寒驱寒，气逆降之，食积消之，饮邪逐之，痰邪化之，有者求之，无者求之。对于痰热内扰证，熊继柏善于运用温胆汤治疗。关于温胆汤的最早记载，大多数学者认为是在南北朝时期姚僧垣的《集验方》，《千金要方》及《外台秘要》所载之温胆汤方源于此，《外台秘要》中有提及："集验温胆汤，疗大病后虚烦不得眠，此胆寒故也，宜服此汤方……出第五卷。"《三因极一病证方论》书中亦载有温胆汤方，该方由《集验方》温胆汤减生姜量，增用茯苓而成，由此温胆汤的使用范围得到了扩展，故后世所用温胆汤多以《三因极一病证方论》温胆汤为基础进行加减变化。温胆汤方由半夏、竹茹、枳实、陈皮、茯苓、甘草、生姜、大枣组成，方中半夏燥湿化痰为君，臣以竹茹清热除烦，君臣相伍，温凉相并；佐以枳实化痰消痞，陈皮理气和胃，茯苓健脾利湿，气顺则痰消，气顺则火降；姜、枣、甘草益气和中，兼为佐使。全方温凉并进，不凉不燥，化痰与理气合用，清胆与和胃兼行，目前临床上主要用其治疗素体胆气不足，复由情志不遂所致的胆郁痰扰证。

【治疗绝技】"怪病多痰""百病皆由痰作祟"，温胆汤即为一首治痰之效方，其"温"取温和之意，欲求胆腑清静，胆气安和，使胆腑宁静温和而能司其所主。故清热化痰为贯穿全病程的根本治法，再据疾病的具体情况酌情增减药物。口苦者加黄芩，即黄芩温胆汤；心烦不寐者加黄连清心除烦，即黄连温胆汤；若大便干结，用大黄温胆汤；若头晕，加天麻，即天麻温胆汤，或是天钩温胆汤；如果痰热较甚，合入小陷胸汤，称为陷胸温胆汤；若失眠，合入酸枣仁汤，称为枣仁温胆汤；如果有心气不足，用加减十味温胆汤；如有黄疸，选茵苓温胆汤。临床上温胆汤的运用可涉及内、外、妇、儿各科，其加减变化，终以辨证为前提，熊继柏化裁运用温胆汤的真谛亦在于此，值得学习体会。

【验案赏析】患者，女，11 岁，2018 年 9 月 8 日初诊。患者 1 个月前因腹胀呕吐就诊于某儿童医院，考虑为十二指肠淤积症，西药治疗效果欠佳，欲求中药治疗前来就诊。现便秘，大便 4～5 天 1 行，便质干结，便前上腹胀痛，解后稍缓，呕吐，吐出胃内容物，吐后喝冷水则舒，时有咳嗽咳痰，舌淡红，苔黄滑，脉细滑。辨证属痰热壅滞，腑气不降，治以清热化痰，理气通腑，方予大黄黄芩温胆汤加减。处方：大黄 4 g，黄芩 10 g，法半夏 10 g，陈皮 10 g，竹茹 20 g，茯苓 30 g，枳实 10 g，甘草 6 g，白蔻仁 6 g。7 剂，每日 1 剂，水煎服，分 2 次温服。二诊（2018 年 9 月 15 日）：症状明显改善，已无呕吐，大便通畅，腹胀缓解，舌淡红，苔薄白腻，脉细滑。原方去大黄，守方继进。7 剂，每日 1 剂，水煎服，分 2 次温服。

【按语】本例患者以便秘、呕吐为主症，饮食积滞于十二指肠，日久生痰化热，痰热互结中焦，气机不畅故腹胀痛，腑气无以顺降则便秘，胃气不降上冲则呕吐。痰热当归属阳邪，故吐后得冷水则舒；虑及肺与大肠表里相关，肠腑不通，肺气肃降不下，因此患者时有咳嗽咳痰的症状。壅滞之痰热为本难以速去，不通之腑气为标又需速降，故以温胆汤为主方清化痰热，更入大黄、黄芩，组成了大黄黄芩温胆汤。熊继柏取大黄涤荡之力，意在速祛肠腑积滞。用黄芩泻火，但取其清泻之力，以助大黄通腑下气，再加白蔻仁化湿止呕，标本兼顾，痰热互清，最终病愈。

参 考 文 献

［1］孙豪娴，孙贵香，邓琳蓉，等．国医大师熊继柏辨证化裁运用温胆汤验案举隅
　　［J］．湖南中医药大学学报，2020，40（5）：521－524.
［2］王翠芬．十二指肠淤积症辨证施治疗效观察［J］．光明中医，2015，30（3）：
　　529－530.

国医大师熊继柏教授辨治实证呕吐

【经典名方】藿香正气散（源于《太平惠民和剂局方》）

组成：大腹皮、白芷、紫苏、茯苓（去皮）各一两，半夏（曲）、白术、陈皮（去白）、厚朴（去粗皮，姜汁炙）、苦梗各二两；藿香（去土）三两，甘草（炙）二两半。

用法：上为细末。每服二钱，水一盏，姜钱三片，枣一枚，同煎至七分，热服。如欲出汗，衣被盖，再煎并服。

原文：治伤寒头疼，憎寒壮热，上喘咳嗽，五劳七伤，八般风痰，五般膈气，心腹冷痛，反胃呕恶，气泻霍乱，脏腑虚鸣，山岚瘴疟，遍身虚肿；妇人产前、产后，血气刺痛。小儿疳伤，并宜治之。

【学术思想】熊继柏认为呕吐的病因有外因、内因之分，有虚证、实证之别，临证之时要明辨外邪、火逆、食积、痰饮、虚寒、胃阴不足等证型。熊继柏个人独到经验有四点：①三问呕吐以辨虚实：问发病时间，问呕吐之物，问发病缓急、程度；②审查呕吐之物，以辨别呕吐的性质；③凡呕泻并作，上吐下泻之症必当先治其呕；④关于急性呕吐3个急救秘方的临证使用。

【诊断思路】呕吐之名首见于《黄帝内经》，《素问·六元正纪大论》曰："太阳司天之政……身热，头痛，呕吐。"《黄帝内经》中亦称之为"呕""吐""呕逆"，例如《素问·厥论》"太阴之厥……食则呕"，讲的是足太阴脾经经气上逆，吃食物则呕；《素问·气交变大论》"岁木太过……胁痛而吐甚"，讲的是肝气太过，则吐；《灵枢·经脉》"肝所生病者，胸满，呕逆"，讲的是肝经气犯病导致呕吐。张仲景的《金匮要略·呕吐哕下利病脉证治》明确规范"呕吐"病名，原文中"呕而胸满者，茱萸汤主之""呕而肠鸣，心下痞者，半夏泻心汤主之""干呕而利者，黄芩加半夏生姜汤主之"，开创了呕吐辨证论治的先河。

呕吐是指胃失和降，气逆而上，迫使胃中之物包括食物、痰涎、水液等从口中吐出的病证。"呕吐者，胃气上逆也"。严格地说，呕与吐是有区别的，一般以有物有声谓之呕，有物无声谓之吐，无物有声谓之干呕。因为呕与吐常同时发生，很难分开，故并称为呕吐。李东垣给呕吐下了一个定义："呕者，声物兼出者也；吐者，物出而无声者也。"

呕吐有外因、内因之分，有虚证、实证之别。外因为外邪侵袭，六淫中寒、火、燥、风、湿皆可致呕吐；内因主要为脏腑失调，如肝气犯胃、胆火上逆、脾湿内生、肾病、水饮上泛、痰饮、情志失调等都可致呕吐。张景岳《景岳全书》"呕吐一证，最当详辨虚实。实者有邪，去其邪则愈；虚者无邪，则全由胃气之虚也"，指明了虚实对于呕吐辨治的重要性。

外邪犯胃症见突然呕吐，甚至脘腹痞闷疼痛，口不渴，呕吐清水或食物，伴有恶寒发热、鼻塞，舌苔薄白，脉浮滑或浮缓。且外邪犯胃必有表证。火逆呕吐分为胃火和胆火，胃火上逆呕吐常见口苦、口干、胃中有烧灼感，有的大便秘结；胆火犯胃呕吐常见口吐黄水、苦水。凡火逆呕吐，皆见舌苔黄，脉数或数而有力。食积呕吐症见呕吐酸腐，腹胀满，嗳气厌食，得食愈甚，吐后反快，大便或结，气味臭秽。舌苔厚腻。脉滑实。胃为仓廪之官，主受纳、腐熟水谷，食积于胃则可以导致呕吐。食积呕吐为小孩常见病、多发病。食积呕吐的第一个特点是呕吐之物酸腐发臭；第二个特点是胃中胀闷；第三个特点是不欲食。舌苔为腻苔，或白腻或黄腻，可为厚腻苔、腐腻苔。脉象在成人必为脉滑，在小儿必为紫滞。痰饮呕吐有五大特点：第一呕吐痰涎或呕吐清水；第二呕吐之后口不渴；第三胃中痞闷；第四心悸、头晕；第五舌苔白滑或白腻，脉滑或弦。

【治疗方法】 外邪犯胃之呕吐的治法为解表和胃止呕。处方：成人用藿香正气汤，小孩用藿香正气散。藿香正气汤出自《太平惠民和剂局方》，藿香正气散出自《医宗金鉴》，用药稍有不同。火逆呕吐的治法为胃火上逆呕吐，治宜泄热通降止呕，主方为大黄甘草汤；胆热犯胃呕吐治宜清热降气化痰，和胃利胆，主方为芩连温胆汤。若呕吐且兼胃脘部胀痛、腹胀、腹痛、大便秘，方用大柴胡汤，临床上多用于胆囊炎、胆结石患者。食积呕吐的治法为消食化积止呕，主方为保和丸，大便秘加大黄、枳实。张仲景《金匮要略》曰："卒呕吐，心下痞，膈间有水；眩悸者，小半夏加茯苓汤主之。"痰饮呕吐治以蠲饮化痰止呕，主方是小半夏加茯苓汤。如果患者同时还出现口苦，舌苔黄滑，脉滑数，这是痰热呕吐证，治疗宜清热化痰止呕，方用芩连温胆汤。

【治疗绝技】 熊教授辨治呕吐重要经验有以下四点。①诊断呕吐有三问：问发病时间，问呕吐之物，问发病缓急、程度。这三问是为了弄清虚实。发病时间短，发病急骤、病势凶者为实证。呕吐物量多者多为实，呕吐物量少者多为虚。发病时间长，呕吐时作时止，病势缓者多为虚证。②审查呕吐之物，以辨别呕吐的性质：呕吐痰涎为痰饮呕吐；呕吐苦水、黄水为胆热犯胃呕吐；呕吐酸腐难闻物为食积呕吐；呕吐酸水绿水为肝气犯胃呕吐；干呕无物为胃阴虚呕吐，泛吐清水，多属胃中虚寒。③凡呕泻并作，上吐下泻之症必当先治其呕：呕吐甚者，饮食不能进，汤药不能入，凡呕吐不纳药食者，颇难治疗。临床上如急性脑膜炎、霍乱、急性胃肠炎重症等都可引起上吐下泻，古人称此为"上争下夺"。这种情况必当先治其呕。因为只有不呕了，药才可送进胃中吸收，不能止呕，何谈止泻。止呕服药的方法当少量频服。一次一两勺，刚喂下去时可能仍呕，过一会儿再喂，反复如此，当胃中感受到药气时就不会呕了。④治急性呕吐的3个救急秘方：治疗急性脑膜炎呕吐用连苏饮，即苏叶、黄连再加一味竹茹；治疗热呕酸苦并用，用乌梅和黄连；治疗寒呕酸辛并用，用乌梅和干姜，用之屡取速效。

【验案赏析】患者，男，70岁，1990年8月8日初诊。呕吐20余年，起初尚不碍饮食，久之食后即吐，呕吐稀白痰涎，并夹食物，询及腹中有响鸣声，呕后口不干，舌苔薄白而腻，脉细而缓。治疗：初诊用小半夏加茯苓汤祛痰止呕。考虑到病为虚中夹实，患者又年老体弱，痰涎因脾虚引起，再诊用六君子汤加干姜收功，药到病除，2个月即痊愈。

【按语】患者呕吐20余年，为虚证呕吐。呕吐稀白痰涎，其腹中有响鸣声，呕后口不干，舌苔薄白而腻，脉细而缓，可知此为痰饮呕吐。所以，此病为虚中夹实，治以小半夏加茯苓汤祛痰止呕，切中病机，效如桴鼓。

参 考 文 献

姚欣艳，刘朝圣，聂娅，等. 熊继柏教授辨治呕吐经验 [J]. 中华中医药杂志，2014，29（10）：3160－3162.

国医大师薛伯寿教授运用桂枝加葛根汤临床经验

【经典名方】桂枝加葛根汤（源于《伤寒论》）

组成：桂枝二两，芍药二两，生姜三两，甘草二两，大枣十二枚，葛根四两。

用法：右七味，以水一斗，先煮麻黄、葛根，减二升，去上沫，内诸药，煮取三升，去滓，温服一升，复取微似汗，不须啜粥，余如桂枝法。

原文：太阳病，项背强几几者，反汗出恶风者，桂枝加葛根汤主之。

【学术思想】桂枝加葛根汤是《伤寒论》中治太阳中风病的名方，其解肌祛风、疏通经络，治疗太阳病中风兼太阳经气不舒。薛师在临床运用中用其解肌舒经治表证，桂枝加葛根汤具有解肌祛风、调和营卫之功；对外证而致的头痛、颈项痛、项背强几几者倍用葛根，加白芷、藁本；外证致恶心呕吐兼见下利者加半夏、陈皮；四肢痛者，酌加羌活、独活；反复汗出发热，易于感受外邪而身苦痛者加苍术、防己等。用其扶阳通络疗里证，所治的里证，少为外邪盛而直中脏腑，大多是由于正气不足、气血亏虚、外邪侵袭，先入表膝肌肤筋膜，后里达脏腑，由表及里传经而致的各种疾病。薛师认为桂枝加葛根汤方既解肌祛邪，又补中生津、养血柔筋；既有解表之力，也兼扶阳助内、治疗里证之功。

【诊断思路】桂枝加葛根汤源于张仲景《伤寒论》，"太阳病，项背强几几，反汗出恶风者，桂枝加葛根汤主之"。由葛根、桂枝、芍药、炙甘草、生姜、大枣组成，即桂枝汤加葛根三两。主治太阳中风兼经气不舒之表证。太阳中风表虚证、汗出、恶风，应予桂枝汤，若兼头项强痛、项背强几几，为风寒外束经输、津液输布受阻，以致筋脉失于濡养。葛根发散表阳、解肌祛风，可助桂枝汤发表解肌，故当以桂枝加葛根汤解肌祛风、调和营卫、生津舒经，以解风寒外束、营卫不和、经气不利、筋脉失养之证。

【治疗方法】薛师用桂枝加葛根汤温养中焦、解肌祛邪，治疗皮肤病、不明性汗出、发热、肌肉疼痛等效颇佳，随证适加蝉蜕、防风、苍术、白术等。薛师认为此证此病若只是发汗解表，因里有病，可能达不到有效驱邪外出的目的，还可因发其汗太过而损伤正气，邪气更易侵袭；又因过汗而损伤津液，继而导致阴阳两伤。所以，薛师认为桂枝加葛根汤，通过温养脾胃，鼓动中焦的阳气，由内而外将邪气驱逐。

薛师运用桂枝加葛根汤疗诸虚劳里急之不足，诸如胃炎、消化性溃疡、慢性肠炎、腹泻，其中腹泻甚者加白术、茯苓，倍用葛根；呕吐者加半夏、陈皮等。薛师认为小建中汤为桂枝汤倍芍药加饴糖而成，变桂枝汤解表之剂为温中之用，有温中补虚的功力，其中加葛根助桂枝升脾阳，助芍药养胃阴，增强小建中汤之效力，从而改变了整个方剂的作用。黄芪建中汤治疗虚劳不足也是如此，但其更重视脾阳，仲景桂枝汤加味方也莫不都是建立在温中补虚、建运中焦的基础之上，此可谓尊古而不泥古。

薛师运用桂枝加葛根汤温中补虚、养血固脉，治疗虚劳衄血、不明性出血等，常加黄芪、党参、五味子等益气敛血。薛师认为气血不足，不能摄护，血溢脉外，桂枝加葛根汤亦合黄芪建中之意。

薛师运用桂枝加葛根汤温中补虚、养阴固摄，治疗虚劳失精、水肿、肾虚头痛、腹泻、遗尿等，常加五味子、山茱萸、煅龙骨、煅牡蛎等固肾之品。桂枝为肉桂之嫩枝，补肾阳通经脉，能走能守，白芍走任脉而养血填精解痉，薛师认为桂枝加葛根汤温中补虚劳之不足，强后天脾胃，制先天肾水泛溢，亦可滋肾之不足，再有葛根提升肾督之阳，亦有扶阳固脱之意。

薛师运用桂枝加葛根汤温脉通经，养血荣脉，治疗循环系统疾病，如心肌炎、冠心病、心律失常甚至卒中后遗症、风湿病等，其中心胸刺痛加当归、红花等，肌肉冷酸麻木者加黄芪及虫类药等。薛师认为桂枝汤由内而外养血荣筋、温通经脉，桂枝辛温，外可解肌祛邪，内可温阳化气行水通心阳，合于白芍阴中求阳，黄元御也认为桂枝可以入肝经，行经脉之瘀。大枣、炙甘草补脾益气而养血充络；白芍更酸甘化阴，合大枣、炙甘草化生阴血，充养筋脉；加葛根益胃生津并升发阳气而布散津液，达到温养四肢经脉、生津解痉、疏解筋脉之功。诸药合用，血充气旺，气血调畅，筋络得养而阳气渐复，内外同助，养血柔筋通络。

【治疗绝技】桂枝加葛根汤源于张仲景《伤寒论》，治疗太阳中经络项背强几几外证，薛师在临床过程中，认为此方既解肌祛邪，又有扶阳益胃生津、养血柔筋止痉之机。虽是解表之剂，其亦有扶阳助内、治疗里证之功。

【验案赏析】患者，男，38 岁。该患者参加宴会，食用大量烤牛排，饮用凉啤酒后发热、恶心、腹痛，回家途中下车，于寒风中剧烈呕吐 2 次，头剧痛后遍身大汗湿衣，患者遂到医院就诊。CT、MRI 显示正常，西医无法诊治，回家服用补汤又吐。随即来薛师处就诊，颈背痛，不能直，需人扶行，乏力，汗出，恶寒，头晕恶心，面色苍白，舌颤质淡苔白，脉紧。薛师认为，此病暴急，为热食寒伤，患者素体原无疾，只因过食辛热之物，复饮凉啤酒，胃得热而伤于冷饮，此热食寒伤，又啤酒本性热而凉服，寒热交争于胃海，兴风作浪，胃气逆乱，上而呕吐，热随吐而止，寒热内争发于外，而见呕吐，大汗出，恰逢冬月冽风，汗出伤寒，而见寒风袭足太阳膀胱经，项背强几几之柔痉证。食伤胃之阴阳在前，故见乏力、面白、头晕，风寒伤卫阳郁而不固在后，伤风寒而痉，故见舌颤质淡苔白。治宜温中散寒，解表止痉，处方：桂枝10 g，白芍10 g，葛根10 g，生姜4 片，大枣30 g，炙甘草10 g，干姜10 g，陈皮9 g。共3 剂，水煎服30 分钟，为150 mL，2 次兑服，附以热粥食用，得微汗可，若不见微汗出，1 小时后可再服。嘱其饮食清淡，避风寒，见汗擦汗加被，勿复伤风寒。患者遵医嘱服药裹被安眠，自诉服药后，觉汤药到处如暖流激荡，团聚胃中，热散周身，脊背汗出，犹如冰山消融，轰然崩塌，面色暖，头清利，力如前，内外之症荡然若失，周身畅然，次日安好如初。

【按语】桂枝加葛根汤（桂枝、白芍、葛根、生姜）本为太阳伤寒项背强几几而设，解其痉证理所应当，现饴糖难觅，故而薛师加干姜、陈皮合以炙甘草，安抚胃气，振奋脾气，葛根可解颈项头痛，养吐所伤之胃阴，生姜散表寒阳郁，鼓脾阳之精华，此合小建中（饴糖、桂枝、白芍）加葛根之治内妙用。此案项背强、呕、利三证均得治，一方散补结合，内外通治之。

参 考 文 献

张华东，桑永兵，刘颖，等. 薛伯寿运用桂枝加葛根汤临床经验［J］. 世界中西医结合杂志，2016，11（2）：165 - 167.

第六章 噎膈

【名医简介】李玉奇，辽宁中医药大学教授，博士研究生导师。从医60余载，精通内、妇、儿科三科，精研脾胃病30余载。全国首批500名老中医之一，享受国务院政府特殊津贴专家（首批获得者），被中华中医药学会聘为终身理事。

【经典名方】小柴胡汤（源于《伤寒论》）

组成：柴胡半斤，黄芩三两，人参三两，半夏（洗）半升，甘草（炙）三两，生姜（切）三两，大枣（擘）十二枚。

用法：上七味，以水一斗三升，煮取六升，去滓，再煎，取三升，温服一升，日三服。现代用法：水煎服。

原文：伤寒五六日，中风，往来寒热，胸胁苦满，默默不欲饮食，心烦喜呕，或胸中烦而不呕，或渴，或腹中痛，或胁下痞硬，或心下悸、小便不利，或不渴、身有微热，或咳者，小柴胡汤主之。

【学术思想】《素问·阴阳别论》曰："三阳结，谓之隔。"李老谓之："三阳当指大肠、小肠、膀胱也，大肠结则便不通，小肠结则血脉燥，膀胱结则津液涸。"所以"噎膈虽病之于上，治则取其下。"本病多为郁结津血亏耗而成，正如《医宗必读》所说"……大抵气血亏损，复因悲思忧患"而成。借助现代临床检测手段，李老认为噎膈可因忧思伤脾，郁怒伤肝，酒食伤胃致气郁、痰阻、血瘀为患。气郁可致肝气不舒，胃气不降，饮食不下；痰阻可因肝郁乘脾，脾虚生痰，痰浊壅塞，上下不通而见进食困难；气郁日久，血行不畅，久之积而成瘀，瘀生内热，伤津耗液，燥结食道而见饥不欲食。因于食道憩室者多见食不下，饮水能下；因于食道裂孔疝者多食水俱不下；因于食道肿瘤者食水俱不得下，而反呕吐；因于贲门失弛缓者，食水咽下费力，卧则加重；如无器质性改变，因于气者，多食水能下，咽唾反觉噎感（此即梅核气）。因于气者多由忧思郁结使然，于此从气而治，药以疏导。然有顽固病例，治疗颇为棘手，经胃镜病理检查排除占位性病变者，李老常从郁、血、燥而治，采用生津益胃、行气散结佐以活血化瘀之法，每奏良效。

【诊断思路】 食管贲门失迟缓症是以食管神经肌肉功能障碍引起的食管运动障碍性疾病，以食管下段括约肌松弛障碍、食管体部缺乏蠕动性收缩为特点，而食管本身无任何器质性狭窄病变，因此被认为是神经源性疾病。从中医来看，本病可归属于"噎膈"范畴。"噎膈"首见于《内经》"鬲咽""膈""鬲塞""膈塞"等。《素问·通评虚实论》云"隔塞闭绝，上下不通，则暴忧之病也。"《素问·至真要大论》云："民病胃脘当心而痛，上肢两胁，膈咽不通。"《素问·六元正纪大论》云："木郁之发……膈咽不通，食饮不下。"《内经》认为噎膈的形成与精神因素、胃脘损伤、肝木乘脾等相关。后世医家对噎膈的病因病机进行了补充。《诸病源候论·五噎候》曰："夫五噎，谓一曰气噎，二曰忧噎，三曰食噎，四曰劳噎，五曰思噎……"《诸病源候论·五膈气候》云："五膈气者，谓忧膈、恚膈、气膈、寒膈、热膈也……"认为噎膈的发生与外感、饮食、情志、劳倦内伤等因素均相关。叶天士在《临证指南医案》中记载了噎膈相关病因病机，认为年老体衰、饮食不洁、情志郁怒为噎膈发生的主要原因，阴阳两伤是噎膈发生发展的病机关键，气滞、痰凝、血瘀相互搏结，阻滞食管，使胃失通降，最易出现吞咽困难或进食即吐的症状。治以顾护阴液、降逆气、化痰涩、通络祛瘀、通补胃阳。

【治疗绝技】 李老认为噎膈从病位来说病在食道，属胃气所主，与肝脾相关。上开口于咽喉，下通于胃肠，为表里交界之通道，故食管病变恰归属于半表半里之位。少阳经布于胸胁，胆气郁结则默默，气郁化火则扰心，且见胸中烦闷，此为少阳经输之证。正所谓有柴胡证，但见一证便是，不必悉具，这恰是领悟经方的精髓所在。

【验案赏析】 患者，女，30岁，2006年8月3日初诊。主诉：进食哽噎不顺1年，加重1周。患者自述1年前开始出现进食哽噎不顺，以汤水送服可缓解，但日久症状加重，进而出现吞咽困难不欲进食，患者查诊为"食管贲门失迟缓症"，3个月前给予球囊扩张术治疗症状得以缓解。然近日症状再次反复，患者经人介绍来诊。症见吞咽进食哽噎不顺，伴纳差，胸中烦闷，4~5天排便1次。舌薄，质淡红，花剥苔，脉弦细兼数。望面色少华，形瘦，精神尚可。诊为"噎膈：痰气郁阻证"，治以行气化痰解郁之法，予小柴胡汤加减：柴胡15 g，西洋参10 g，半夏10 g，黄芩15 g，生姜15 g，大枣15 g，郁李仁10 g，甘草15 g，沉香10 g，桃仁15 g，蚕沙15 g。

6剂汤药后，二诊，患者自述吞咽进食较顺畅，时伴有嗳气，排便3日1次。舌淡红，花剥苔，脉弦细。前方去甘草加昆布15 g，苏梗15 g，加强行气解郁之功。

12剂汤药后，患者无吞咽困难，纳食改善，二便恢复正常，病情基本痊愈。

【按语】患者自述无明确发病诱因，但天气寒冷、饮食寒凉、忧思郁怒往往可以加重病情，故从本例来看，患者尚属疾病早期，此乃痰气互结为患，痰气交阻，郁结上、中二焦，胃失和降，故见此证。

参 考 文 献

[1] 王辉. 李玉奇教授以小柴胡汤治疗食管贲门失迟缓症验案1例 [J]. 辽宁中医药大学学报，2010，12（2）：121–122.

[2] 张会永. 从《脾胃论》发挥到萎缩性胃炎以痈论治学说：解读李玉奇教授脾胃病临床经验 [J]. 中华中医药学刊，2007，25（2）：208–212.

[3] 王园园，刘培民，段海瑞，等.《临证指南医案·噎膈反胃》辨治浅析 [J]. 中国民族民间医药，2021，30（9）：96–98.

徐学义教授运用半夏厚朴汤加减治疗梅核气

【名医简介】徐学义，贵州中医药大学第一附属医院主任医师，全国第三批名老中医药专家传承工作室指导专家，从事中医临床工作及科研、教学50余载，对各种消化系统疾病及心身疾病尤擅运用经方治疗，且疗效显著。

【经典名方】半夏厚朴汤（源于《金匮要略》）

组成：半夏一升，厚朴三两，茯苓四两，紫苏叶二两，生姜五两。

用法：上五味，以水七升，煮取四升，分温四服，日三夜一服。

原文：妇人咽中如有炙脔，半夏厚朴汤主之。

【诊断思路】 梅核气属于"郁证"范畴，其现代病名为"咽神经官能症"，亦称"癔球症"，是以咽中有异物感为特征的一种非器质性疾病或一类临床症状，常表现为咽喉犹如梅核梗阻，咳之不出，咽之不下，但不影响进食。当今社会高速度的发展、快节奏的生活方式，导致人们精神压力增大、情绪障碍频发，使得本该常见于青、中年的梅核气扩散发生于各个年龄层次，且发病人群较以往明显增多，患病时间大幅延长，症状繁多复杂，患者的身心健康及生活状态受到严重的负面影响。现代医学常采用精神抑制类药物治疗梅核气，但收效甚微且不良反应较明显。

中医学"五脏一体观"认为人体是以肝、心、脾、肺、肾五个脏器为中心展开的有机整体，五脏疾病为"一脏若病，必传克脏"式的发生发展，而不是一脏孤立展开的。梅核气患者除了具有明显的咽梗外，兼具胸胁满闷、纳少便溏等症状，亦多伴有性情急躁易怒、忧愁太息等负面情绪，每遇情志刺激时诱发。徐学义结合自身多年的临证经验，认为梅核气的发病主要责于肝、脾二脏，临证表现为虚实夹杂，以肝气郁结横逆犯脾为标，脾虚湿聚生痰为本。

一有初起胃气盈盛，后七情耗伤，情志失调，肝气失于疏泄使得肝郁气滞，气机横逆上犯脾胃，导致脾气虚；次有在高强度压力下形成的不定点进餐、暴饮暴食及过食辛辣等一系列不节饮食而导致脾胃受伤。木与土五行相克，肝属巽木为"所胜者"，脾为坤土属"所不胜者"，若肝木过于旺盛，脾土势弱远不及，则肝脏乘势过度克制脾胃，以致虚者更弱。由此可知肝郁脾虚之态即由以上两种情形诱发形成。此外，气机的升降出入依靠咽喉为关窍，若气机升降失常，则肝气郁滞，脾失健运，津液留滞而不得输布，停聚而炼液成痰，痰气相互凝结，上逆直冲阻于咽喉，成为梅核气发生的最终诱因。

【治疗方法】 半夏厚朴汤原方首载于《金匮要略》，是用于治疗梅核气的最为经典的临床方剂，书中直接指明，假若妇女咽中有"炙脔"，采用半夏厚朴汤治疗可获得疗效。此处古人用"炙脔"来比拟喉部的异物感。半夏厚朴汤原方组成药物为：半夏一升、厚朴三两、生姜五两、茯苓四两、干苏叶二两。此方剂为茯苓汤合小半夏汤，另加具有行气消胀功效的厚朴、苏叶。全方择半夏为君药，扬其燥湿化痰、降逆和胃之功；厚朴燥湿消痰、下气除满，性温味苦，助半夏以增化痰降逆之效，两药配伍，一行气滞、行气开郁，二则化痰、痰顺气消，取甘淡之品茯苓共为臣药，因其渗湿健脾更添半夏化痰之妙效；此外生姜辛温，可解表散寒、温肺化饮，苏叶性辛温味芳香，善发表散寒、理气和营。全方共奏行气降逆、燥湿化痰之妙效。

【治疗绝技】梅核气在临床上最为常见的证型为肝郁脾虚、痰气交阻型。徐学义集百家之长与自身经验相结合，总结出诸多治疗梅核气的经验方。对于肝郁脾虚、痰气交阻型梅核气患者，徐学义本着"五脏一体观"，采用经方半夏厚朴汤加减进行治疗，屡获妙效。

【验案赏析】患者，女，47岁，初诊（2019年6月22日）。主诉：自觉咽喉梗阻不利半年。现病史：患者平素性情着急暴躁，最近半年又因家庭琐事导致夫妻关系不和，整日闷闷不乐，忧郁成疾而自觉咽喉梗阻不利，如有一梅核阻塞，咳吐难出，吞咽不下，纳食减少，胸胁胀满不舒，喉中痰多不爽，眼神呆滞。多方治疗均无明显效果，特求中医治疗，遂就诊。刻下症见：自觉咽喉部有物阻塞，咳吐难出，吞咽不下，食欲下降，纳谷不香，胸胁胀满不舒，喉中时有痰鸣，舌淡红，苔白润，脉弦细。既往史：否认"胃炎""肝炎"等病史。患者个人史、家族史、过敏史及体格检查均未见特殊。西医诊断：咽神经官能症。中医诊断：梅核气（肝郁脾虚、痰气交阻型）。治则：疏肝理气，健脾化痰。拟方半夏厚朴汤加减。处方：法半夏10 g，川厚朴16 g，苏梗12 g，茯苓20 g，生姜6片，郁金12 g，柴胡9 g，白芍20 g，枳壳10 g，白术12 g，胆南星3 g，僵蚕10 g，青皮10 g，山楂10 g，甘草6 g。6剂，水煎服，每日1剂，早中晚分3次服。

二诊（2019年6月29日）：服用前方后，自感咽喉梗阻十去其三，食欲增强，纳谷香，咽中黏痰减少，但时感恶心欲呕。前方继予稍做加减，去胆南星、僵蚕，改予旋覆花（包煎）、竹茹各10 g，增强降逆止呕之效。

三诊（2019年7月6日）：药后咽喉梗阻十分已减七八成，现感饮食通畅，精神可，无胸胁满闷，偶有便溏之象，故加薏苡仁、苍术。处方：法半夏10 g，川厚朴16 g，苏梗12 g，茯苓20 g，生姜6片，郁金12 g，柴胡9 g，白芍20 g，枳壳10 g，白术12 g，青皮10 g，山楂10 g，甘草6 g，旋覆花10 g（包煎），竹茹10 g，薏苡仁10 g，苍术15 g。7剂，常法煎服。后电话随访患者，诉咽中异物感基本消失，心情豁达，纳食已如常人。

【按语】邪气侵犯人体而产生病变，其中发生在阴经的病变多数是由情绪剧烈波动、饮食失调及生活起居无规律等内因引起的。本例验案患者平素性情急躁，后又因心情极度抑郁以伤肝脏，致肝气郁结，木郁土壅，水湿不运，凝聚为痰。气郁痰结，痹阻于咽喉之处，故自觉咽中如有梅核阻塞，梗阻不通，咳吐不出，吞咽难下。故徐学义用半夏厚朴汤来疏肝解郁、化痰散结。另针对患者脾气虚弱症状，加白术、枳壳、青皮、郁金以健脾理气；喉中痰鸣佐以胆南星、僵蚕化痰通络，合而治之。使肝木升发条达，气机得以通利，痰浊亦可活化。二诊时，患者诸症皆减，但出现恶心欲呕之症，故治疗原则不变，微调处方，去胆南星、僵蚕，加予降逆止呕的旋覆花、竹茹。三诊时患者自感咽喉梗阻之象明显减轻，精神、纳食可，偶有便溏，遂加薏苡仁、苍术燥湿健脾止泻，效如桴鼓。

<h2 style="text-align:center">参 考 文 献</h2>

佴晨阳，颜勤，徐学义. 徐学义教授运用半夏厚朴汤加减治疗梅核气经验总结 [J]. 中国民族民间医药，2020，29（15）：74－75，81.

第七章　腹痛腹胀

【名医简介】 路志正，首届国医大师，全国老中医药专家学术经验继承工作指导老师，国家级非物质文化遗产项目中医生命与疾病认知方法代表性传承人。出身中医世家，医术精湛，为人谦和，行医 70 余载，临证经验丰富，诊病细致入微。精通中医典籍，擅长中医内科、针灸，对妇科、儿科等亦有造诣。

【经典名方】 小建中汤（源于《伤寒论》）

组成：桂枝二钱，芍药四钱，甘草一钱，生姜三片，大枣四枚，饴糖六钱。

用法：上六味，以水七升，煮取三升，去滓，内饴，更上微火消解。温服一升，日三服。呕家不可用建中汤，以甜故也。

原文：伤寒，阳脉涩，阴脉弦，法当腹中急痛，先与小建中汤；不瘥者，小柴胡汤主之。方五十一。……伤寒二三日，心中悸而烦者，小建中汤主之。方五十二。

【学术思想】 路志正在腹痛辨证中强调四诊合参，依据疼痛部位结合经脉循行辨别脏腑、气血、虚实，参以脉势、脉体、脉数判断病机。治疗中以温振脾阳为中心，辅以培土疏木，讲究治有缓急、酸甘化阴、缓急止痛为先，灵活使用通泄、祛寒、理血等法，特别在药性的把握上有诸多变化。

【诊断思路】 腹痛作为临床常见症状，辨治规律复杂多变。路志正指出，虽然某些特定性状的腹痛可以作为特异症，"但见一证便是"，为立法处方指明方向，但疾病更多是因机证势的共同结果，因此治疗宜阴阳有纪，脏腑有序，脉络有度，方能取效。

1. 参经络，定病位

腹居人体正中，在脏以肝、脾、肾为主，在腑以肠胃为先，其外尚有足三阴、足少阳、足阳明、手阳明、冲、任、带等诸多经脉循行，因此后世医家将腹分小腹、大腹、脐腹、胁腹等区别审视。路志正在腹痛治疗中尤其强调分区辨证，指出胁腹、少腹为肝胆经所布，疼痛以拘急、胀闷、走窜为多；脐腹为脾胃经所布，并有大小肠经所属，疼痛以胀满、痞硬、上逆为多；小腹为肾经所布，并有膀胱经所属，疼痛以重坠、冰冷、牵掣为多，以外测内，有助于辨证的精准。

2. 别浅深，定表里

路志正提出，腹痛多为里证，但有在气在血、在脏在腑、兼表证无表证之别。腹痛归因脏病者，多以虚损，如脾气虚弱、脾阳不足、肾阳虚馁、肝血失濡等；归因腑病者，多以邪实，如饮食停滞、阳明腑实、湿邪壅滞、气滞血瘀等。提出病变初起，正虚邪侵，往往表邪未解，里证已成，表里俱见，病情日久，正邪对峙，由虚致实，必有实邪产生，或为食滞，或为痰浊，或为瘀血，甚至出现癥瘕积聚，其间更多虚实夹杂，当仔细权衡，以别病位之表里浅深。

3. 合四诊，辨虚实

路志正判决腹痛虚实时重脉诊，特别强调脉势，指出脉来洪劲滑利为实，迟涩羞馁为虚。参以脉体，洪大多为热盛，弦劲多为结热，弦滑多为湿热，弦紧多为寒结，弦涩多为寒凝，迟短多为阳虚，细涩多为血虚。参以脉数，洪数多为实热，滑数多为湿热，迟少多为虚寒。参以脉位，沉伏多为虚寒，沉牢多为寒结，浮数多为实热，或阴盛隔阳。参以四诊，确立腹痛虚实的病机。

【治疗方法】治法当温振中阳，培土疏木。脾为坤土，有承载生化之功，又是升发之本，最易为寒湿之邪所困，故甘温补益是治脾之本，如仲景之小建中汤、理中汤之辈。路志正指出腹痛温补其要三：首先是脾肾同求。以真阳温化脾土，则腹温暖而不寒，多选择八味丸，或加补骨脂、益智仁、山萸肉、菟丝子、鹿角胶等。其次是刚柔中正。脾性柔和，温养升散为其用，清凉濡润为其性，选药不能一味温补，须注意甘淡濡润，如参苓白术丸等，也可以加减山药、莲子肉、粳米等。路志正强调滋脾之品，汁液丰富，有增加胃肠蠕动之虞，使用要注意炮制方法，如桂白芍、炒麦冬、炒山药等。再次是重视升发。路志正常以升麻、柴胡、桔梗升提为主，陈皮、木香横行为次，尤其喜用苍术、白术，以为对药，取温中补虚，化湿升阳，有散有收。路志正指出脾土虚弱则肝木横塞地下，这一病机往往贯穿整个病程。张仲景以芍药甘草汤治之，程钟龄称其"止腹痛如神"。路志正在治疗时多仿刘草窗痛泻要方之意，以白术补脾燥湿，芍药酸敛泻肝，防风、陈皮散肝疏脾，行气止痛；并根据邪正对比，气虚加黄芪、五爪龙、党参、太子参等，阳虚加干姜、伏龙肝等，湿盛加佩兰、草豆蔻等，气滞加生麦芽、八月札等。

在温振中阳、培土疏木的同时，路志正谨守病机，同中求异，力求兼顾。辨证后常运用通泄法、祛寒法和理血法进行相应施治。

通泄法：路志正在腹痛治疗中用通法非执攻下，如以诸承气汤、大黄附子细辛汤等泻下腑实，以保和丸、炒三仙、鸡内金、莱菔子等消食导滞；以胃苓汤、藿朴夏苓汤、四妙散等利湿化浊；以厚朴温中汤、金铃子散、陈皮、木香等开通气分；以吴茱萸汤、四逆汤、理中汤等通阳泄浊；以左金丸、龙胆泻肝丸、当归拈痛汤等清火泄郁；以桃红四物汤、丹参饮等宣攻营络；以芍药甘草汤、百麦安神饮、乌梅、五味子等缓而和之；以通幽汤、生白术、肉苁蓉、柏子仁、当归等润而通之。路志正指出腹痛最常合并的症状是腹泻，特别是疾病后期，正气渐虚，食、湿、郁、瘀等病理产物已成，通法运用的关键在于"通因通用"。此时一般的理气、祛湿、疏肝等药物如隔靴搔痒，补益之药更恐闭门留寇，可以酒大黄、大黄炭、炒枳实、莱菔子、败酱草等，去除积滞，达到气血流而不壅、正气自复、补而能效的目的。但由于这些并非王道之药，病去渎用，忌久服不变。

祛寒法：腹痛寒为常，热为变。路志正指出素体虚寒、久病不愈、恣食生冷是其原因之一，但现阶段医源性导致的中阳被伤是另一个重要原因。中阳不足，内寒引动外寒，内寒触动内湿，发为寒痛。临证中路志正对寒在太阴者，选生姜、川椒、桂枝等；寒在厥阴者，选吴茱萸、小茴香等；寒在少阴者，选乌药、生艾叶等，配合温补脾肾之品，祛寒止痛。路志正辨寒湿腹痛重在舌象，此类患者往往舌体胖大，舌质青紫黯滞，舌苔白腻或厚腻如垢。草豆蔻和白芥子是常用、有效、颇具特色的两味药。草豆蔻性辛温，入脾、胃经，路志正用之多在食饮、寒湿、湿热（以湿为主）、酒毒停滞，脾胃虚弱，不思饮食的患者，温散补消并济。白芥子性辛温，入肺、脾经，路志正用之尤其看重它消肿散结、除积散聚的作用，当痰湿久积，或与食饮瘀血交结难化，本品往往能起沉疴。

理血法：路志正认为酸甘化阴、缓急止痛是治疗腹痛的独特方法，该类方能迅速镇痛，为其他药物发挥作用赢得时间。仔细揣摩其代表方小建中汤、芍药甘草汤可以发现，和血通经、疏利营阴是至理。路志正在腹痛治疗中运用理血和营之法，大致有以下3种情况。其一是养血荣筋法，主要用于营阴不足，经脉空虚，脏器失濡，常选用当归芍药散、胶艾四物汤等。滋而不腻，补而不滞是本法实施的要点，如熟地黄与砂仁，白芍与桂枝同炒。其二是活血化瘀法，主要用于邪侵经脉，或久病入络，常选用桂枝茯苓丸、丹参饮等。在辨证基础上选择兼具通络功效的药物体现了路志正熟稔药性的治学特点。如石见穿，味辛苦，性微寒，归肝、脾经，临床中常用来清热利湿，除肠中积热，《本草纲目》提出其具有活血散结之功，故病变日久，侵及血络，或舌质紫滞者，多可选择。其三是酸甘缓急法，主要用于腹中绞痛、隐痛，或疼痛剧烈，如芍药甘草汤，乌梅、五味子等。路志正使用理血法多选妇人方，一方面是妇人以血为本，多见血虚血瘀腹痛；另一方面是此种腹痛多在胁腹、少腹，以厥阴经气、脏腑不利为著。

【治疗绝技】治法当温振中阳，培土疏木。脾为坤土，有承载生化之功，又是升发之本，最易为寒湿之邪所困，故甘温补益是治脾之本，如仲景之小建中汤、理中汤之辈。路志正指出腹痛温补其要有三：首先是脾肾同求，其次是刚柔中正，再次是重视升发。同时，路老谨守病机，同中求异，力求兼顾。辨证后常运用通泄法、祛寒法和理血法进行相应施治。

【验案赏析】患者，男，33岁，腹痛、腹泻6年余。患者6年来因阳痿多服清热利湿剂引发腹痛。近1年腹痛加重，胃镜显示贲门松弛，慢性浅表性胃炎伴糜烂，肠镜未见异常。刻下症见：腹痛隐隐，紧张加剧，剧则泄泻，泄后痛减，不耐生冷，食则泄泻，状如鸭溏，神疲畏寒，双目昏蒙，食纳一般，脘腹痞满，晨起尤甚，大便日三行，黏滞细短，阴囊潮湿，阳痿早泄，小便清长，夜眠尚安。望之精神萎顿，面色黧黑，舌体胖大，质暗红，苔薄白而润，脉沉弦。西医诊断：慢性胃炎。中医诊断：腹痛。辨证属脾阳不足，土虚木壅，寒湿不化，升降滞塞。治以健脾益气，温中止痛，佐以化湿降浊。处方：党参12 g，西洋参10 g（先煎），炒苍术15 g，炒白术12 g，炒山药15 g，仙鹤草15 g，桂白芍15 g，炒薏苡仁30 g，砂仁8 g（打），黄连8 g，乌梅12 g，姜半夏12 g，茯苓15 g，广木香10 g（后下），炮姜6 g，车前子15 g（包煎），炙甘草6 g，生姜2片为引，水煎服，14剂。

【按语】本案患者真阳不足，过服寒凉，以致中气颓败，木邪侵犯，寒湿内生。故执中以攘外，令土气回运而木气条达，方能止痛。给予四君子汤、理中汤加炒山药健脾补气，驱寒邪以达木郁。

参 考 文 献

周育平，逯俭，荆鲁，等．国医大师路志正辨治腹痛经验［J］．中华中医药杂志，2017，32（9）：4018－4020．

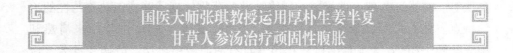

国医大师张琪教授运用厚朴生姜半夏
甘草人参汤治疗顽固性腹胀

【名医简介】张琪，首届国医大师，全国著名中医学家，当代著名中医肾病学家，博士研究生导师，从医70余载，精通仲景学说，探索学习各家之长，熟读经典，勤于临证，善于治疗肾病及内科疑难病症。

【经典名方】厚朴生姜半夏甘草人参汤（源于《伤寒杂病论》）

组成：厚朴（炙，去皮）半斤，生姜（切）半斤，半夏（洗）半升，甘草（炙）二两，人参一两。

用法：上五味，以水一斗，煮取三升，去滓，温服一升，每日三服。

原文：发汗后，腹胀满者，厚朴生姜半夏甘草人参汤主之。

【学术思想】张老十分推崇经方，他在讲述有关学习《伤寒论》的若干问题时指出："《伤寒论》之方，后世称为经方，其特点为立法严谨，配伍精当，药味简单，疗效卓著，为后世方药奠定了基础。迄今虽已历一千七百余年，但只要辨证准确，必然有桴鼓之效，尤其是古方新用，化裁变通，运用范围非常广泛，能治愈许多疑难重症，其造福人类的价值是无法估量的。"厚朴生姜半夏甘草人参汤出自张仲景《伤寒杂病论》，原文病机为太阳病发汗后，损伤脾胃之气，脾失健运，运化无权，痰湿内生，使气机郁滞，胀满始生。张老认为临证用本方治太阳病发汗后所致的腹胀满之脾虚气滞证较为少见。临床实践中，不必拘泥于发汗后，所谓是证则用是方，凡遇病机为脾虚气滞所致之腹胀满者皆可随证加减用之，只要细心辨证，加减得宜，往往能收到满意的效果。

【诊断思路】腹胀是以腹胀为主要症状而无胃肠道器质性或其他功能性胃肠病变的肠紊乱性疾病，常伴纳差、嗳气、排气增加、腹部胀满或憋胀感、自主性肠鸣等症状。发病部位主要在胃，还与肝、脾、肺关系密不可分。病因病机为饮食不节、情志失调、药物所伤等导致中焦气机阻滞，脾胃升降失常。《素问·至真要大论》言："阳明之复，清气大举，森木苍干，毛虫乃厉。病生胠胁，气归于左，善太息，甚则心痛，痞满腹胀而泄。"《灵枢·经脉》说："气不足则身以前皆寒栗，胃中寒则胀满。"肺与大肠相表里，生理上相互联系，病理上相互影响。邪气阻滞肠腑气机，大肠气机壅塞不畅，或津液亏虚、气血不足等致大肠失于濡养，大肠传导失职，均可导致腹胀。腹胀日久，脾阳虚弱，张老治疗该病时寒温并用、消补兼施，使补而不壅，消而不损，三焦气机得和，脾气健运，则胀满可除，故疗效佳。

【治疗方法】 厚朴生姜半夏甘草人参汤主治发汗后的脾虚气滞证。其病机为不当发汗，或发汗太过后，损伤脾胃之气而出现的变证。发汗后，损伤脾阳，或平素脾虚，发汗过甚，脾失健运进一步加重，运化无权，痰湿内生，使气机郁滞，胀满始生。成无己云："发汗后，外已解也。腹胀满知非里实，由脾胃津液不足，气涩不通，壅而为满，与此汤和脾胃以降气。"与腹胀满之实证不同，其属于虚实夹杂之证。仲景在《金匮要略》亦云："病者腹满，按之不痛为虚，痛者为实。""发汗后，表邪虽解而腹胀满者，汗多伤阳，气室不行也，是不可以徒补，补之则气愈室，亦不可以逐攻，攻之则阳益伤。"故当以消补并行，补泻兼施为治疗原则。宽中除满，健脾温运为其法。其药物是以行气消补为主，健脾益气为辅。本方是"补三消七之法，用于虚三实七之证"。方中厚朴为君，最擅消胀，善燥脾下气，除胃中气滞。生姜味辛宣散，温行胃中滞气；半夏辛温开结，降逆涤痰；二者行气开降，更助厚朴泄满消胀之力。佐以甘草补气益脾，调和诸药以防邪气复聚；使以人参少量以加强甘草补中之效。诸药合参，消补并行而不滞，共奏消胀除满之效。正如《伤寒方集注》中所云："首用厚朴，苦温以泄中焦之胀满，阳微则饮聚，此用生姜、半夏，辛通开泄，浊阴自散，三味用至半斤，重其权也，继用甘草二两、人参一两，以稍助其止气，是意不在补，不过为厚朴之佐使耳。"

【治疗绝技】 张老治疗腹胀满的经验体现在以下几方面：尊重原方方药组成及用量，例如以厚朴为君药；在原方基础上适当加减，既尊重原方，又不固守原方，例如酌加公丁香、干姜等温阳之品，张老认为健脾胃，温脾阳不宜用量过猛，宜从小剂量开始，如此徐徐收功多能治愈；健脾补虚，亦当顾及先天之本，酌加益智仁、桑螵蛸以益火补土；同时注意以辛温为主，少量佐以苦寒药，使泄中有开，通而能降。明乎此，宗其义，效其法，临床用药时，细心辨证，则可在扩大本方的应用之法上得心应手。

【验案赏析】 患者，女，52岁，就诊（2015年8月21日）。主诉：腹胀反复发作2年余。患者体型偏胖，面部虚浮微肿，腹部胀满难忍，饥饱均胀，食后更剧，上午轻，下午重，傍晚后更甚，自觉有气壅滞在腹部，上下不通，胀满发作时不喜温按，四肢困重，双下肢酸软，下腹坠胀，脐部发凉，大便每日3～4次，便质黏稠，便意急。舌质略紫，舌体胖大，苔白，脉沉。前医给予枸橼酸莫沙必利分散片、双歧杆菌四联活菌片，均无效，患者苦满不解，遂前来就医。辅助检查：胃镜、腹部B超均未见明显异常。查体：一般情况良好，腹软，无压痛及反跳痛，肝、脾肋下未及，肠鸣音正常。西医诊断：功能性腹胀。中医诊断：腹胀（脾虚气滞，痰湿阻滞）。治法：健脾除湿，宽中消满。处方：川厚朴15 g，干姜15 g，太子参15 g，半夏15 g，甘草15 g，茯苓20 g，白术20 g，大腹皮15 g，紫苏15 g，木香10 g，公丁香15 g，姜黄15 g，薏苡仁20 g，苍术15 g，丹参20 g，桃仁20 g，山药20 g，桑螵蛸15 g，益智仁20 g。7剂，1剂/日，水煎250 mL，早晚温服。

二诊（2015年8月28日）：服上方后，前述症状有所减轻，上午无腹胀，下午仍觉腹胀，下肢轻度水肿，尿量略少，大便日3～4次，便意仍急，舌脉同前。上方去丹参、桃仁，加泽泻20 g，猪苓20 g，草果仁15 g，陈皮15 g。15剂，1剂/日，水煎250 mL，早晚温服。

三诊（2015年9月13日）：午后腹胀症状减轻，无下肢水肿，脐部发凉减轻，仍觉小腹下坠感，舌脉同前。上方去太子参、泽泻、猪苓，加槟榔15 g，沉香10 g，白豆蔻15 g。20剂，1剂/日，水煎250 mL，早晚温服。

【按语】 本案证属脾虚气滞之腹胀，治疗当健脾温运，宽中除满，故张老治以厚朴生姜半夏甘草人参汤加减。其辨证要点在于腹胀满多表现为上午轻，下午重，以傍晚尤重，但胀满发作时不喜温按，属虚中有实。方中厚朴味苦性温，善于通泄脾胃之气分，行气消胀、燥湿温脾；而张老常以干姜易生姜，加强温阳化湿、宣散胃中气滞之功；半夏辛温，化湿和胃，辛开散结，化痰降逆；太子参补益脾气，滋养胃阴；佐以甘草益气和中；大腹皮、木香增强其行气消胀之功；酌加公丁香温寒化湿；茯苓、白术、山药、薏苡仁渗利湿气而健脾；苍术性燥苦温，运脾除湿。张老认为，久胀不愈，必有经脉瘀阻，在辨证论治基础上加用丹参、桃仁、姜黄等活血化瘀药物，使其祛瘀生新，血运气行；并以少量益智仁、桑螵蛸温补肾阳，意在微微生火以生肾气。张老认为脾的纳运水谷功能，必须借助肾气的温煦，后天与先天，相互资生，方能运化健旺。整个治疗过程一直遵循调理脾胃升降之气机为主线，临床应用随证加减。二诊下肢轻度水肿，尿量略少，酌加泽泻、猪苓以利尿渗湿；患者仍觉腹胀，酌加草果仁、陈皮以加强行气化湿宽中之效。三诊继加槟榔、沉香、白豆蔻以增强行气宽中、导滞除胀之效。

参 考 文 献

［1］王炎杰，潘洋，张琪．国医大师张琪教授治疗胃病特色初探［J］.时珍国医国药，2018，29（10）：2503－2504.

［2］陶琼芳，戴高中．中医药治疗功能性腹胀研究进展［J］.内蒙古中医药，2021，40（9）：164－166.

［3］周美馨，张琪．国医大师张琪治疗顽固性腹胀验案1则［J］.中医药导报，2017，23（23）：127－128.

第八章 泄 泻

【经典名方】四神丸（源于《内科摘要》）

组成：肉豆蔻二两，补骨脂四两，五味子二两，吴茱萸（浸，炒）一两。

用法：上药为末，加红枣50枚，生姜120克，切碎，用水煮至枣熟，去姜，取枣肉和药为丸，如梧桐子大。

原文：温肾暖脾，固涩止泻。治脾肾虚寒，大便不实，饮食不思，或食而不化，或腹痛，神疲乏力，舌淡苔薄白，脉沉迟无力。

【学术思想】李老认为，久泻的病机主要在于脾虚湿盛，同时脾阳与肾阳关系密切，脾阳赖肾阳资助以腐熟运化水谷，肾阳又需脾阳运化水谷精微以作其旺盛之源，二者互相促进，相辅相成。若泄泻日久不愈，脾肾阳虚，命门火衰，阴寒则盛，故于每日黎明阳气未复、阴气盛极之时，即令人肠胃泄泻，这种泄泻与肾相关，故亦称"肾泻"。李老据此对脾肾阳虚型泄泻进行辨证论治，临床常用四神丸进行治疗，疗效较好。

【诊断思路】泄泻是指排便次数增多，便质稀溏或完谷不化，甚至清稀如水样，其中尤以便质稀薄为重要特征。泄泻有暴泻、久泻之分。李老认为，久泻的病机主要在于脾虚湿盛。胃为水谷之海，主受纳腐熟水谷；脾为胃行其津液，主运化水谷之精微。脾健胃和，则水谷腐熟，运化正常，气血生化有源，营养充沛，机体自然健康。若饮食不节，过食生冷及饮食不洁；或起居失宜，外感暑湿、寒湿之邪，则可损伤脾胃。脾胃伤，则水谷之精微不能运化输布，谷不腐熟而为滞，水失运化而为湿，水谷停滞，精微不能输化，升降失司，清浊不分，精微与糟粕并走大肠，混杂而下，即成泄泻。以此病因而成的泄泻为急性泄泻。急性泄泻失于及时治愈，脾胃功能未复；或用药过于寒凉，损伤脾胃之气，使脾胃阳气更虚；或因其他疾病导致脾胃素虚，复因饮食不节，则可导致泄泻反复发作，长期不愈，大便时溏时泄，即成慢性泄泻。故该病发病之本在于脾胃虚弱，病机在于湿；伤食常为其发病诱因，然脾胃过虚，虽不伤于饮食，仍可泄泻不止。再者，脾阳与肾阳关系密切，脾阳赖肾阳资助以腐熟运化水谷，肾阳又需脾阳运化水谷精微以作其旺盛之源，二者互相促进，相辅相成。若泄泻日久不愈，脾肾阳虚，命门火衰，阴寒则盛，故于每日黎明阳气未复、阴气盛极之时，即令人肠胃泄泻，这种泄泻与肾相关，故亦称"肾泻"；因其黎明即泻，泻有定时，亦称"五更泻""鸡鸣泻"。

【治疗方法】李老根据多年临证经验，以病因病机为指导，针对脾肾阳虚型泄泻进行辨证论治。症见泄泻多发于黎明之前，腹痛肠鸣，继而泄泻，泻后则安，大便稀薄，畏寒肢冷，腰膝冷痛，神疲乏力，食少腹胀，喜热恶寒，舌质淡、体胖大，苔薄白，脉沉细而无力等。治宜温补脾肾，收涩止泻。方用四神丸加减。方中补骨脂善补命门火，温养肾阳；煨肉豆蔻、五味子暖脾涩肠，酸敛固涩；吴茱萸温中驱寒，诃子肉收敛固涩；砂仁调中行气，使补而不滞。适用于脾肾阳虚、命门火衰、阴寒内盛、传导失职所致慢性泄泻。若腹中冷痛、便下白色黏液，加干姜10 g；形寒肢冷甚，加制附子10 g；大便滑泻不止，加赤石脂24 g；大便带血，加广木香6 g，黑地榆12 g；腹胀、食少纳呆，加焦山楂、神曲、麦芽各12 g；兼气虚下陷，加黄芪30 g，柴胡6 g，升麻6 g。

【治疗绝技】久泻的病机关键在于脾虚湿盛。李老强调，对于该病要详查病因，分析症状，辨清脾胃气虚证和脾肾阳虚证的不同病机，如定时泄泻（五更泻）是脾肾阳虚的特有症状。在用药方面应注意：①脾虚常致肝郁，治疗应佐以疏肝理气之品，使气行湿行，气行血行，但理气不可过于香燥，以免耗气伤津；②补虚不可纯用甘温，以免令人中满，应佐以和胃导滞之品，助其纳运；③清热不可过用苦寒，以免苦寒伤脾，应中病即止；④久泻虽属虚证，但往往虚中挟实，即因虚致实，因此不可过早或单用收敛固涩之品，以免恋邪留寇，病情确需使用益气健脾、升阳固涩之药物时，亦要注意适当配合理气消导之品，使其补而不滞。总之，久泻病程长，病机复杂，且中老年患者居多，治疗时还应注意有方有守，坚持服药，一般需1~3个月的疗程方能收到满意疗效。另外要注意的是，泄泻初愈，脾胃较弱，要注意饮食调理，起居有时，情志舒畅，以便促使机体彻底康复。

【验案赏析】患者，女，48岁，初诊（2005年3月11日）。主诉：大便时溏时泻15年余。现病史：患者15年前因饮食不节致大便时溏时泻，虽用多种抗生素治疗，但病情时轻时重，反复发作，且每因饮食不调或劳累则病情加重。1995年曾服中药及中药灌肠（具体药物不详），但终未痊愈。2004年10月，因饮食生冷致病情加重，经某医院纤维结肠镜检查提示肠黏膜充血水肿明显，有散在糜烂，诊断为慢性结肠炎。现症见：黎明前腹痛肠鸣，大便溏薄，甚或完谷不化，大便每日3~5次，食少腹胀，肛门下坠，畏寒肢冷，身倦乏力，面色萎黄，呈慢性病容，形体消瘦，舌质淡，体胖大，苔薄白，脉细弱。中医诊断：五更泻，证属脾肾阳虚，中气下陷。西医诊断：慢性结肠炎。治宜温补脾肾、益气升阳，给予四神丸合补中益气汤加减。处方：肉豆蔻10g，吴茱萸5g，补骨脂12g，党参12g，白术10g，茯苓20g，炒白芍10g，生黄芪15g，柴胡6g，升麻6g，薏苡仁30g，诃子肉12g，砂仁8g，陈皮10g，泽泻10g，煨姜5g，制附子10g，炙甘草6g，生姜3片，红枣5枚。12剂，水煎服。嘱患者忌生冷、油腻及不易消化食物，勿劳累。

二诊（2005年3月25日）：药后腹胀、畏寒肢冷减轻，为脾肾之阳有渐复之象；大便1日1~2次，为中气渐充，脾胃运化吸收功能较前好转，但便质仍溏薄，黎明之时仍需排便，左下腹胀痛，为久病不已，阴寒极盛，非短时可以温化消散；脾胃虚弱仍须补运。舌质淡，体胖大，苔薄白，脉细弱。治法如前，加赤石脂12g，12剂，水煎服。

三诊（2005年4月8日）：大便时而成形，时而溏薄，1日1次，多在晨起后排便，已无肛门下坠感，饮食增加，腹胀大减，仍时感左下腹疼痛。舌质淡红，苔薄白，脉细弱。故去升提中气之柴胡、升麻及利湿之泽泻，30剂，水煎服。

四诊（2005年5月9日）：大便成形，1日1次，诸症消失，饮食正常，面色红润，体重增加3kg，舌质淡，苔薄白，脉细。虽诸症已失，但不可骤撤其药，为防复发，继服香砂六君子丸、四神丸以巩固疗效，并嘱患者慎饮食、防外寒，使泄泻得以痊愈，同时巩固疗效。随访半年，未复发。

【按语】按本案患者在黎明之前出现腹痛肠鸣、应时而泻及肛门重坠、身倦肢冷等，乃脾肾阳虚且伴有中气下陷之五更泻。治疗以党参、白术、茯苓健脾益气，黄芪、柴胡、升麻升阳举陷，以肉豆蔻、吴茱萸、补骨脂以温肾暖脾、收涩止泻。由于利湿有助于健脾，故本方配用泽泻；敛肝能够安脾，故本方妙用炒白芍等，独具特色。

参 考 文 献

[1] 李郑生．国医大师李振华教授治疗久泻经验［J］．中医研究，2012，25（11）：50－52.

[2] 郭淑云，李墨航．国医大师李振华教授临证验案举隅［J］．中医研究，2013，26（12）：40－41.

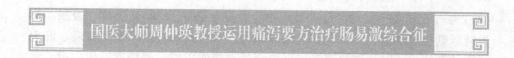

国医大师周仲瑛教授运用痛泻要方治疗肠易激综合征

【经典名方】痛泻要方（源于《丹溪心法》）

组成：白术（炒）三两，白芍药（炒）二两，陈皮（炒）一两五钱，防风一两。

用法：上细切，分作八服，水煎或丸服。

原文：原书主治"痛泄"。

方论：此足太阴、厥阴药也。白术苦燥湿，甘补脾，温和中；芍药寒泻肝火，酸敛逆气，缓中止痛；防风辛能散肝，香能舒脾，风能胜湿，为理脾引经要药；陈皮辛能利气，炒香尤能燥湿醒脾，使气行则痛止。数者皆以泻木而益土也《医方集解》。

【学术思想】周老认为肠易激综合征临床辨证以肝郁脾虚证、脾虚湿盛证为多见，久病迁延不愈，则见脾肾阳虚证，病程中常常寒热错杂、虚实兼夹，同时强调健脾疏肝法与其他治疗方药的配合运用，临证当辨证施治。

【诊断思路】肠易激综合征是一种功能性肠病，与腹痛或腹部不适相关，以排便习惯改变和（或）大便性状异常为特征的综合征，常持续存在或间歇发作，没有组织结构的异常。西医诊断主要依据以症状学为基础的罗马Ⅳ诊断标准，病因及发病机制目前仍不十分清楚。目前还未找到理想、有效的治疗方案，主张依据患者临床症状，遵循个体化的治疗原则，采取综合性的治疗措施，包括精神心理行为干预治疗、饮食调整及药物治疗。中医学中没有肠易激综合征的病名，但根据其临床表现，可归属"泄泻""应痛"

范畴，并与"郁证"有一定联系。周老认为，临证以肝郁脾虚证、脾虚湿盛证为多见，久病迁延不愈，则见脾肾阳虚证，病程中常常寒热错杂、虚实兼夹，当辨证施治，机圆法活，方可获效。

脾胃同居中州，胃主受纳、腐熟水谷，又主通降，体阳而用阴，以降为和，脾主运化升清，体阴而用阳，以升为健。脾升胃降，共同调节人体气机，为气机升降之枢纽，为后天之本，气血生化之源，外感、内伤皆易导致脾胃疾病。故《临证指南医案》说："脾宜升则健，胃宜降则和。"又《医门棒喝》说："升降之机者，在乎脾胃之健。"脾运胃纳，燥湿相济。李东垣曰："百病皆由脾胃而生也。"脾胃虚弱，升清降浊失调，"清气在下，则生飧泄"，即见便溏、泄泻；"浊气在上，则生膜胀"，即见腹痛、腹胀，脾失健运则湿邪郁滞，日久化热，湿热相合，气机升降失常，而见腹泻。肝主疏泄，若情志不畅、气机郁滞、肝失调达、横逆犯胃，则脾胃运化失司，水湿不化，清浊不分，水湿并走肠间即见泄；肝气郁滞，腑气闭塞，浊气不降，则见腹满。吴鹤皋《医方考》云："泻责之脾，痛责之肝；肝责之实，脾责之虚，脾虚肝实，故令痛泻。"叶天士云："肝病必犯土，是侮其所胜也……克脾则腹胀，便或溏，或不爽。"均提示情志抑郁，脾失健运可导致泄泻。肝郁脾虚，当泄木安土。

【治疗方法】在治疗上常采用健脾疏肝法，抑肝木扶中土、畅气机、和脾胃，同时针对不同的病理因素和病理变化，配合应用清热燥湿、温化湿浊、消食滞及温补脾肾等多种治法。《医宗必读》关于泄泻曰："治法有九：一曰淡渗，使湿从小便而去……一曰酸收……经云散者收之是也。一曰燥脾……故泻皆成土湿，湿皆于脾虚……一曰温肾……寒者温之是也。一曰固涩……所谓滑者涩之是也。"本病病程缓慢，迁延难愈，泄泻日久，肝郁脾虚日甚，迁延及肾，单纯健脾止泻难以奏效，故当以淡渗、酸收、燥脾、固涩、温肾多法并用。

"辛开苦降"法乃程钟龄《医学心悟》八法中"和法"的一种，辛能升散外达，苦能内敛沉降，正如《素问·至真要大论》"辛甘发散为阳，酸苦通泄为阴"。该法是利用药物的性味特性来调整病证的气机病变。辛味属阳，有发散、行气的作用，苦味属阴，具有降泄、通下的功效。辛热、苦寒两类药性相反的药物配伍，从而达到调理阴阳、平调寒热的目的。临床常用泻心汤之意，辛味药如木香、干姜等，苦味药如黄芩、黄连等，苦降辛开，寒热并用，相反相成，阴阳互调，升散之中寓通泄，通泄之中寓辛散。

若久病脾虚及肾，脾肾阳虚，当温肾健脾。《景岳全书》有"泄泻之本，无不由于脾胃"。《素问·藏气法时论》云脾病者"虚则腹满，肠鸣飧泄，食不化"。肠易激综合征初中期多以脾虚肝郁为主，年老久病或寒温失调或饮食药物失常，损伤脾胃，脾失健运，脾虚及肾，脾肾阳虚，当温中止涩，温补脾肾。代表方真人养脏汤、四神丸，在健脾温肾基础上加肉豆蔻、诃子、罂粟壳、五味子等固涩。真人养脏汤方中重用罂粟壳涩肠止泻，同温肾暖脾之肉桂并为君药。肉豆蔻温肾暖脾而涩肠，诃子涩肠止泻，人参、白术以益气健脾共为臣药，助君药共奏温肾暖脾之功，而增涩肠固脱之效，则虚寒泄泻、脐腹绞痛诸症可愈。久痢伤血，故以当归、白芍养血和营；木香调气导滞，合黄连清热燥湿并能行气止痛共为佐药，甘草调药和中，合白芍又能缓急止痛是为使药。全方温、补、调、清熔为一炉，方药对证，使寒热升降调和，气机通畅，邪去正安，久泻得止。

【治疗绝技】周老治疗肠易激综合征辨证有三：肝郁脾虚则泄木安土，法当疏肝健脾，代表方剂痛泻要方；寒热错杂当辛开苦降、寒温并用；久病脾肾阳虚则温肾健脾。同时强调健脾疏肝法与其他治疗方药的配合运用。如与温补法配合应用，《景岳全书·泄泻》有"肾为胃关，开窍于二阴，所以二便之开闭，皆肾脏所主"。肾为先天之本，肾中精气需要后天不断充养，长期泄泻水谷精微生化乏源，肾中精气不足，固涩失司，精微下泄，加重病情；肾虚五脏失养，脾失温胞，肝失濡养，病情迁延难愈。多见高龄或久病患者，补肾宜平补为法，切忌温燥滋腻，防止动火碍胃，多选芡实、山药之属，以助固涩之功效。或与消食导滞法配合应用，《内经》有"饮食自倍，肠胃乃伤"。因宿食停滞肠胃，阻碍脾之运化功能，症见腹满、痞闷，法宜配合消食导滞，健脾和胃，常取枳术丸、保和丸为代表方，药选山楂、神曲、谷麦芽、半夏、茯苓、鸡内金、枳壳、厚朴等。神曲甘辛性温，消食健胃，长于化酒食陈腐之积；半夏、陈皮辛温，理气化湿，和胃止呕；茯苓甘淡，健脾利湿，和中止泻。健脾疏肝法与消食导滞法配伍，使食积得化，胃气得和，热清湿去，诸症自除。或与清热化湿法配合应用，《素问·阴阳应象大论》有"湿胜则濡泻"，湿邪是致泄主要病理因素，肠易激综合征患者由于脾胃虚弱，不能运化水谷，因而水湿内生，湿邪久蕴肠腑，易郁而化热，临床常表现大便带有黏液、口苦口黏、苔黄腻的肠腑湿热症状。单用疏肝健脾法，湿热缠绵难以尽祛，取《圣济总录》香连丸，黄连、木香、肉豆蔻清热燥湿，行气止痛。或与酸收、固涩止泻法配合应用："治久泄法，仲景论厥阴经治法是也"。仲景主用乌梅丸治久痢。盖乌梅为酸涩收敛之品，久痢虚多邪少，积滞已去，故可止涩。方中更配姜、附、椒、桂以温中；人参、当归补养气血；黄连、黄柏以清余邪；细辛以止痛。寒温合方，补虚温肾，泄热解毒，酸甘和肝扶脾，邪正兼顾，对久痢正伤、寒热错杂者，甚为适当。柯琴云："久利则虚，调其寒热，扶其正气，酸以收之，其利自止。"临证中，诊寒热、辨虚实，斟酌加减运用。选用木瓜、益智仁、肉豆蔻等酸涩药，可提高疗效。

【验案赏析】朱某，男，58岁，2011年3月9日初诊。既往有慢性腹泻史20多年，前年腹泻加重，日行3~4次，质稀多水，便时腹痛，一泻即安，肠镜未见异常，经治一度控制，2010年3月复发，经服补脾益肾丸便泻能减，腹胀加重，矢气较多，怕冷，舌苔黄薄腻，质偏暗，脉弦，面黄形瘦。中医辨证肝木乘脾，脾运不健。以疏肝健脾为治疗大法，兼辛开苦降。处方：焦白术10g，炒白芍10g，陈皮6g，防风6g，川连3g，吴茱萸3g，炮姜3g，玫瑰花5g，苍耳草15g，煨木香5g，砂仁（后下）3g，潞党参10g，茯苓10g，炙甘草3g。服药14剂。

【按语】本例患者，证系肠易激综合征肝脾虚证，以疏肝健脾为大法，但临床又见怕冷，舌苔黄薄腻，质偏暗，说明寒热错杂，应配伍辛开苦降法。处方以痛泻药方、香砂四君子汤、左金丸、泻心汤多方加减组合。

参 考 文 献

董筠. 周仲瑛教授临证辨治肠易激综合征的经验［C］//第二十九届全国中西医结合消化系统疾病学术会议论文集. 2017：663－664.

国医大师周仲瑛教授运用柴胡疏肝散治疗泄泻

【经典名方】柴胡疏肝散（源于《证治准绳》引《医学统旨》方）

组成：陈皮（醋炒）、柴胡各二钱，川芎、香附、枳壳（麸炒）、芍药各一钱半，甘草（炙）五分。

用法：水二盅，煎八分，食前服。

【诊断思路】泄泻，多指泻下稀薄，或泻下频次较多的病症；久泄者，主要特征为起病缓，病程较长，一般超过2个月，反复发作。现代医学中，凡慢性肠炎、炎症性肠病、肠结核、肠易激综合征、功能性消化不良、消化道肿瘤、胆囊手术后等以腹泻为主要症状者，均可依据"久泄"进行辨证治疗。《黄帝内经》云："饮食自倍，肠胃乃伤。"《三因极一病证方论》云："喜则散，怒则激，忧则聚，惊则动，脏气隔绝，精神夺散，以致溏泄。"其病因包含外邪侵犯、情志失调、饮食不节等，主要病机为脾伤湿困、肠道失司。脾胃为后天之本，气血生化之源。脾胃健运，运化有常，升降有司，清浊可别。若先天禀赋不足，素体脾胃虚弱，水谷纳而不佳，运化作而不强，清浊分而不全，或绵绵而痛，或漉漉有声，泄泻乃发。若平素恣食肥甘，饮食不节，戕乏脾胃，升降失司，清气不能腾达于上，浊阴不能顺降于下，清浊不分，䐜胀、飧泻并作。《内经》云："清气在下，则生飧泄；浊气在上，则生䐜胀。"肝为乙木，曲伸求达而恶抑郁，主疏泄。脾为己土，主司升降而恶湿阻，主运化。肝木不达，抑郁而克伐脾土，升降失司，清浊失别，泄泻乃生。《医学求是》云："木郁不达，风木冲击而贼脾土，则痛于脐下。"情志不遂，精神抑郁，肝气失和，横逆克脾，或脾虚不运，土虚木乘，清浊失别而泄泻，风水相搏而腹痛。《明医杂著》云："元气素弱，饮食难化，食多即腹内不和，疼痛，泄泻。"脾肾二脏相互为用，脾为后天之本，得肾阳温煦，则运化如常；肾为先天之本，赖脾之精微，始能充盈。若肾阳衰微，命门火衰，则火不暖土，中焦虚寒，脾胃失于运化，遂致本病。

【治疗方法】柴胡疏肝散具有疏肝解郁理气作用，因而对肝疏泄功能失常具有调节作用。方中柴胡为君药，功善疏肝解郁；香附理气疏肝、川芎活血行气，两药经疏肝活血理气而以止痛，二药相合，助柴胡以解肝经之郁滞，增活血行气止痛之效，合为臣药。陈皮、枳壳助气下行、通达气机，芍药、甘草养血柔肝、缓急止痛而为佐药。甘草调和方中之药为使药。该方主治肝气郁滞，胸闷善太息，胁肋脘腹胀满，情志抑郁易怒。

【治疗绝技】泄泻的基本病机为脾失健运，清浊不分，肝郁克脾，清浊失别，肾阳虚弱，火不暖土。对肝郁克脾导致的泄泻，周老细分二法，若为肝气乘脾者，方用痛泻要方，加木香；若为肝脾不和者，方用柴胡疏肝散。

【验案赏析】患者，女，58岁，初诊（1999年10月11日）。患者于1997年底做胆囊摘除手术，术后腹泻反复不愈2年。近1个月来又作，大便日行2~3次，泻下稀便，大便急迫，肛门疼痛不显，但右上腹及背后疼痛明显，伴有口苦口干，纳谷一般，厌油腻食物，苔黄薄腻质红，脉细弦。辨证为肝脾不调、湿热内蕴，予以疏肝理脾、清利湿热法，处方：醋柴胡6 g，赤芍10 g，白芍10 g，制香附10 g，青皮6 g，陈皮6 g，片姜黄10 g，九香虫5 g，延胡索10 g，焦楂曲各10 g，乌梅肉5 g，黄连4 g，吴茱萸2 g，炮姜炭3 g，苍耳草15 g，7剂。二诊（1999年11月5日）：上药服用7剂后，腹泻渐止，患者在当地药房自行配药7剂，腹泻完全停止而停药。但最近又因右侧腰背疼痛复诊，腹无痛胀，大便偏溏薄，日行1～2次，夜晚口干，寐差多梦，苔薄黄腻质红，脉细弦。考虑药已中的，尚需乘胜再进，病属肝失疏泄，湿滞络瘀，上方去炮姜炭、苍耳草、焦楂曲；改醋柴胡5 g，黄连3 g，吴茱萸2 g；加川楝子10 g，炙甘草3 g，14剂。患者于2004年11月12日因他病来诊，检阅前次病历记录询问之，诉前次二诊后腹泻、胁痛、腹痛均愈，故停药未来复诊，至今未发。

【按语】本案病起于肝胆湿热不尽，周老依据腹泻，大便急迫却不疼痛，胁背痛，口苦口干，厌油腻，苔黄薄腻，脉细弦等，辨证病在肝（胆）脾（胃），属肝脾不调、湿热内蕴，病久邪入血分而有络瘀之象。故治以疏肝理脾、清利湿热，兼以活血。方中用柴胡疏肝散化裁以疏肝理气，左金丸以泻火开郁，加片姜黄、九香虫、延胡索以行气活血止痛，乌梅、炮姜炭合左金丸似有仿乌梅丸之意而未全用其药，寒热并用可以安中。二诊腹泻已不著，仅以胁痛为主症，并出现口干，乃寒去热留，故去炮姜炭，减醋柴胡、黄连用量，加川楝子以疏泻肝气，甘草和中，再服14剂，2年痼疾竟获痊愈，其后5年未发。

参 考 文 献

[1] 叶放，霍介格，周仲瑛. 周仲瑛教授辨治脾胃病验案探析 [J]. 南京中医药大学学报（自然科学版），2005，21（3）：180－181.

[2] 曹俊. 周仲瑛教授辨治慢性腹泻的证素、证型及治疗研究 [D]. 南京：南京中医药大学，2018.

国医大师徐景藩教授运用乌梅丸治疗胆囊切除术后腹泻

【经典名方】乌梅丸（源于《伤寒论》）

组成：乌梅三百枚，细辛六两，干姜十两，黄连十六两，当归四两，附子（炮，去皮）六两，蜀椒（出汗）四两，桂枝（去皮）六两，人参六两，黄柏六两。

用法：上十味，异捣筛，合治之。以苦酒渍乌梅一宿，去核，蒸之五斗米下，饭熟捣成泥，和药令相得，内臼中，与蜜杵二千下，丸如梧桐子大，先食饮服十丸，日三服，稍加至二十丸。禁生冷、滑物、臭食等。

原文：伤寒，脉微而厥，至七八日肤冷，其人躁，无暂安时者，此为脏厥，非蛔厥也。蛔厥者，其人当吐蛔；令病者静，而复时烦者，此为脏寒。蛔上入其膈，故烦，须臾复止；得食而呕，又烦者，蛔闻食臭出，其人当自吐蛔。蛔厥者，乌梅丸主之。又主久利。

【学术思想】中医学并无"胆囊切除术后腹泻"的病名，但根据其症状特点，可将本病归为"泄泻"范畴，古代亦有"溏泄""飧泄""注下"等别称。因其病程较长，故临床常以"久泻"论治，多采用健脾温肾、涩肠止泻等治法。

徐景藩认为胆附于肝，肝随脾升，胆随胃降，《东医宝鉴》有云："肝之余气，泄于胆，聚而成精"。生理情况下，属六腑之"胆"与属五脏之"肝"互为表里，肝之余气化生之胆汁依赖肝的疏泄功能可促进脾胃气机的升降及水谷精微的纳运、吸收和输布。胆囊切除术后，胆囊缺如，失其升清宣发之功，肝之余气失其所归，《素问·举痛论》曰："百病生于气也"。朱丹溪《丹溪心法》云："气有余便是火。"肝气过亢致肝之疏泄太过，而肝气具有阳热的特点，易化火生热，肝火继发内风，肝风妄动，乘袭土位，横逆犯脾致气机升降失常，脾失健运，水谷精微纳运不调，清浊相混，而致"泄泻"，病情迁延不愈，湿从内生，伤及脾阳，寒湿阻遏脾胃，肝热脾寒错杂，发为"久泻"，故徐景藩提出肝之疏泄太过乃胆囊切除术后腹泻的起病之源。

【诊断思路】《景岳全书》载："泄泻之本，无不由于脾胃。"本病亦属脾胃气机失调，失于运化，升清降浊失常而致之泄泻，然而徐景藩认为胆囊切除术后腹泻虽亦属因脾胃运化失调而致泄泻，但究其起病之源乃肝之疏泄太过，而肝风内扰脾胃实为病机关键。根据中医基础理论五行生克制化及藏象学说，肝属木，脾属土，肝之疏泄以运化脾土，《知医必辨》云："肝气一动，即乘脾土"。《环溪草堂医案》言："土衰则木横，木横而土益衰。"清代名医叶天士在《临证指南医案》提出"肝为起病之源，胃为传病之所""风木过动，中土受戕，不能御其所胜"之说。

徐景藩认为肝具疏土之职，脾有培木之德，二者相互为用，相互影响，胆囊切除术后，肝之精气化生胆汁功能受损，肝气疏泄太过，肝木横逆于中，横悍逼迫之势不可御，遂致内风横肆，正如叶天士所述"阳气郁勃于中，变化内风，掀旋转动"，而肝与脾胃密切相关，肝气横逆则中气必虚，肝风妄动乘袭脾土发为"泄泻"，脾胃一虚，中焦化生营血之力不足，则肝血亏虚，进一步加重肝气横逆，病情迁延不愈而致久泻，最终往往寒热错杂，虚实互见，脏腑同病。

《金匮要略》云："脾气衰则鹜溏。"可见脾虚是泄泻的重要发病机制，中阳不健，运化无权，不能受纳水谷精微，清气不升，水谷糟粕混杂而下，遂成泄泻。久泻必致脾虚，而胆囊切除术后腹泻之久泻，与一般脾虚证有异，因其起病之源在于肝之疏泄太过，病机关键为肝风内扰脾胃，其脾虚实则因于肝旺，单用健脾助运之治法往往效果欠佳。虽然脾胃是气机升降的枢纽，但肝的疏泄功能直接影响脾胃气机的调畅及水谷精微的运化。所以，徐景藩认为胆囊切除术后腹泻的治疗应从肝论治，调治木郁，则诸症可除。此外，久泻可以伤脾，故需佐以健脾。

《临证指南医案》载："某，腹鸣晨泄，巅眩脘痞，形质似属阳不足。诊脉小弦，非二神、四神温固之症。盖阳明胃土已虚，厥阴肝风振动内起，久病而为飧泄，用甘以理胃，酸以制肝。"叶天士认为久泻是"阳明胃土已虚，厥阴肝风振动内起"，故首创"泄木安土"之法。

【治疗方法】 徐景藩遵叶天士"泄木安土"之法，考虑本病病程日久，肝气横逆而阴液已伤，主张"疏泄太过宜敛摄，不必单纯扶脾土"，以酸收辛散、温清并用的乌梅丸化裁治疗胆囊切除术后腹泻。王旭高在《西溪书屋夜话录》中提出："苦、辛、酸三者，为泄肝之主法也。"乌梅丸中君药为酸敛之乌梅，苦寒之黄连、黄柏配伍辛热通阳之附子、干姜、桂枝、细辛、蜀椒共奏辛开苦降之功，脾胃气机升降调和，人参、当归补虚安中。风木得静，中土得安，脾胃得和，乌梅丸总体构成"泄风木之有余，安中土之不足"。徐景藩临床诊治本病时常选用乌梅炭加强止泻之力，同时兼顾次症随证加减，兼食积者，配伍焦山楂、沉香曲、鸡内金消食化积，兼肝胆湿热者，配伍金钱草、海金沙清利肝胆，兼气滞者，配伍厚朴花、佛手柑、绿萼梅理气和胃。

【验案赏析】患者，女，66岁，初诊（2004年12月13日）。主诉：便溏间作2年，加重2个月。病史：患者2年前因胆囊多发结石行胆囊切除术，术后间断出现便溏，左下腹痛，大便日行2~3次，质偏稀，味臭秽，自服蒙脱石散治疗，偶感脘痞，时有反酸。近2个月症状加重，求诊中医。刻下：大便溏稀，日行3~5次，偶有左下腹痛，无腹胀，无黑便，无黏液脓血，反酸时作，无恶心呕吐，无体重减轻，乏力，纳差，夜寐欠安。诊查：形体偏瘦，舌质淡红，苔薄白，唇紫，脉细。腹软，无压痛，无反跳痛，未触及明显腹部包块。大便常规、腹部B超胆总管未见明显异常。西医诊断：胆囊切除术后腹泻。中医诊断：久泻（肝风内扰脾胃、寒热虚实混杂）。处方：乌梅炭30 g，细辛3 g，川桂枝6 g，党参15 g，制附片3 g（先煎），川椒3 g，干姜3 g，黄连6 g，炒黄柏10 g，炒当归10 g。14剂，每日1剂，水煎，早晚分服。

二诊（2004年12月27日）：服上方后便溏改善，有2天大便日行1次，25日晚餐进食红烧肉，昨大便7~8次，苔薄腻，舌质淡，脉细。上方加石榴皮15 g，14剂继服。

三诊（2005年1月10日）：药后尚合，大便日行1~2次，渐成形，反酸不显，口中时有异味。舌质淡红，苔根偏白腻，脉细。上方加炒白术20 g，炙甘草5 g，28剂继服。

四诊（2005年2月10日）：服药4周，大便成形，日行1次。上方改为隔日1剂以资巩固，随访3个月，便溏未再复发。

【按语】该患者有胆囊切除术病史2年，胆囊缺如，肝之余气化生胆汁失常，肝之疏泄太过，肝气横逆，久而化热，热伤肝木，肝木风动，袭扰脾胃，升降运化失宜，发为"泄泻"，病情迁延不愈，脾虚更甚，运化失健，湿从内生，湿为阴邪，易伤阳气，脾阳不振，久病及肾，肝风挟热妄动、寒湿困阻脾肾而成寒热虚实互见之顽证。本例辨证属肝风内扰脾胃、寒热虚实混杂，拟方乌梅丸温清并用、泄木安土，方中酸收之乌梅配伍苦寒之黄连，合奏柔肝清热之功；辛温之附子、干姜伍苦寒之黄连、黄柏，温阳不化火、清热不助寒；寓党参、当归等补气调血之品于祛邪方药中使祛邪不伤正。二诊时因饮食不节便溏加重，加用石榴皮收涩止泻。三诊时诸症渐平，因患者病程日久、阳气亏损已久，故加炙甘草、炒白术，乃取附子理中丸温中健脾之义善后。

参 考 文 献

陈新，岳胜利，谭唱，等．国医大师徐景藩运用泄木安土法治疗胆囊切除术后腹泻经验[J]．中华中医药杂志，2018，33（10）：4439－4441.

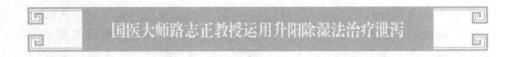

国医大师路志正教授运用升阳除湿法治疗泄泻

【经典名方】升阳除湿防风汤（源于《脾胃论》）

组成：苍术（去皮泔浸）四两，防风二钱，白术、白茯苓、白芍各一钱。

用法：上㕮咀，除苍术另作片子，水一碗半，煮至二大盏，纳诸药，同煎至一大盏，去渣，稍热服，空腹食前服。

原文：如此证飧泄不禁，以此药导其湿；如飧泄及泄不止，以风药升阳，苍术益胃去湿；脉实，膜胀，闭塞不通，从权以苦多甘少药泄之；如得通，复以升阳汤助其阳，或便以升阳汤中加下泄药。

【学术思想】路老临证治疗脾虚泄泻，善于使用升阳除湿法。路老认为，湿本为水，养育人间万物，也是维持人体生命活动的重要物质，但湿伤人则为邪气，外湿因感天地之湿而发，内湿则是脾脏虚衰所致。湿性重浊黏滞，易阻滞气机，使病情缠绵难愈。湿性弥漫，伤人也呈多元化特点，无处不到，"害人最广"，故对临床一些复杂、难治性疾病，要考虑湿邪的危害，从湿来论治。

【诊断思路】泄泻亦称"腹泻"，是指排便次数增多，大便稀薄，或泻出如水样，是由外感时邪，内伤饮食情志，脏腑功能失调而导致脾失健运，引起以排便次数增多，便质稀薄或完谷不化，甚泻如水样为特征的病证。《内经》称之为泄，《素问·阴阳应象大论》指出："湿胜则濡泻。"《素问·藏气法时论》指出："脾病者……虚则腹满，肠鸣飧泄，食不化。"《素问·举痛论》指出："怒则气逆，甚则呕血及飧泄。"《景岳全书》指出："凡泄泻之病，多由水谷不分，故以痢水为上策。"脾胃虚弱，清阳不升，浊阴则有余，湿盛为患，湿邪留于肠道，则可出现泄泻。临床可见大便泄泻，肠鸣腹痛，身体困重，四肢倦怠，乏力等症。这也是中气不足，脾湿下陷的表现。

【治疗方法】治疗上，李东垣提出，不能用淡渗分利之剂，因为脾气已经下陷，又分利之，这是"降之又降，复益其阴而重竭其阳也，则阳气愈削，而精神愈短矣，阴重强而阳重衰也"。应该用升阳之药，如羌活、独活、升麻、柴胡、防风、炙甘草等味，或升阳除湿防风汤、升阳除湿汤等，着重用风药升阳。因为风药气温味辛，其气升浮，具有生发清阳、舒展经络之气的作用。张元素在《医学启源》中将风药概括为"风，升，生"。作为主药，风药可使阳气升腾，则浊阴自化；而风药又能胜湿，阴湿除，则泄泻可止。因此"升阳除湿"法，是东垣治疗脾虚泄泻的常用方法。李东垣升阳除湿，特设升阳除湿防风汤（苍术、茯苓、白术、防风、芍药），以苍术为君，健脾燥湿；白术甘温健脾化湿，茯苓甘淡，健脾渗湿，为臣；防风辛温升阳胜湿，白芍酸寒敛阴和脾为佐使。路老临证十分推崇李东垣的观点，并融会贯通，善于将其在临床中灵活运用。

【治疗绝技】路老临证善于使用升阳除湿法治疗脾虚泄泻，应用李东垣升阳除湿防风汤加减。升阳除湿法是李东垣治疗内伤脾胃的常用方法。正常情况下，脾气健运，通过脾阳的蒸化作用，水湿等物质被输送全身，"充实皮毛，散于百脉"。如阳气不升，则水湿停留为患，可出现多种病症。如湿邪上扰清明而头晕、头痛；扰于鼻窍可出现鼻炎；湿邪下注可泄泻；湿邪化热扰心可不寐；湿热蕴结、津液不能下行则便秘。如此多种病证，均是由脾胃内伤、湿浊内生引起，故治疗均可用升阳除湿法。

【验案赏析】患者，男，44岁，2006年5月6日初诊。患者10余年来大便次数增多，2004年在某医院经结肠镜检查诊断为结肠炎伴肠黏膜管状腺瘤。来诊时大便日3～4次，成形，左侧腹部有时隐痛，尿频，睾丸或会阴部有时痛，乏力，容易疲劳，舌体胖，质暗红有齿痕，苔白腻，脉沉弦而缓。西医诊断：慢性结肠炎。中医辨证：脾虚泄泻，中气下陷。治以升阳除湿，健脾益气，升提止泻法。处方：太子参15 g，生黄芪15 g，当归12 g，陈皮12 g，仙鹤草15 g，炒防风12 g，茯苓30 g，白芍15 g，赤石脂15 g，升麻8 g，广木香10 g，炒苍术12 g，炙甘草10 g，炒白术12 g，14剂。药后大便次数每日2次，左腹隐痛不明显，大便成形，便爽，食纳有进，眠可，尿频，小便排出时无力，舌体胖大，舌尖稍赤，质暗红，苔薄白，上方加炒莱菔子15 g，14 剂。药后大便每日 1～2 次，基本成形，通畅，胃部隐痛也好转，胃纳转佳，尿频，仍有双小腿乏力，湿邪渐退，以前方佐入温中之品，加入炮姜6 g，14 剂，水煎服。药后腹泻基本消失，食欲好转，腹痛不明显，泄泻基本痊愈，仍有时尿频，而后的中医治疗以前列腺为主。

【按语】本案患者泄泻已有 10 余年，伴有乏力，疲劳，腹部疼痛，舌苔白腻。属脾虚湿停、中气下陷之象。故治以升阳除湿，健脾益气，升提止泻。以东垣升阳除湿防风汤和补中益气汤加减，方中以太子参、生黄芪、炒白术健脾益气，苍术燥湿健脾，茯苓健脾渗湿，升麻、防风升举脾胃阳气且除肠道湿邪，陈皮、木香调理脾胃气机，当归、白芍、仙鹤草和血缓急止泻，赤石脂固涩止泻。全方以升阳益气除湿为主，使下陷之清阳升展，湿浊化，则不需固涩，泄泻自止。全方体现了李东垣升阳补脾、祛湿止泻的调理脾胃思想。

参 考 文 献

[1] 苏凤哲. 路志正教授运用升阳除湿法治疗杂症的临床经验 [C] //2011 年中华名中医论坛暨发挥中西医优势防治肿瘤高峰论坛论文集. 2011：43 - 46.
[2] 杨惠卿，房玲，路志正. 国医大师路志正验案三则 [J]. 世界中西医结合杂志，2019，14（10）：1380 - 1383.

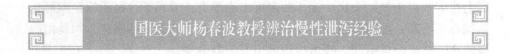

国医大师杨春波教授辨治慢性泄泻经验

【经典名方】

参苓白术散（源于《太平惠民和剂局方》）

组成：莲子肉（去皮）一斤，薏苡仁一斤，缩砂仁一斤，桔梗（炒令深黄色）一斤，白扁豆（姜汁浸去皮，微炒）一斤半，白茯苓二斤，人参二斤，甘草（炒）二斤，白术二斤，甘草（炙）二两，山药二斤。

用法：上为细末。每服二钱，枣汤调下。小儿量岁数加减服之。现代用法：水煎服，用量按原方比例酌减。

原文：治脾胃虚弱，饮食不进，多困少力，中满痞噎，心忪气喘，呕吐泄泻及伤寒咳嗽。此药中和不热，久服养气育神，醒脾悦色，顺正辟邪。

补中益气汤（源于《脾胃论》）

组成：黄芪、甘草（炙）各1.5 g，人参0.9 g（去芦），当归身（酒焙干或晒干）0.6 g，橘皮（不去白）0.6～0.9 g，升麻0.6～0.9 g，柴胡0.6～0.9 g，白术0.9 g。

用法：上药哎咀。

原文：补中益气汤。黄芪（病甚劳役，热甚者一钱），甘草（以上各五分，炙），人参（去芦，三分，有嗽去之。以上三味，除湿热、烦热之圣药也），当归身（二分，酒焙干，或日干，以和血脉），橘皮（不去白，二分或三分，以导气，又能益元气，得诸甘药乃可，若独用泻脾胃），升麻（二分或三分，引胃气上腾而复其本位，便是行春升之令），柴胡（二分或三分，引清气，行少阳之气上升），白术（三分，降胃中热，利腰脐间血）。上药哎咀。都作一服，水二盏，煎至一盏，量气弱、气盛临病斟酌水盏大小，去渣，食远稍热服。如伤之重者，不过二服而愈；若病日久者，以权立加减法治之。

【学术思想】临床上，慢性泄泻以反复排便次数增多（每日不少于3次），便质稀溏或完谷不化，甚至泻出如水样便为主要表现，病程一般在2个月以上。目前，西医治疗多使用止泻药、微生态制剂、抗抑郁药等，虽有一定疗效，但停药后易复发。而中医辨证论治则有一定优势。

【诊断思路】临床上，慢性泄泻因病程较长，且受体质、饮食、环境等因素影响，可出现虚实互见、寒热错杂、脏腑同病、他病并存的情况，不同证型间或互有交叉、相互转化，或伴有其他疾病证候，或兼夹痰饮、湿浊等病理产物，故病因病机复杂，难以一证一方概之。

杨老认为，分析自然、社会环境及患者群体体质、病证的共性和个性特征，需重视"三因制宜"。①因地制宜：福建省亚热带季风气候显著，年均温度高，降水丰沛，河网密布，空气湿度大，且饮食习惯偏于甜腻生冷，易致外湿弥漫、内湿氤氲，内外合邪，损脾碍胃，酿湿生热，故临床所见慢性泄泻患者多兼见脾胃湿热。②因人制宜：泄泻主病之脏在脾，且久泻更易伤脾，故气虚质为本病患者常见体质共性。另因福建地域及饮食特点，本地区人群湿热质尤为常见，故临床辨治本病，还需兼顾个性，把握不同患者体质的差异性。③因时制宜：《素问·宝命全角论》有"人以天地之气生，四时之法成"，故临证需兼辨四时节气与昼夜更替之阴阳变化。如长夏之季，阳气升发在外，气血趋表，腠理疏松，汗出涔涔，复因恣食生冷，湿邪内生，久则蕴脾化热，肠道泌别清浊、传化功能失司，遂成湿热久泻。

在病机方面，杨老倡"脾胃湿热"理论，认为"脾胃湿热"是慢性泄泻的重要病机，湿热稽留、脾肾不足、肝失疏泄是久泻缠绵难愈、易于复发的关键。脾胃湿热为外感湿热、内伤饮食所致。外感湿热，循经入里，终归脾胃；内伤饮食或因脾胃素弱，致脾胃运化、升清降浊功能失调，"脾湿"与"胃热"并见，湿热相合，如油入面，胶结难解，故易以留恋为患；又湿热兼具阴阳两性，可随体质从热化或寒化，甚则耗气、损阳、伤阴、亏血。脾胃气虚，肾中元阴元阳不足。日常饮食起居失宜，或久病失治、误治，或年老体弱，或素体禀赋不足等，均可致脾胃亏虚，甚则累及于肾，肾之阴阳虚损，如釜底无薪、釜中无水，致脾胃燥湿不济，纳运失司，水反为湿而谷反为滞，湿滞内停，脾胃升降失常，清浊不分，水谷夹杂而下，发为久泻。

杨老认为，察舌诊脉对于辨识本病病机极为重要，舌脉可以佐证本病的症状、体征，明晰病邪性质及证候的虚实寒热。杨老辨证重视以虚实寒热为纲，脏腑体质为目，举纲张目以论治。

【治疗方法】 治疗注重虚实主次关系，如邪实偏盛，则祛邪为先，佐以扶正；邪气消散，正虚凸显，则改以扶正为主，兼清余邪。对于脾虚夹湿，中气下陷导致的久泄，症见大便时溏时泻，迁延反复，经久不愈，甚则脱肛，脘闷食少，稍进油腻则便数增多，平素神疲困倦，少气懒言，面黄少华，舌淡，苔白腻，脉细弱或虚缓。治宜健脾益气、化湿升阳。方用参苓白术散合补中益气汤加减。

【治疗绝技】 杨老辨治本病，概之有以下特点：①善于祛湿，尤重清化。本病常用的祛湿之法有健脾淡渗、芳香化湿、苦温燥湿、苦辛泄湿等。健脾淡渗之品，如茯苓、白扁豆、薏苡仁等，既可渗利湿邪以祛邪，又可健脾益气以扶正。若伴小便短赤、淋漓涩痛，乃湿热蕴结下焦，亦须用泽泻、车前草等以清利湿热，但每多配伍以白芍、炙甘草酸甘化生气阴，以防苦寒淡渗之品耗气伤津。对湿重、苔厚腻、脘闷呕恶者，需酌用苦燥之品。偏寒则宜苦温燥湿，药用苍术、槟榔、草果、豆蔻、厚朴、砂仁等；湿热则应苦寒燥湿，药用黄芩、黄连、茵陈、仙鹤草等。对湿轻、苔腻、身重者，多用叶类药以芳香化湿，如佩兰、藿香等。但杨老尤重清化之法，其经验方清化肠饮适用于湿热蕴肠证，方以茵陈、黄连苦寒燥湿，白扁豆、薏苡仁健脾淡渗，厚朴、豆蔻苦温燥湿，佩兰芳香化湿，仙鹤草、地榆炭清肠止泻。全方化湿而不温燥，清热而无伤阳之嫌。若遇肠鸣漉漉，或食已即痛泻，此为脾虚夹湿兼风动，治宜健脾渗湿之余，佐以苦辛泄湿，药如防风、荷叶、厚朴等。②重视健脾益肾。脾虚乃久泻的关键病机，故无论何种主证之久泻，均酌加健脾之品，如白扁豆、薏苡仁、茯苓、白术等。部分患者泄泻日久，脾病及肾，致肾阴阳不足，则兼顾培补元阴元阳，药用黄精、菟丝子、淫羊藿、益智仁等。③兼顾运脾消导、调气舒络。久泻则脾胃亏虚，纳运失司，水谷饮食难消，可见或不知饥，或多食则脘痞、便泄，甚则完谷不化，宜酌加运脾消导之品，如神曲、山楂、谷芽、麦芽等；而泄泻日久，易耗伤气血、损及阴阳，兼湿热邪实留恋，虚实夹杂，更易致气滞肠络瘀阻，可见腹满、舌质兼瘀象，常酌以厚朴、赤芍等调气舒络。④不忘安神。慢性泄泻或因情志不调，或耗伤气血，或损阴伤阳等，可致阴阳失交、心神不宁。此时可佐以宁心安神之品，常用龙骨、牡蛎、琥珀、茯苓等。

【验案赏析】患者，女，51岁，2019年2月15日初诊。反复大便溏薄4个月，肠镜示慢性结肠炎，曾服中药治疗，疗效不佳。刻下：大便稀溏，日行三四次，每于晨起、情绪紧张、饭中或饭后即作，便前下腹闷痛、肠鸣，便后痛减觉舒，右胁痛，脘腹胀闷，餐后加重，疲乏，心烦易怒，口干苦，不知饥，纳少，眠差、每晚仅睡4小时，小便调，舌淡黯，苔白腻而微黄，脉左弦右缓。辨证属肝脾不调、脾虚湿盛，兼郁热、血瘀。治法：健脾渗湿、调和肝脾、清解郁热。处方：党参15 g，茯苓15 g，白扁豆12 g，白术9 g，陈皮6 g，赤芍9 g，防风3 g，黄连3 g，焦山楂9 g，炒麦芽、炒谷芽各15 g，仙鹤草30 g，地榆炭12 g，砂仁4.5 g。7剂，每日1剂，水煎，早晚分服。

【按语】本案患者肝脾不调、脾虚湿盛，兼有郁热、血瘀，其病在大肠，而涉肝脾两脏，以脾胃气虚为本，肝郁、湿盛、郁热、血瘀为标。脾虚肝郁，湿邪内盛，故见泄泻脘闷、胁腹作痛、疲乏纳少等；肝郁化火，上扰心神，故心烦易怒、口干苦、夜寐不宁；舌淡黯、苔白腻微黄、脉左弦右缓，为脾虚肝郁、湿邪内盛，兼有郁热、血瘀之佐证。故治疗首重健脾，实土以御木乘，疏肝、柔肝次之，再遣祛湿清热、运脾消导、敛肠止泻之品对症治疗。方中党参、茯苓、白术、白扁豆，取参苓白术散之意，益气健脾、祛湿安神，共为君药；合痛泻要方，以陈皮理气燥湿，赤芍柔肝活血，防风疏肝、醒脾、胜湿，还可升发清阳，三者既助君药健脾祛湿之功，又调肝活血以兼顾肝"体阴用阳"特性，为臣药；黄连清热燥湿，焦山楂、炒麦芽、炒谷芽消导、疏肝、活血，仙鹤草、地榆炭清肠止泻，六药联用以治标，共为佐药；砂仁化湿和中，为使。

参 考 文 献

何友成，杨正宁，黄铭涵，等. 国医大师杨春波辨治慢性泄泻经验［J］. 中国中医药信息杂志，2021，28（8）：124－127.

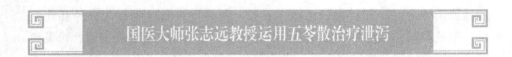

国医大师张志远教授运用五苓散治疗泄泻

【名医简介】张志远，国医大师，山东中医药大学教授、主任医师，硕士研究生导师，山东省名中医药专家，济南市第九届人大代表，山东省第六届政协委员，原卫生部中医作家协会成员，全国中医各家学说研究会顾问，享受国务院政府特殊津贴专家。

【经典名方】五苓散（源于《伤寒论》）

组成：猪苓（去皮，味甘平）十八铢，泽泻（味酸咸）一两六铢半，茯苓（味甘平）十八铢，桂枝（去皮，味辛热）半两，白术（味甘平）十八铢。

用法：上五味为末，以白饮和服方寸匕，日三服，多饮暖水，汗出愈。

原文：太阳病，发汗后，大汗出，胃中干，烦躁不得眠，欲得饮水者，少少与饮之，令胃气和则愈。若脉浮，小便不利，微热消渴者，五苓散主之。发汗已，脉浮数烦渴者，五苓散主之。伤寒，汗出而渴者，五苓散主之。

【学术思想】五苓散出自《伤寒论》，是治疗太阳蓄水证的代表方，被历代医家誉为"治水第一方"。太阳蓄水证病机总为太阳表邪未解，内有蓄水，主证以小便不利为主。但是历代医家对蓄水证的蓄水部位存有很大争议，多数医家认为是"水邪内结膀胱"，亦有少数医家持"水邪内结三焦"的观点。张志远业医70余年，在学术研究上独树一帜，临床经验丰富，认为五苓散治疗的蓄水证与三焦气化功能障碍有密切关系，治疗重在恢复三焦通利，则症状即可解除。

【诊断思路】对人体内水液代谢的认识早在《内经》就有论述，《素问·经脉别论》云："饮入于胃，游溢精气，上输于脾，脾气散精，上归于肺，通调水道，下输膀胱，水精四布，五经并行，合于四时，五脏阴阳，揆度以为常也。"体内水液代谢是在肺、脾、肾、膀胱、三焦的共同调节下实现的，任一脏腑功能失调均会影响水液的代谢。三焦具有气化作用，如《灵枢·营卫生会》指出："上焦如雾，中焦如沤，下焦如渎。"《难经》也说："三焦者，原气之别使也，主通行三气，经历于五脏六腑。"肺主气，为水之上源，主敷布津液。肺气宣发调节体内水液向上向外输布，熏肤、充身、泽毛，"若雾露之溉"；肺气肃降使水液下行至肾，经膀胱气化生成尿液排出体外，保持小便通利；脾居中州，主运化水液，调节体内水液代谢；肾、膀胱居下焦，主水液气化，蒸化水液使上归肺、脾，在下形成尿液排出体外。三焦同时亦是"水道"，具有通行水液的作用。所以《灵枢·本输》说："三焦者，中渎之腑也，水道出焉。"

太阳表邪未解，邪气循经入腑，水邪内结，三焦不利，形成蓄水。而膀胱作为水府，主藏津液，司开合。"津液之余者"经肾的气化作用，升清降浊，清者回流体内，浊者下输膀胱，形成尿液，排出体外。由此可知，膀胱气化不利只是形成蓄水的一个方面，而非病变的全部。三焦气化功能障碍才是全面影响水液代谢的根本。

【治疗方法】《伤寒论》中治疗蓄水证方用五苓散。太阳蓄水证是《伤寒论》太阳病变证之一。历代诸多医家对蓄水证病因病机进行了总结，如《伤寒论》："太阳病，发汗后……若脉浮，小便不利，微热消渴者，五苓散主之。"徐灵胎《伤寒类方》记载："胃中干而欲饮，此无水也，与水则愈。小便不利而欲饮，此蓄水也，利水则愈。"柯韵伯在《伤寒来苏集》记载："邪水凝结于内，水饮拒绝于外，既不能外输于玄府，又不能上输于口舌，亦不能下输于膀胱，此水逆所由名也。"但是历代医家对蓄水部位存在争议，多数医家认为太阳表邪未解，邪气循经入腑，水邪内结膀胱。

五苓散原方为猪苓十八铢（去皮）、泽泻一两六铢、白术十八铢、茯苓十八铢、桂枝半两（去皮）。泽泻用量最大，味甘性寒，归肾经和膀胱经，功擅利水、渗湿、泄热；猪苓味甘、淡，主入脾肾二经，利水渗湿，二药合用通利下焦。脾胃为中焦气机之枢纽，脾气健运则气机畅达。茯苓性味甘、淡而平，既可渗湿利水又与白术配伍益气健脾，健运中州。桂枝通阳化气，通行津液兼解在外之表邪。五药合用共奏化气行水、外疏内利、通里达表之功。可见，五苓散作用于三焦，而非单纯作用于膀胱。蓄水证只是五苓散的主治之一，如《伤寒论》："霍乱，头痛发热，身疼痛，热多欲饮水者，五苓散主之。"又《金匮要略》："假令瘦人，脐下有悸，吐涎沫而癫眩，此水也，五苓散主之。"后世医家对五苓散的应用亦颇多，大大扩展了其主治范围。

【治疗绝技】张志远认为五苓散乃治疗蓄水第一方，以小便不利为主，虽有口渴、吐水，并非津液匮乏或肾水不能上济，而属格拒的水逆证，与三焦气化功能障碍有密切关系，三焦通利，症状即可解除。张志远扩大该方的治疗范围，用于脾虚腹泻、便溏，投予急慢性肠炎患者，均有明显作用。若身体虚弱，以白术为君 20～40 g，茯苓居后；通利小便为主，猪苓、泽泻为主 10～15 g，茯苓次之。桂枝开量多少，无关紧要，不能影响全局。或言桂枝活血发汗，能"逆流挽舟"，实际和麻黄、荆芥、紫苏不同，无力发挥这一功能。临证时应注意，若无发热、脉浮数等表证，可减桂枝；呕吐加半夏，胀满加大腹皮；若有口燥渴、小便不利，是阴虚内热，不可用本方，否则更伤津液；对肝硬化水肿患者，要突出白术用量，以白术为君，其次为茯苓；若有口干可添入麦冬、花粉、石斛等养阴药，滋生津液，不影响排水利尿的作用。

【验案赏析】1995 年于威海接诊一名慢性肠炎患者。日行数次，皆呈水样，久疗不止，十分顽固。嘱其坚持饮用五苓散，改作汤剂，白术 40 g，猪苓 15 g，泽泻 15 g，桂枝 10 g，茯苓 40 g。每日 1 剂，水煎分 3 次服，连续 10 天，患者二诊自述病情好转，遂将此量压缩一半，又饮 30 天，已彻底纠正而愈，且未复发。

【按语】五苓散主治脾虚运化无权，水湿内停引起的口渴、消渴、水逆、小便不利、腹泻等症状。脾气虚弱，清气不升，运化失司。《内经》云"清气在下，则生飧泄；浊气在上，则生腹胀。"脾虚阳气下陷导致腹泻，排泄水样便，日行数次，久利不止。方用五苓散，猪苓、泽泻共用通利小便，分利肠中湿邪，使湿去气行而泻痢自止，即"利小便所以实大便"。桂枝辛温主升主散，通阳化气。茯苓渗湿利水又与白术配伍益气健脾。脾胃为中焦气机之枢纽，脾气健运，升清降浊，泄泻自止。

参 考 文 献

侯梓桐，刘桂荣. 国医大师张志远教授对五苓散的临床应用经验 [J]. 中国中医药现代远程教育，2017，15（22）：84-86.

国医大师周学文教授应用复方石榴皮煎剂联合七情辨证治疗腹泻型肠易激综合征

【名医简介】周学文，国医大师，辽宁中医药大学附属医院主任医师、终身教授、博士研究生导师。享受国务院政府特殊津贴专家，连续四届任全国老中医药专家学术经验继承工作指导教师，首批中医药传承博士后合作导师，中华中医药学会脾胃病分会名誉主任委员，辽宁省名中医，辽宁中医大师。

【经典名方】

痛泻要方（源于《丹溪心法》）

组成：白术（炒）三两，白芍药（炒）二两，陈皮（炒）一两五钱，防风一两。

用法：上细切，分作八服，水煎或丸服。

原文：原书主治"痛泄"。

方论：此足太阴、厥阴药也。白术苦燥湿，甘补脾，温和中；芍药寒泻肝火，酸敛逆气，缓中止痛；防风辛能散肝，香能舒脾，风能胜湿，为理脾引经要药；陈皮辛能利气，炒香尤能燥湿醒脾，使气行则痛止。数者皆以泻木而益土也。（《医方集解》）

四君子汤（源于《太平惠民和剂局方》）

组成：人参（去芦）、甘草（炙）、茯苓（去皮）、白术各等份。

用法：上为细末。每服二钱，水一盏，煎至七分，通口服，不拘时，入盐少许，白汤点亦得。

原文：治荣卫气虚，脏腑怯弱，心腹胀满，全不思食，肠鸣泄泻，呕哕吐逆，大宜人参（去芦）、甘草（炙）、茯苓（去皮）、白术各等份。

香连丸（源于《政和本草》卷七引《李绛兵部手集方》）

组成：宣连、青木香各等份。

用法：上药，同捣筛，白蜜丸，如梧桐子大。

芍药甘草汤（源于《伤寒论》）

组成：芍药、炙甘草各四两。

用法：以水三升，煎取一升，去滓，分二次温服。

原文：伤寒脉浮，自汗出，小便数，心烦，微恶寒，脚挛急，反与桂枝，欲攻其表，此误也。得之便厥，咽中干，烦燥，吐逆者，作甘草干姜汤与之，以复其阳。若厥愈、足温者，更作芍药甘草汤与之，其脚即伸。

【学术思想】肠易激综合征临床表现为腹痛、腹胀、大便次数增加、大便以糊状或水样为主，病程反复，虽不危及生命，但严重影响患者生活及身心健康。随着人们生活水平提高，饮食结构变化，生活节奏加快，社会压力加大，该病的发病率逐渐上升，中医药治疗肠易激综合征有着独特的优势，周学文通过长期的临床研究，认为肠易激综合征的核心病机为脾虚湿盛，七情不畅。

【诊断思路】古代中医并没有肠易激综合征相关论述，但根据其特点可归属为"腹痛""泄泻"范畴。周学文认为脾虚湿盛、七情不畅是肠易激综合征中心环节，强调脾虚为肠易激综合征发病之本，亦是本病反复发作，缠绵难愈之根本，周学文常言："泄泻之本，无不因脾胃。"

七情是人体对外界环境变化的一种情感反应，可反映脏腑精气盛衰及阴阳之平衡，同时七情不畅又可导致脏腑精气阴阳失常，引起各种疾病。《素问》："五脏化五气，以生喜怒悲忧恐"，可见脏腑精气是七情的物质基础，周师本着"有诸内，必形诸于外"的原则，临证时着重观察患者的情志活动，由表及里，审证求因，应用七情辨证，即通过观七情之喜、怒、忧、思、悲、恐、惊，以察脏腑功能盛衰，断病之所属。七情是中医学对情绪特有的称呼，即现代心理学中情绪的中医名称，是人对内外环境改变而做出的复杂反应，不同于意识和思维，其反应和表达方式与机体自身的心理、生理状态有关，是五脏生理及精神活动对内外环境变化产生的情志表现。当此七种情志反应突然剧烈、持久不解，超过了机体对其适应和调解的能力，引发和诱发相关疾病时，称为七情内伤。在肠易激综合征中，如愤怒伤肝，木失疏泄，横逆脾土，则生痛泻；心为火脏，脾土之母，喜则气缓，心气不足，殃及其子，脾失健运，发为泄泻；忧思伤脾，脾运失司，痰湿内生，则生湿泻；肺主水道，悲则伤肺，通调失常，水湿内聚，滞于肠腑，则生水泻；肾司二便，惊恐伤肾，固涩失职，则生久泻。

【治疗方法】周学文本着治病求本的原则，治疗肠易激综合征以健脾益气，理气化湿，涩肠止泻为基本治则，并自拟复方石榴皮煎剂，临床随证加减，取得良好疗效，药物组成为黄芪、黄连、白术、白芍、茯苓、防风、木香、陈皮、石榴皮、甘草。黄芪甘温，补脾益气，升阳止泻，以治病求本；

石榴皮酸涩，涩肠止泻以治标，共为君药。白术、茯苓甘温补中，健脾益气，渗湿止泻，为臣药。木香、陈皮、防风辛香走散，理气和中，清阳化湿，使补中有行；黄连苦寒，燥湿厚肠；白芍酸寒，泻肝柔肝，缓急止痛，为佐药。甘草为使，调和诸药。方中陈皮、白芍、防风、白术相合，为痛泻要方，调肝理脾，补土泻木；黄芪、白术、茯苓、甘草相配，仿四君子汤之义（周师嫌党参壅滞，故以黄芪代之），补而不烈，培本扶中；木香、黄连相伍，为香连丸，燥湿将浊，利大肠壅气；芍药、甘草相配，即仲景之芍药甘草汤，酸甘化阴，柔肝敛脾；诸药相伍，升中有降，涩中有行，补中有泻，共奏益气健脾、渗湿止泻之效。

【治疗绝技】周学文本着治病求本的原则，治疗肠易激综合征以健脾益气，理气化湿，涩肠止泻为基本治则。依据痛泻药方、四君子汤、香连丸和芍药甘草汤创制复方石榴皮煎剂，临床随证加减，取得良好疗效。同时注重七情辨证，审证求机，使五脏和合。因怒症见急躁易怒、两胁窜痛、脘腹胀痛等症加郁金、川楝子、香附、玫瑰花、柴胡等品疏肝泄热，理气开郁；因喜症见注意力不集中，精神涣散，心神不宁，心悸，失眠多梦，周学文在基础辨治上加酸枣仁、柏子仁、丹参、龙眼肉等养心安神。临证时出现心烦不宁、小便赤涩、口舌生疮等症，周学文喜加淡竹叶、焦栀子、苦参等清心除烦。因思症见情绪低落、脘腹胀满、倦怠乏力等，此时在基础辨证上加太子参、白扁豆、石菖蒲、广藿香、茯神、薏苡仁、土茯苓、甘草等健脾益气，淡渗利湿之品。因悲出现悲忧寡欢、多愁善感、悲悲戚戚、神疲乏力、咳嗽气喘等症状，在常规辨证基础上加红景天、太子参、山药等补肺益气，同时应加诃子、肉豆蔻、乌梅、五味子等敛肺涩肠。若患者胆小慎微，惊恐焦虑，在常规辨证基础上加龙骨、龙齿、牡蛎固肾凝神；若患者腰膝酸软，头晕耳鸣，精神恍惚，动作迟钝加熟地、桑椹、黄精、女贞子等益精填髓；腰膝酸冷，畏寒肢凉，尿频清长，面色㿠白，性欲淡漠者加巴戟天、淫羊藿、补骨脂、益智仁、杜仲等温补肾阳，釜底填薪。

【验案赏析】患者，女，35岁，2015年12月9日初诊。主诉：腹泻、腹痛反复发作半年，加重3日。病史：半年前因工作劳累，饮食不规律出现大便溏薄，未引起重视，后泄泻愈加明显，尤以劳累、情绪波动后为甚，3日前与人争吵后腹泻加重，为求诊疗来诊。现症见：腹泻、腹痛，以右下腹疼痛为剧，泻后痛减，形体适中，急躁易怒，两胁胀痛，纳差，口中黏腻，舌根部有片状小溃疡生成，小便色赤，大便溏，3~4次/日，失眠多梦，舌质红，苔黄腻，脉弦，滑数，腹部无压痛反跳痛，胃镜示所见上消化道黏膜未见异常。肠镜示所见结肠黏膜未见异常。西医诊断：肠易激综合征。中医诊断：泄泻。证属肝郁脾虚，郁而化热，致心火炽盛，湿热内蕴。治法为健脾益气，泄热除烦，渗湿止泻。方用复方石榴皮煎剂加减。处方：黄芪10 g，黄连6 g，陈皮10 g，防风10 g，木香10 g，白芍10 g，石榴皮10 g，白术10 g，栀子10 g，淡竹叶10 g，合欢花10 g，土茯苓25 g。3 剂，水煎服，2 日/剂。

【按语】 患者因工作繁忙，饮食不规律，损伤脾胃，脾失健运，水走肠间，故见纳差，大便溏薄，情志不畅，肝失疏泄，郁而化热，致心火炽盛，故见心烦易怒，两胁胀痛，口舌生疮，失眠多梦。初诊用复方石榴皮煎剂，健脾益气，理气化湿，涩肠止泻。土茯苓又称冷饭团，古代饥荒时人们以此充饥，故可大剂量使用，土茯苓可增强原方健脾利湿作用。

参 考 文 献

白光. 国医大师周学文应用复方石榴皮煎剂联合七情辨证治疗腹泻型肠易激综合征经验[J]. 中国中西医结合消化杂志，2019，27（12）：883 – 886.

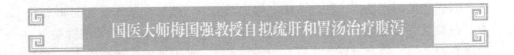

国医大师梅国强教授自拟疏肝和胃汤治疗腹泻

【经典名方】 四逆散（源于《伤寒论》）

组成：甘草（炙）、枳实（破，水渍，炙干）、柴胡、芍药各等分。

用法：上四味，捣筛为细末。

原文：少阴病，四逆，其人或咳，或悸，或小便不利，或腹中痛，或泄利下重者，四逆散主之。

【学术思想】 梅国强持辨治脾胃疾病首当遵仲景六经辨证的思想，须厘清六经辨证与脾胃的关系，并在此基础上提出，灵活应用扩大经方运用之途径，辨治脾胃病。同时梅国强提出现代环境致病因素，已不同于《伤寒论》成书之时，辨治脾胃疾病应当注重时代变迁，如精神压力所致情志失调，饮食结构、习惯改变导致饮食失节，均须考虑在内。

【诊断思路】 现代社会飞速发展，人们生活节奏快、精神压力大，情志因素导致脾胃疾病发生的情况越来越常见。《素问·阴阳应象大论》："五脏化五气，以生喜怒悲忧恐。"五脏藏精化气，应答外界环境而产生情志活动，然而不恰当的情志活动会导致脏腑精气、阴阳、气血运行失调。《内经》中有描述"脾在志为思，过度思虑则伤脾；肝在志为怒，过怒则伤肝"。肝为风木之脏，主疏泄，可以调畅全身气机，促进脾胃的运化功能。脾胃的运化功能，体现于脾胃之气的升降，脾气以升为健，胃气以降为和，二者平衡协调，这与肝气的疏泄功能有着密切关系。胆腑属木，能够贮藏胆汁，并在肝气的疏泄作用下排泄而注入肠中，从而促进脾胃运化饮食水谷。若肝胆功能失常，可进而克犯脾土。若肝失疏泄，出现肝气郁结或肝气上逆，可导致胆汁贮泄失常，并影响脾胃对饮食水谷的运化功能，出现肝脾不和、肝气犯胃、胆火犯胃等证，临床上出现纳呆、口苦、厌食、腹胀、腹痛、胸胁胀满疼痛等表现。梅国强认为木郁不达或土虚木乘，脾失健运，发为泄泻。在立法处方的同时，配合情志疏导，往往能事半功倍。

【治疗方法】梅国强经过长期临床实践，以四逆散为基础加减化裁，自拟经验方疏肝和胃汤。该方由柴胡、炒枳实、白芍、郁金、广木香、砂仁、焦术、黄连、吴茱萸、炙甘草组成。四逆散为调和肝脾（胃）、治疗肝郁气滞的祖方，出自《伤寒论》："少阴病，四逆，其人或咳，或悸，或小便不利，或腹中痛，或泄利下重者，四逆散主之。"虽句首冠以"少阴病"，但四逆散证之厥乃肝胃不和、肝郁气滞、阳郁于里所致，其厥之程度轻于少阴病之四逆，且无其他虚寒症状，故用四逆散疏肝和胃、透达郁阳，使肝胃调和、郁阳得伸，则肢厥自愈而腹痛下利遂止。方中柴胡主升、枳实主降，一升一降，旨在恢复人体气机升降出入协调平衡，芍药可疏肝、平肝，与炙甘草合用，一则制肝和脾，二则酸甘化阴，益阴缓急；郁金疏肝解郁，理气止痛；广木香配砂仁理气调中；焦术配炙甘草健脾和胃；黄连配吴茱萸，即左金丸，一寒一温，平调寒热，恢复脾胃之升降功能。纵观全方有疏肝理气、健脾祛湿之效。

【治疗绝技】梅国强经过长期临床实践，在辨治肝胃（脾）不和证，木郁乘土者，善用疏肝和胃汤调肝和胃。该方以四逆散为基础加减化裁，具有疏肝理气、调畅气机之功。

【验案赏析】患者，女，67 岁。因反复腹泻 10 余年，加重 1 周来诊。10 余年来，腹泻反复发作，每逢情志不畅时，发作明显。近 1 周情绪不佳，腹泻加重，每日 3～10 次，大便带黏液，伴腹痛、尿痛。舌质红，舌苔白略厚，脉缓。西医诊断：慢性结肠炎。中医诊断：泄泻。梅国强辨证其为木郁乘土，湿热瘀阻，治以疏肝理气，祛湿通络，拟疏肝和胃汤加减。处方：柴胡 10 g，郁金 10 g，枳实 20 g，白芍 20 g，炙甘草 6 g，葛根 10 g，黄连 10 g，黄芩 10 g，当归 10 g，川芎 10 g，广木香 10 g，砂仁 10 g，肉豆蔻 10 g。水煎服，每日 1 剂。服上方 14 剂后每日行大便 1 次，基本成形。

【按语】梅国强指出情志不畅所致肝胃不和，通常会引起胃肠功能的改变。前期实验研究表明疏肝和胃汤可调节抑郁大鼠的抑郁状态，调节抑郁大鼠胃肠功能的作用。该患者诉每逢情绪不佳时，腹泻发作明显，与疏肝和胃汤的病机甚为相合，故以此为主方；患者反复腹泻 10 余年，致脾虚生湿，邪郁日久化热，故见大便带黏液、腹痛、尿痛，舌红，苔白略厚，以葛根芩连汤清泄肠中湿热；当归、川芎、肉豆蔻用以调气和血，涩肠止泻。

参 考 文 献

胡轶．梅国强教授辨治脾胃疾病的学术思想及临床经验研究［D］.武汉：湖北中医药大学，2015.

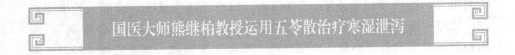

国医大师熊继柏教授运用五苓散治疗寒湿泄泻

【经典名方】五苓散（源于《伤寒论》）

组成：猪苓（去皮，味甘平）十八铢，泽泻（味酸咸）一两六铢半，茯苓（味甘平）十八铢，桂枝（去皮，味辛热）半两，白术（味甘平）十八铢。

用法：上五味为末，以白饮和服方寸匕，日三服，多饮暖水，汗出愈。

原文：太阳病，发汗后，大汗出，胃中干，烦躁不得眠，欲得饮水者，少少与饮之，令胃气和则愈。若脉浮，小便不利，微热消渴者，五苓散主之。发汗已，脉浮数烦渴者，五苓散主之。伤寒，汗出而渴者，五苓散主之。

【学术思想】泄泻的病名从唐宋开始确定。"泄"和"泻"是两个不同的字，泄者，漏泄之意也；泻者，倾泻之意也。这两个字都是针对病势而言，"泻"比"泄"病势要急，程度要严重，后世统称"泄泻"。明代孙一奎在《医旨绪余·泄泻辨》中对泄泻做了解释："粪出少而势缓者为泄，若漏泄之谓也；粪大出而势直下不阻者为泻，倾泻之谓也。"熊继柏在治疗的过程中重视泄泻的辨证，强调首先辨清泄泻的病变部位，次要辨清泄泻的病证性质，三辨泄泻的证型。熊继柏认为泄泻病证临床常见的证型主要有寒湿泄泻、湿热泄泻、食积泄泻、肝郁泄泻、脾虚泄泻、肾虚泄泻等。辨清证型后依法选方用药。

【诊断思路】泄泻是临床常见病，西医称此病为腹泻，它在《黄帝内经》里有不同的说法。《素问·生气通天论》说："春伤于风，邪气留连，乃为洞泄。"《素问·阴阳应象大论》曰："湿胜则濡泻。"《素问·脉要精微论》云："久风为飧泄。"《素问·气交变大论》讲："岁土太过，雨湿流行……病腹满溏泄，肠鸣。"这里列举了《黄帝内经》四个关于泄的名称：洞泄、濡泄、飧泄、溏泄，但它有一个基本名称"泄"，这是最早的关于泄泻的病名。张仲景的《伤寒论》和《金匮要略》两本书里也记载了大量的"泄泻"，只是他用的是"下利"，而不是"泄泻"，如"少阴病，下利脉微者，与白通汤""太阳与阳明合病者，必自下利，葛根汤主之"等。《金匮要略》里设了一个专篇《呕吐哕下利病脉证治》，书中所指"下利"范围大，不仅包括泄泻，而且包括痢疾，但主要指泄泻。《金匮要略》里泄泻和痢疾是没有严格区分的。

泄泻是大便次数增多，便质清稀，甚至所下大便如水样的病证。其中第一种是泄泻水谷夹杂者，称为飧泄，大便中有未消化的饭，或夹有菜叶子，吃什么拉出来就夹有什么，又称为完谷不化的泄泻。第二种大便稀溏而垢浊，称为溏泄。第三种大便中夹有水液，称为濡泄。第四种泄泻不止，久泻失禁，称为洞泄，或称为漏泄。第五种在《黄帝内经》和《伤寒杂病论》里没有记载这个病名，即大便泻下澄澈清冷，称为鹜泄。还有一种来势凶猛的泄泻，称为暴泻。这就是最常见的几种泄泻。

《素问·阴阳应象大论》云："清气在下，则生飧泄。"脾主升清，胃主降浊，清气不向上升，反而下坠，则生飧泻，这个"清气"是指脾的清气，这里指的病变部位为脾。《素问·脉要精微论》讲的"胃脉实则胀，虚则泄"，很明显指出病变部位为胃。《素问·宣明五气》里讲"大肠、小肠为泄"。大肠、小肠是指哪儿呢？《伤寒论》阳明病的提纲："正阳阳明者，胃家实是也。"胃家包括胃、大肠、小肠。《灵枢·本输》有原文曰："大肠、小肠皆属于胃，是足阳明也。"张仲景在《伤寒论》里讲："自利不渴者，属太阴。"太阴在哪？太阴，脾也。从上得知泄泻病主要与脾胃有关。张景岳在《景岳全书》中得出结论"泄泻之本，无不由于脾胃"。可以肯定，泄泻病的主要病变部位在脾胃。

外感六淫可伤脾胃导致泄泻，饮食积滞也可伤脾胃导致泄泻，但重点是湿邪。因为湿邪最易伤脾，脾虚还可生湿，所以湿邪是导致泄泻的主要病因。陈修园《医学三字经》讲过："湿气胜，五泻成。"寒湿泄泻的特点是泻下清稀，或泻下如水，伴矢气、肠鸣，兼以畏寒。舌苔薄白或白滑或白腻，脉缓或细缓。寒湿泄泻中还有一种情况是外受寒邪之证。外受寒邪或寒湿之邪，内有湿邪，与上面所说寒湿泄泻有点区别，那就是有外感的症状：形寒畏冷或恶寒发热，甚至有头痛、胸脘痞闷的症状。

【治疗方法】宜利湿，利小便。治疗主方为张仲景的五苓散。治疗外感寒湿的泄泻当散寒祛湿，主方为藿香正气散。《金匮要略》中有一条很重要的原文，"下利气者，当利其小便"。下利气指下利与矢气并见，这是因为湿郁气滞，必须要利其小便。后世对这条原文做了绝妙的解释：急开支河，指的是利小便所以实大便也。凡是大便夹水的患者小便特别短少。利小便使水从小便出，大便就不泻了。而且后世还有一个认识，除湿必须利小便。湿者，水也，除湿不利小便非其治也。

【治疗绝技】湿邪是导致泄泻的主要病因，寒湿泄泻是因寒邪侵袭或阴寒内生导致的泄泻。治理宜利湿，利小便。熊继柏临证常用五苓散加减。对于外感寒湿的泄泻当散寒祛湿，主方为藿香正气散。

另外，熊继柏认为久泄固多虚证，但须注意虚中夹实。临床上多见这种情况，每因邪气未去而致久泄不愈，愈泄愈虚，以致正已虚而邪犹存，治疗时又往往注意理虚而忽视其邪实。《素问·评热病论》云："邪之所凑，其气必虚。"后世医家释曰："此非邪凑则气虚之谓，言气所虚处，邪必凑之。"邪气，包括六淫病邪及食积、虫积、水饮、痰浊、瘀血等有害因素。治疗时若不注意去邪而纯开补药，那就会使病邪留连而病久不愈。

【验案赏析】患者，男，24岁。患者泄泻半年，当地医院疑其为肠癌，送省级医院检查未果。诊见患者体质虚弱，行立需人扶持，形体消瘦，声低气弱。询其泄泻状况，答曰：半年前的初春猝患泄泻，日下10次左右，泻下清稀，久之泻下多为水谷夹杂。治疗半年以来，泻下终未减轻，伴大腹疼痛，胀满，肠鸣不断，时作矢气，并见畏寒肢冷、头晕、心悸、气短、食少、口渴喜热饮，小便短少，面浮足肿等症。望其面色黧黑，舌质色淡而舌上罩有白滑苔，脉象沉细。治疗：化湿散寒止泻。初诊用五苓散加吴茱萸、干姜、附子治疗，10剂泻止。再诊用理中汤收功，以治病之本，巩固治疗效果。

【按语】患者泄泻半年可知为虚证。形体消瘦，声低气弱，畏寒肢冷，头晕，心悸，气短，食少，可知患者为虚寒体质，主要为脾阳虚。"泄泻""面浮""足肿""白滑苔"都是湿邪所致，湿愈重则脾阳愈虚，脾阳虚则又生湿，发展为虚实夹杂证。治疗当化湿散寒止泻。

参 考 文 献

罗成宇，李点，姚欣艳，等．熊继柏教授辨治泄泻经验［J］.中华中医药杂志，2014，29（9）：2850 – 2853.

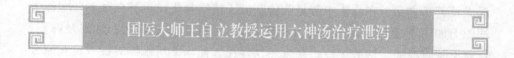

国医大师王自立教授运用六神汤治疗泄泻

【经典名方】六神散（源于《证治准绳》）

组成：人参、白茯苓、干山药、白术、白扁豆、甘草（炙）各等份。

用法：上为末。每服一大钱，水一小盏，枣一枚，姜二片，同煎至五分，服。此药用处甚多，治胃冷，加附子。治风证，加天麻。治痢，加罂粟壳。

原文：六神散治脾胃虚弱，津液燥少，内虚不食，身发虚热。

【学术思想】王自立在总结前人学术思想的基础上结合多年的临床经验，认为慢性泄泻应从"虚"与"湿"两方面立论。其多由脾胃虚弱，中焦运化失调，无力运化水谷精微，脾胃升降失调，水湿内停兼夹糟粕，下注肠道成为泄泻。加之患者平素饮食不慎、劳倦过度、情志不调而成慢性泄泻。

【诊断思路】对于泄泻的辨证当从寒、热、虚、实入手。一般来说，大便清稀，完谷不化，喜食热饮，腹部受凉即泻，多属寒证；大便色黄臭秽，泻下急迫，肛门灼热，多属热证；病程较长，腹痛不重，或无腹痛，喜温喜按，多属虚证；腹痛剧烈，痛而拒按，泻后痛减，多属实证。临床上见到的往往是寒热错杂，虚实并见之证。在治法上，有人提出"治湿不利小便非其治也""利小便以实大便",李中梓提出治泻九法：淡渗、升提、清凉、疏利、甘缓、酸收、燥脾、温肾、固涩，为临床所常用。王自立强调虽然泄泻表现各异，具体病机有别，但其病机关键总归于脾虚湿盛，因此治疗泄泻以辨证论治为原则，将运脾化湿作为治疗大法。

【治疗方法】 王自立治疗脾虚湿盛证泄泻以健脾利湿为法，运用加减六神汤治疗。加减六神汤是在《王肯堂·证治准绳》六神散（人参、白茯苓、山药、白术、白扁豆、甘草各等份）的基础上减去人参、白术两味药，加入薏苡仁、陈皮，组成加减六神汤，药物组成为山药30 g，薏苡仁30 g，茯苓10 g，白扁豆10 g，陈皮10 g，炙甘草10 g。方中薏苡仁、茯苓健脾利湿，利小便以实大便；白扁豆补脾化湿；山药补脾益气、滋养脾阴；陈皮健脾理气燥湿，气行则湿化；炙甘草补益脾气，调和诸药。全方利湿而不伤阴，补益之中配以理气之品、补而不滞。同时对于慢性泄泻的治疗不宜过用温燥及苦寒之品。在临床中兼见胸胁胀满，情绪紧张，舌苔白腻者，在原方基础上加用麦芽10 g以疏肝行气化滞。王自立强调泄泻日久，常损及脾阳，若兼见脘腹冷痛、四肢怕冷、喜食热饮伴见大便泻下清水样等症状，在原方基础上加干姜10 g以温中健脾，加桂枝、白芍各10 g以调和营卫、缓急止痛，加细辛5 g以温阳止痛。

王自立强调治疗疾病应当因人而治，虽然慢性泄泻临床中的症状相同，但应依据患者年龄的大小，体质的强弱而用药。正如清代徐大椿《医学源流论》曰："天下有同此一病，而治此则效，治彼则不效，且不惟无效，而及有大害者，何也？则以病同人异也。"王自立认为儿童五脏轻灵、脾常不足，故用药时常量少而轻，且儿童泄泻往往兼加饮食积滞，故常辅以焦麦芽等化滞之品；老年人年高体衰，肾阳不足，其泄泻往往兼见肾阳不足，故在辨证论治的基础上辅以补肾温阳之药。王自立认为慢性泄泻病程较长，病情反复发作，脾胃虚损较重，非一时能够治愈。王自立强调对本病的治疗不可妄用收涩之药，收涩之药虽可取一时之效，但往往导致"闭门留寇"，病本不除，则病情反复发作。王自立临床中更重视"调理"，嘱患者耐心服药，用药时间相对较长。

【治疗绝技】 王自立对慢性泄泻的治疗，始终抓住"脾虚湿盛"这一关键病机，运用加减六神汤以健脾利湿。全方利湿而不伤阴，补益之中配以理气之品、补而不滞，适用于脾虚湿盛证泄泻的临床治疗。

【验案赏析】 患者，女，54岁，2014年7月31日初诊。患者自诉10年前无明显诱因出现间断性腹痛、腹泻症状，曾到多家医院就诊，均诊断为慢性结肠炎，并给予中、西药物口服治疗，效果不佳，此后腹泻症状反复发作，久治不愈，遂来就诊。现症见：腹泻，后半夜频次较多，泻后腹部疼痛不适，大便3~4次/日，下肢冰凉，疲乏，舌质淡，舌体胖，舌苔白腻，脉沉细。王自立教授辨其证为慢性泄泻（脾肾阳虚）；治以加减六神汤合附子理中汤。处方：山药30 g，薏苡仁30 g，茯苓30 g，附子10 g（先煎半小时），干姜10 g，小茴香30 g，黄芪30 g，桂枝20 g，白芍10 g，炙甘草10 g。二诊（2014年8月7日）：患者诉大便次数较前明显减少，舌苔薄白腻，但大便后肛门坠胀感明显，原方去白芍、薏苡仁，加木香10 g，细辛10 g，白扁豆15 g，五味子10 g，山药加至50 g。三诊（2014年8月14日）：患者大便基本成形，1次/日，肛门坠胀感缓解不明显，改用运脾汤加减：黄芪30 g，党参30 g，白术15 g，茯苓10 g，石菖蒲15 g，麦芽10 g，佛手10 g，枳壳10 g，仙鹤草15 g。四诊（2014年8月29日）：大便调，1次/日，肛门坠胀感消失。

【按语】本案患者反复腹泻达10年之久，脾病及肾，肾阳不足，故见夜间腹泻加重、下肢冰凉等症状。王自立教授对该患者的治疗，初期以健脾利湿温肾为主，鉴于患者病情好转，后期以益气健脾为主。脾胃为水谷之海，脾胃纳化功能正常，泄泻何以为病，正如《伤寒论》曰："观其脉证，知犯何逆，随证治之。"

参 考 文 献

[1] 梁金磊，王煜，王自立. 王自立教授治疗慢性泄泻经验 [J]. 西部中医药，2016，29（1）：48 – 50.

[2] 王煜，赵统秀，芦少敏. 王自立主任医师治疗泄泻验案举隅 [J]. 西部中医药，2014，27（12）：28 – 30.

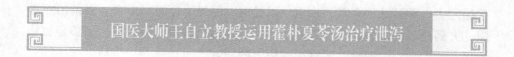

国医大师王自立教授运用藿朴夏苓汤治疗泄泻

【经典名方】藿朴夏苓汤（源于《医原》）

组成：藿香二钱，半夏一钱半，赤苓三钱，杏仁三钱，生苡仁四钱，白蔻仁一钱，通草一钱，猪苓三钱，淡豆豉三钱，泽泻一钱半，厚朴一钱。

用法：水煎服。

【学术思想】王自立在总结前人学术思想的基础上结合多年的临床经验，认为慢性泄泻应从"虚"与"湿"两方面立论。其多由脾胃虚弱，中焦运化失调，无力运化水谷精微，脾胃升降失调，水湿内停兼夹糟粕，下注肠道成为泄泻。加之患者平素饮食不慎、劳倦过度、情志不调而成慢性泄泻。

【诊断思路】泄泻，是指排便次数增多，大便稀薄，甚至泻出如水样。前贤以大便溏薄而势缓者为泄，大便清稀如水而直下者为泻。《灵枢·师传》有云："肠中寒，则肠鸣飧泄。"《素问·脉要精微论》云："久风为飧泄。"《素问·六元正纪大论》云："湿胜则濡泻。"《素问·至真要大论》云："暴注下迫，皆属于热。"由此可知，外感六淫可致泄泻。

对于泄泻的辨证当从寒、热、虚、实入手。一般来说，大便清稀，完谷不化，喜食热饮，腹部受凉即泻，多属寒证；大便色黄臭秽，泻下急迫，肛门灼热，多属热证；病程较长，腹痛不重，或无腹痛，喜温喜按，多属虚证；腹痛剧烈，痛而拒按，泻后痛减，多属实证。

【治疗方法】感受外邪，内伤脾胃导致的泄泻，治当解表化湿。王自立教授常用藿朴夏苓汤治疗。藿朴夏苓汤出自《医原》卷下，由藿香、厚朴、半夏、茯苓、淡豆豉、薏苡仁、杏仁、白蔻仁、猪苓、泽泻 10 味药组成；临证时，王自立根据患者湿阻的轻、重度而加减药味及其剂量，并在原方的基础上随证加减。

【治疗绝技】王自立不仅将藿朴夏苓汤用于外感导致的泄泻，也用于治疗其他内科杂病，并且强调若病程日久，一看湿，二看瘀，三看虚。临证虽然以四诊合参为主，但以舌诊为凭，舌苔白厚腻或黄厚腻为本方的主要辨证依据。若兼见脘腹胀满、大便稀溏，合用平胃散，以增强健脾燥湿的作用；若见食滞嗳腐吞酸加用山楂以消食化滞；若见口有甜味，加佩兰以加强芳香化浊之力；兼经脉拘挛者，加木瓜以祛湿、舒经。同时，王自立强调治疗湿阻，方药应以轻疏灵动为贵，使湿邪得以透达，脾胃得以健旺，不必妄加补虚之品；用药宜少而精，多则影响原方的功效。

【验案赏析】张某，男，31 岁，初诊（2012 年 2 月 17 日）。患者自诉 3 天前受凉后出现发热，每于夜间发作，烦热难耐，自食冻梨，热不能解，又饮冰镇饮料后出现腹泻，日十余行，纳差，恶心，舌质淡，苔微腻，脉浮。

诊断：泄泻。证属：外感内湿。治法：解表化湿。处方：藿朴夏苓汤化裁。药物组成：藿香 15 g，半夏 10 g，厚朴 15 g，茯苓 10 g，石菖蒲 15 g，麦芽 15 g，砂仁 5 g，细辛 5 g，甘草 5 g。7 剂，1 剂/日，水煎分服。二诊（2012 年 2 月 24 日）：服药后热退，腹泻止，但腹胀，纳差，舌质淡，苔微腻，脉滑。上方麦芽加至 30 g，再予枳壳 10 g。7 剂，1 剂/日，水煎分服。三诊（2012 年 3 月 2 日）：胃脘适，纳差，舌质淡，苔薄白，脉沉。调方如下：党参 10 g，白术 10 g，茯苓 10 g，佛手 15 g，枳壳 10 g，细辛 10 g，甘草 10 g。1 剂/日，水煎分服，7 剂而愈。

【按语】患者感受外邪，内伤脾胃，治当解表化湿。王自立以藿朴夏苓汤化裁治之，藿香，味辛性微温，归脾、胃、肺经，为芳香化湿要药，外可开肌腠，透毛窍，散表邪，内可化湿浊，健脾胃，辟秽浊，因其辛散而不峻烈，微温而不燥热，故不耗脾气，不劫胃阴；厚朴、半夏、砂仁燥湿和中；石菖蒲、麦芽化湿和胃；茯苓入脾、肺、肾经，性平和缓，渗脾湿于下，可通利小便，给湿以去路，少佐细辛温化寒湿。诸药合用，使外湿从表而解，内湿从中而化，湿去则泄泻止，王自立教授又以健脾和胃之剂善其后。

参 考 文 献

[1] 梁金磊，王煜，王自立. 王自立教授治疗慢性泄泻经验 [J]. 西部中医药，2016，29（1）：48 − 50.

[2] 赵统秀，王煜，王自立. 王自立主任医师运用藿朴夏苓汤化裁验案举隅 [J]. 西部中医药，2014，27（9）：32 − 34.

[3] 王煜，赵统秀，芦少敏. 王自立主任医师治疗泄泻验案举隅 [J]. 西部中医药，2014，27（12）：28 − 30.

第九章 痢 疾

【经典名方】白头翁汤（源于《伤寒论》）

组成：白头翁二两，黄柏三两，黄连三两，秦皮三两。

用法：上四味，以水七升，煮取二升，去滓，温服一升。不愈，更服一升。

原文：热利下重者，白头翁汤主之。

【学术思想】溃疡性结肠炎为消化科多发病、疑难病，临床表现主要为腹痛、腹泻、黏液脓血便。古时的医书中曾有赤白痢、血痢、热痢等病名的记载，临床中更多时我们将其归为中医的腹痛、泄泻来进行辨证，往往忽略了下痢脓血的热毒本质。此病病势缠绵，极易复发，在临床治疗中也是一件十分棘手的事情。李老曾曰："本病的病机本质为肠道湿热蕴毒、灼伤血络、成痈成脓、和血而下，故治当以清热凉血解毒之法，泻下瘀毒，去腐生新。《伤寒论》中的白头翁汤是治疗热毒血痢的经典方剂，临床中吾在此方基础上辨证加减，一应俱效。"

【诊断思路】在本病的诊断过程中李老重视四诊。有些患者在主诉中往往以腹痛、腹泻为首要症状就诊，故李老在采集病史的过程中往往追问得很详细，常要进一步追问便中是否伴见脓血黏液，以进一步明确诊断。再如便前是否有腹痛，泻后是否痛减，有无口干、口渴等症状；再望其舌、诊其脉，苔色或白或黄，但多见腻苔，可见湿邪为患，如见便中夹有脓血则必兼湿热；望面色可知气血充盈与否，如面色无明显改变，说明病仅在气分，调气即可，若面色㿠白或黧黑多为热毒伤血之征，故当以凉血清瘀之品除之。李老从脉诊可测之病情轻重。如脉来平缓为气动血未伤之征，如脉来弦数惶惶然则为湿热独盛、病进耗气伤血之表现。对于该病的认识，李老认为凡是泄泻症见黏液脓血者，均可以湿热证辨证论治。大便黏滞难出，未见脓血而仅见黏液者，亦可以清热解毒化之；如便黏腻、便臭、腹痛泄泻，一天排便可见八至十次者，或见黄腻舌苔，或口干欲饮均应以湿热证辨证治疗，此湿热蕴内只是发展阶段不同尔。平日饮食不节、伤及脾胃、运化失司，至湿热蕴结肠间，久之热灼血肉脂络、化腐生痈、血伤肉腐而成脓血、脂血。故治疗本病当以湿热辨证，治以清热凉血解毒之法，均可获效。

【治疗方法】李老借鉴了《伤寒论》中白头翁汤清热解毒、凉血止痢之意，以此化裁取得了显著疗效。通常组方为黄连 10 g，苦参 10 g，当归 25 g，白术 20 g，白头翁 15 g，秦皮 15 g，茯苓 20 g，厚朴 15 g，槟榔片 20 g，麦芽 15 g。李老以黄连、苦参、秦皮燥湿清热，厚肠止痢；白头翁味苦性寒，专入血分而清热解毒，凉血除瘀；厚朴、槟榔行气利水，治疗热痢后重、湿阻气滞；白术、茯苓、麦芽消食健脾，脾运而气生；当归活血和血，调气血之生化运行。全方清热凉血、燥湿除邪、健脾消食、行气化滞以调气，方简而力宏。如症见腹痛偏胀者，可加木香、枳壳、沉香行气导滞，如胃脘隐痛，遇寒加重者可少佐干姜 3 ~ 5 g 温中行气；如不欲进食者可加神曲、鸡内金、白扁豆扶助胃气以运化；如见口干、口渴者多为湿热郁蒸困脾所致，故当加醒脾化湿之藿香、苍术等化湿以助脾阳运化。李老又云："但见便脓血者，纵有虚寒之象，也切忌温补，当以清热利湿为先，再图缓治。"

因虚寒往往是其假象，肠络脂血一出，必有热邪入于血分，如湿邪较盛，阳气往往被郁而呈现一派寒象，如若大剂温补，必助邪使病情更加恶化。而湿性黏滞，与痰水同出一源而变化多端，故李老用药取燥湿之法以厚肠，淡渗之法以除湿，健脾之法以运化，利水之法以消肿，辛温之法以解表，总之使湿邪无处可藏，表里内外皆有所出，而湿去热邪亦无所依，病情由此而解。

【治疗绝技】李老认为本病的病机本质为肠道湿热蕴毒、灼伤血络、成痈成脓、和血而下，故治以清热凉血解毒之法，泻下瘀毒，去腐生新。白头翁汤是治疗热毒血痢的经典方剂，临床中在此方基础上辨证加减，一应俱效。正如刘河间所言："调气则后重自除，行血则便脓自愈。"李老正是以此法治疗脓血、便滞之溃疡性结肠炎，更兼有通因通用之法，以厚朴、槟榔通腑气，降浊气；苦参、黄连、白头翁、秦皮清热利浊，除败腐之瘀血脓疮以利血脉畅通，使新血生，气血恢复正常之运行转化。实践证明，该疗法治疗此疾疗效确切，临床治愈率可达95%以上，其简约的组方却往往于临床中凸显神奇的疗效。

【验案赏析】患者，男，30岁。以"脓血便2月余"为主诉。患者于2个月前因过量饮酒后睡凉炕出现脓血便。在外院多方诊治无效，遂来诊。症见：排稀软便6~7次/日，便中带有少量黏液及脓血，便前腹痛肠鸣，便后不爽，伴乏力，口干不渴，食欲尚可。患者平素饮食不规律，有过量饮酒史。查体：面色灰垢，形体适中，脐旁轻微压痛。于当地医院做肠镜示溃疡性结肠炎。患者平日饮食不节，蕴湿于内，郁而化热，湿困脾土，脾阳不运，复感寒邪，脾阳受遏，故见排稀便6~7次/日；湿热下注于肠，化腐生痈，郁滞气机，故可见便中带有少量黏液及脓血；便前腹痛肠鸣，便后不爽，脾虚湿蕴，津不上乘，故见乏力，口干不渴；舌脉均示内有湿热蕴结之象。

中医诊断：泄泻（湿热蕴结证）。治法：清热利湿，行气通腑。洞溪汤加减，处方：苦参15 g，甘草20 g，槐花20 g，白头翁20 g，秦皮20 g，葛根10 g，当归20 g，厚朴15 g，茯苓20 g，薏苡仁20 g，沉香5 g，芡实15 g，黄连15 g，槟榔片15 g，6剂，水煎服。嘱忌酒及辛辣饮食，勿过劳，避寒凉。

二诊：患者自述大便干稀不调，脓血及黏液都较前减少，伴有肠鸣，舌红，苔腻微黄，脉弦滑。患者服药后，湿热症减，但郁滞未除，故予行气解郁，通腑泄热。此证多湿热夹杂为患，病势缠绵，故治疗应始终坚持清热利湿之原则，再随证加减。前方中加防风，去肠风而止痢；加木香顺气，行气而化滞。6剂，水煎服。

患者服药3个月，排便完全恢复正常，无黏液脓血便，无腹胀腹痛等症状，面色渐露光泽，体重略微增加。未复查肠镜。随访病情无复发，嘱其注意起居饮食。

【按语】本例患者年纪尚轻，因酒后着凉而发作腹泻，便黏液脓血。患者素体蕴热，有饮酒史，从症状上来看，大便黏滞而不爽，口干不渴，面色灰垢，舌红，苔白腻，脉弦数，均为体内湿热蕴结之征象。结合现代医学之诊断，溃疡性结肠炎多为一种炎症反应，肉眼可见黏膜弥漫性充血、水肿，表面呈细颗粒状，脆性增加，糜烂及溃疡，病理可见大量中性粒细胞浸润。从西医角度来讲，其病理过程可释放大量的炎性介质，是一种产热反应；从中医学理论来讲，它是一种内痈的表现，血败肉腐，化热生疮，两种理论殊途而同归，故治疗用药当以清热利湿、行气化滞为原则，且根据其病势缠绵难愈之特征，清热利湿之原则当贯彻始终。待湿邪渐清，热无所倚，则势不可张，再予健脾利湿之法扶正，进一步铲除余邪，以达到治愈之目的。

参 考 文 献

［1］汤立东，王垂杰，王辉，等．李玉奇治疗溃疡性结肠炎经验［J］．辽宁中医杂志，2013，40（2）：224－226．

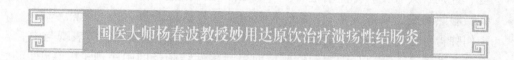
国医大师杨春波教授妙用达原饮治疗溃疡性结肠炎

【经典名方】达原饮（源于《温疫论》）

组成：槟榔二钱，厚朴一钱，草果半钱，知母一钱，芍药一钱，黄芩一钱，甘草半钱。

用法：上用水二盅，煎八分，午后温服。现代用法：水煎服。

原文：瘟疫初起，先憎寒而后发热，日后但热而无憎寒也。初得之二三日，其脉不浮不沉而数。昼夜发热，日晡益甚，头疼身痛。其时邪在夹脊之前，肠胃之后，虽有头疼身痛，此邪热浮越于经，不可以为伤寒表证，辄用麻黄、桂枝之类强发其汗。此邪不在经，汗之徒伤表气，热亦不减。又不可下，此邪不在里，下之徒伤胃气，其渴愈甚。宜达原饮。

【学术思想】杨春波指出，脾胃湿热是"脾湿脏"与"胃燥腑"相济共营，"烂谷""运化""升清""降浊"的生理功能失调，所致的"脾湿胃热交蒸"具阴阳两性的病理变化，它是临床常见的脾胃实证。随着地球气候的转暖、生活水平的提高、饮食结构的变化和药物的滥用，本证已呈上升趋势，不仅东南之地罹患者众，西北之域也渐增多。它可出现于各个系统的许多疾病，而与消化系统疾病密切相关。脾胃湿热形成后，虽病居中焦，但可上蒸扰窍、蒙神、熏肺，旁达肝胆、筋节、肌肤，下注膀胱、二阴、胞宫等。它具有起病缓慢、症状矛盾（可偏热、偏湿或寒化、热化）、易滞气血、反复难愈等临床特征。治疗法则是清热祛湿、理气舒络。杨春波用达原饮化裁治疗脾胃湿热证胃肠病患者，每收奇效。

【诊断思路】 溃疡性结肠炎是一种不明病因的慢性非特异性肠道炎性疾病，病变黏膜炎症具有连续性、弥漫性的特点。中医学中并无"溃疡性结肠炎"之病名，但"大瘕泻""痢疾""肠澼""滞下""久痢"等疾病特点符合溃疡性结肠炎的主要临床特征。古代医学对溃疡性结肠炎的病因病机做了记载，《内经》中指出"春伤于风，夏生飧泄"，提示溃疡性结肠炎的发病与感受外邪有着密切关系。《景岳全书》中指出"脾弱者，因虚所以易泄""肾中阳气不足，则命门火衰当阳气未复……阴气盛极之时，即令人洞泄不止"，指出本病的病机以脾肾虚弱为本，与溃疡性结肠炎患者病情反复、迁延日久有关。《证治汇补》中指出"饮食过多，脾胃不运，生冷失调，湿热乃成，痢下黄色"，提示本病的发生与饮食因素有关，寒热不调、损伤脾胃、运化失司则见痢下。杨春波认为探讨溃疡性结肠炎临床表现与中医病证的关系，冀以从中找到借鉴，而对溃疡性结肠炎的中医理论的认识，只能通过临床的证候观察才能获得。杨春波分析病例，认为病位中心在脾胃及大肠，可涉及肝、肺、肾、心。病变呈虚实两端，表现在湿、热、气、血、阴、阳。该病活动期常呈实证，缓解期多显虚证，反复难愈者必虚实相兼。病因有外感时邪、饮食、内伤、情志失调和体质禀赋等。

【验案赏析】 患者，男，55 岁。反复排黏液便 4 个月。电子肠镜示溃疡性结肠炎（全结肠呈弥漫性充血糜烂，伴少许浅表溃疡）；病理诊断示大肠黏膜间质见大量急慢性炎症细胞浸润。多方医治，效不显。初诊：症见大便溏黏夹带血丝，日达 20 次左右，里急后重明显，无矢气，胃脘部闷胀，知饥纳少，口干略苦不喜饮，日晡潮热（每日下午 5 点左右，体温 38.0 ℃左右，定时发作），稍畏冷，纳呆，夜寐差，小便色微黄，排出欠畅，面色红润，舌质淡暗红，苔黄厚浊，脉弦滑偏数。血常规：WBC 7.5×10^9/L，RBC 3.86×10^{12}/L，Hb 116 g/L；粪常规 + OB：阳性；粪培养：无沙门菌属、志贺菌属生长。四诊合参，诊为休息痢，证属湿热滞腑、气滞血瘀。法当清化消食，理气舒络。选达原饮加减，处方如下。①内服：茵陈 10 g，苍术 9 g，大黄 6 g，厚朴 9 g，黄芩 4.5 g，草果 4.5 g，槟榔 6 g，赤芍 10 g，生薏苡仁 15 g，佩兰叶 9 g，神曲 12 g，北山楂 9 g，麦谷芽各 15 g，仙鹤草 15 g。7 剂，水煎服，日 1 剂。②灌肠方：白头翁 12 g，赤芍 10 g，浙贝母 2 g，黄连 3 g，陈皮 4.5 g，儿茶 2 g，冰片 0.3 g，仙鹤草 30 g，败酱草 15 g，甘草 3 g。7 剂，浓煎至 100 mL，保留灌肠。③外敷：金黄散调茶油外敷肚脐，7 天，每日 1 次。

复诊：服药 1 周后诸症缓解，大便次数明显减少，日达 8 ~ 9 次，始成形，便质硬伴排便灼热感，伴少许黏液血便，里急后重感减轻。潮热改善，纳食增加，舌质淡红暗伴齿印，苔中黄厚腻，诊其脉细弦偏数。初诊效佳，效不更方，仍以原法原方加减。

6 个月后复查肠镜示：升结肠中段、横结肠、降结肠未见异常，乙状结肠距肛门 20 ~ 30 cm，黏膜轻度充血，见一小片状糜烂，同时见散在息肉样隆起。

【按语】本例溃疡性结肠炎属湿热痢范畴，为湿热滞腑、气滞血瘀所致，治宜清化消食、理气舒络。患者舌苔黄厚浊，显示湿热深重，考虑一般清热化湿药恐难达病所，故首诊即选达原饮，用大黄、草果、厚朴、槟榔，取"达募原"之意，芳香去浊，开达黏腻之浊邪；茵陈、苍术、薏苡仁、佩兰，集芳化、清化、渗化、燥化于一身，共奏清热化湿之功，配赤芍活络，三仙消食。另以白头翁汤加减灌肠，使药直达病所，去死血化腐浊，解毒清热，凉血止痢，配以金黄散敷脐，行气散瘀，消胀解毒。多种手段联合应用，终至功成。

参 考 文 献

[1] 胡光宏，王文荣. 杨春波教授妙用达原饮治疗胃肠病 [J]. 中医药通报，2011，10
　　(6)：25 – 26.

[2] 王文荣. 杨春波主任治疗溃疡性结肠炎学术特点和经验总结 [J]. 福建中医药，
　　2011，42 (2)：20 – 21.

[3] 安玉秋，王惠娟. 溃疡性结肠炎中医证型分布及与肠镜象相关性研究进展 [J]. 中
　　国中西医结合消化杂志，2021，29 (5)：373 – 376.

国医大师张志远教授运用桃花加禹余粮汤治疗虚寒痢

【经典名方】

桃花汤（源于《伤寒论》）

组成：赤石脂（一半全用，一半筛末，甘温）一斤，干姜（辛热）一两，粳米（甘平）一斤。

用法：上三味，以水七升，煮米令熟，去滓，温服七合，内赤石脂末，方寸匕，日三服。若一服愈，余勿服。

原文：少阴病，下利便脓血者，桃花汤主之。少阴病，二三日至四五日，腹痛，小便不利，下利不止便脓血者，桃花汤主之。

赤石脂禹余粮汤

组成：赤石脂（碎，味甘温）一斤，禹余粮（碎，味甘平）一斤。

用法：以上二味，以水六升，煮取二升，去滓，三服。

原文：伤寒服汤药，下利不止，心下痞硬。服泻心汤已，复以他药下之，利不止，医以理中与之，利益甚。理中者，理中焦，此利在下焦，赤石脂禹余粮汤主之。复利不止者，当利其小便。

【学术思想】张志远临床治疗痢疾经验丰富，遣方用药灵活，在化裁古方的基础上，亦善用新方。张志远认为痢疾的产生主要为外感寒热湿邪、疫毒或内伤饮食不节所致，并根据致病原因将痢疾主要分为疫毒痢、湿热痢、虚寒痢和休息痢。临证擅长清热解毒治疗疫毒痢，清热祛湿治疗湿热痢，温补脾肾治疗虚寒痢，扶正祛邪治疗休息痢。本文将浅析张志远治疗虚寒痢。

【诊断思路】痢疾又称"肠澼""赤沃""注下赤白""大瘕泄"和"滞下"，是以大便次数增多、腹痛、里急后重、痢下赤白黏冻为主症的一种肠道传染病，多发于夏秋季节，与现代医学所说的细菌性痢疾、阿米巴痢疾，尤其是溃疡性结肠炎症状十分相似。关于痢疾的病因病机，《素问·太阴阳明论》云"食饮不节，起居不时"为主要病因，丹溪遵循《黄帝内经》中的运气之说，提出"秋气始收，火气下降"为主要诱因；《诸病源候论》认为风、寒、热邪侵袭是形成水谷痢、冷痢和赤痢的重要因素；《血证论》认为"肝气郁而不疏"、情志不畅则会致痢。后世研究认为活动期痢疾以标实为主，主要为湿热蕴肠、气血不调所致；缓解期痢疾多属本（脾肾）虚标实，主要为正虚邪恋、运化失健所致。张志远认为痢疾的产生主要为外感寒热湿邪、疫毒或内伤饮食不节所致，并根据致病原因将痢疾主要分为疫毒痢、湿热痢、虚寒痢和休息痢。其认为若饮食不节，则易损伤脾胃，导致水谷运化不利，影响大肠的传导而生痢疾；或外感寒热湿邪、疫毒，冷热相搏，气血壅滞，损伤血络而化生赤痢脓血。《诸病源候论》云："冷痢者，由肠胃虚弱，受于寒气，肠虚则泄，故为冷痢也……故痢色白，食不消，谓之寒中也。"即寒痢主要是肠胃虚弱感受寒邪所致，且色白，常伴有饮食不消之症。张志远临床治疗痢疾主张立足于病因病机，辨证施治，且处方入药能够活用古方，善创新方。

【治疗方法】张志远临床治疗虚寒痢疾，将《伤寒论》桃花汤与赤石脂禹余粮汤合二为一，更名桃花加禹余粮汤，以温中涩肠止痢，再随证加入补中益气诸药。桃花汤乃温中止痢之剂，功在温固。少阴病下利便脓血，为阴寒充斥于里，寒湿滞于下焦，下焦不约，大肠受伤而现滑利下脱之证。少阴中寒，寒气充斥于肠间而成腹痛。因其下利不止，小便多随大便而去，膀胱失于气化，故见小便不利。桃花汤由赤石脂、干姜、粳米配伍而成。取赤石脂重涩之性，涩可止脱，温固肠胃，直入下焦血分而固脱。干姜辛温，《神农本草经》谓其具有"温中止血，肠澼下痢"之功，暖下焦气分而散寒补虚，粳米护胃益气而止泻。且临床中桃花汤证之下利便脓血，其腹痛部位多在小腹。《皇汉医学》亦认为此方用于"脓血痢，久不止者。便脓血，痛在小腹者，良"，将桃花汤视为温性收敛剂。赤石脂禹余粮汤由赤石脂、禹余粮组成。《伤寒论》原文曰："伤寒服汤药，下利不止，心下痞硬，服泻心汤已，复以他药下之，利不止；医以理中与之，利益甚，理中者，理中焦，此利在下焦，赤石脂禹余粮汤主之。复不止者，当利其小便。"《神农本草经》记载赤石脂味甘性平，主黄疸、泄利、肠澼、脓血。禹余粮味甘性寒，主咳逆、寒热、烦满、赤白、血闭。对于伴有脓血，或伴有赤白的下痢，两药都可治。

【治疗绝技】张志远认为若脾肾阳虚，虚寒内生，阻滞肠腑，则易生虚寒痢疾，治宜温补脾肾，收涩固脱，正如《医宗必读》所言："是知在脾者病浅，在肾者病深。肾为胃关，开窍于二阴，未有久痢而肾不损者，故治痢不知补肾，非其治也。"张志远临床治疗虚寒痢，将《伤寒论》桃花汤与赤石脂禹余粮汤合二为一，更名桃花加禹余粮汤，以温中涩肠止痢，再随证加入补中益气诸药。此外，张志远认为调理慢性痢疾、溃疡性结肠炎，凡与虚寒湿凝有关，皆主张用温补之法。

【验案赏析】患者，女，32岁。患痢疾已月余，便下赤白清晰，大便滑脱，肛门常有坠胀感，肢寒畏冷，腰膝酸痛，食少神疲，完谷不化，常觉消化不良，舌淡苔薄白，脉沉无力。张志远根据患者诸症，遂投以桃花加禹余粮汤加味：赤石脂30 g，干姜15 g，粳米30 g，禹余粮30 g，黄芪20 g，白术10 g，肉桂10 g，山楂10 g，樗白皮50 g，石榴皮50 g，伏龙肝（灶心土）30 g，14剂，每日1剂，水煎分2次服。二诊：2周后患者复诊自述症状明显减轻，遂又嘱其继续巩固服用7剂，改为2日1剂。三诊：几个月后，患者复诊告知已痊愈，未再复发。

【按语】张志远据患者诸症，辨其证属脾肾阳虚，肾虚则寒生，脾虚则运化不利，阻滞肠腑，故生虚寒痢，治当求本以温补脾肾，益气防脱。张志远以桃花加禹余粮汤为基础方，方中赤石脂性温，可涩肠固脱止血；干姜辛热，可温中祛寒；粳米养胃和中，助厚肠胃；禹余粮涩肠止泻，收敛止血，以此4味为基，可先起到温中散寒、固脱止血之效。随后在此基础上再佐以黄芪和白术益气健脾，升举肛门；加入辛热肉桂补肾助阳，散寒止痛；添入山楂既可消食健胃，亦可缓解泻痢不爽；樗白皮和石榴皮可涩肠止泻止血，治赤白痢和久痢脱肛；伏龙肝有温中散寒、止血的功效，诸药合用可温补脾肾、固脱止血。此外，张志远指出若痢下严重，泻下不止，亦可再加入罂粟壳、诃子以加强涩肠止泻之功。

参 考 文 献

［1］潘琳琳，王淞，王玉凤，等．国医大师张志远辨治痢疾经验［J］．中华中医药杂志，2020，35（9）：4429－4432.

［2］王桂彬，姜晓晨，刘福栋，等．《伤寒论》腹痛与腹中痛辨治［J］．中医学报，2022，37（1）：19－23.

［3］史莎莎，余成浩．《伤寒论》太阳病下利条文及方药整理分析［J］．新中医，2021，53（14）：6－9.

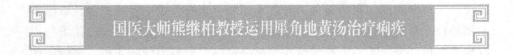

国医大师熊继柏教授运用犀角地黄汤治疗痢疾

【经典名方】犀角地黄汤（源于《外台秘要》）

组成：犀角屑（水牛角代）一两，地黄半斤，芍药三分，丹皮一两。

用法：上四味切，以水一斗，煮取四升，去滓温服一升，日二三服，有热如狂者，加黄芩二两，其人脉大来迟，腹不满，自言满者为无热，不用黄芩。

原文：短剧芍药地黄汤，疗伤寒及温病，应发汗而不发之，内瘀有蓄血者，及鼻衄吐血不尽，内余瘀血面黄大便黑者，此主消化瘀血。

【学术思想】痢疾多发于夏秋季节，夏秋的气候特点是暑湿交迫，湿热弥漫。若感受湿热疫毒之邪，积滞肠中，气血与之搏结，使肠道传导失司，脉络受伤，腐败化为脓血则下痢赤白发为痢疾。

【诊断思路】痢疾之名出自《严氏济生方》，《黄帝内经》称本病为"肠澼""赤沃""注下赤白"，如《素问·太阴阳明论》说："食饮不节，起居不时者……下为飧泄，久为肠澼"；《素问·至真要大论》说："厥阴之胜，耳鸣头眩……肠鸣飧泄，少腹痛，注下赤白……少阴之胜……腹满痛，溏泄，传为赤沃"。此处的"肠澼""赤沃""注下赤白"均指痢疾。《难经》云："大瘕泄者，里急后重，数至圊而不能便。"此处里急后重就是痢疾的主症，所以大瘕泄即是痢疾。张仲景的《伤寒杂病论》将本病与泄泻合称为"下利"，其中有两条原文是专讲痢疾的，"下利便脓血者，桃花汤主之""热利下重者，白头翁汤主之"，他开创了痢疾的辨证论治。晋代葛洪以"痢"独称一病，与一般泄泻相区别。宋代医家称为"滞下"，严用和云："今之所谓痢疾者，古所谓滞下是也"，他所提出的"痢疾"之名，一直沿用至今。金元时期的朱丹溪指出："时疫作痢，一方一家之内，上下传染相似"，说明痢疾是天行毒病，属疫病的范畴，是多发于夏秋季节的肠道传染病。

痢疾有三大主症：①下痢赤白，即便下赤白脓血黏冻；②腹痛，以脐腹及下腹阵发性疼痛为主；③里急后重，即腹中急迫欲便而便时窘迫不畅，朱丹溪称之为"虚坐努责"，亦即时时欲便，但登厕努挣而极难排出的表现。本病应与泄泻鉴别，两者都多发于夏秋季节，均有腹痛，但泄泻无里急后重及下痢赤白脓血。

疫毒痢是痢疾证型中的一种，主要症状为：腹痛、下痢赤白脓血（赤多白少）、里急后重，但发病急骤，病情凶险，伴有高热烦躁，甚则谵语昏瞀，舌红绛，苔黄腻或燥，脉滑数或细而疾。

【治疗方法】疫毒痢的治疗宜清热解毒，方用白头翁汤合芍药汤。若下鲜血，血黏，高热，舌绛，绛者乃热毒伤血，可合用犀角地黄汤。若高热谵语或昏迷，则另服神犀丹或安宫牛黄丸以清心开窍。

【治疗绝技】肠胃与饮食有关，故痢疾亦与饮食不洁或饮食生冷有关。治疗痢疾初起必须祛邪，最忌收涩，收涩则会闭门留寇。故有表邪者必祛表邪，有积滞者必祛积滞，邪去则正安，邪不去则正不安。喻嘉言曾提出"逆流挽舟"之法，即在痢疾初起，表邪重者，予人参败毒散，使陷里之邪，还从表出而愈。《伤寒论》中多处原文亦指出，病在表者，必先解表，若不先解表，恐表邪内陷入里。

【验案赏析】 患者，女，60 岁，深秋发病。下痢 1 周，在市级医院治疗无效又转至省级医院，又过了 1 周，出现下痢脓血，甚至下鲜血甚多，日达数十次，每日发热在 39 ℃左右，患者坐卧不宁，烦躁不安，口干欲饮，口唇鲜红如点朱砂，舌质红赤无苔，状如血染，脉细而疾数。治疗：宜清热解毒，凉血滋阴。方用犀角地黄汤合增液汤加味。服药 1 周，诸症悉平。

【按语】 此患者的特点在舌象，《舌鉴辨证》曰："全舌红赤乃脏腑血分皆热。"结合发热、下痢鲜血及脉细疾数，可诊断为热毒炽盛，阴液被劫，病情凶险。治宜清热解毒，凉血滋阴。方用犀角地黄汤合增液汤加味。

参 考 文 献

聂娅，李点，姚欣艳，等.熊继柏教授辨治痢疾经验［J］.中华中医药杂志，2014，29（6）：1907－1909.

第十章 便 秘

国医大师李玉奇教授运用麻子仁丸治疗便秘

【经典名方】麻子仁丸（源于《伤寒论》）

组成：麻子仁二升，芍药半斤，枳实（炙）半斤，大黄（去皮）一斤，厚朴（炙，去皮）一尺，杏仁（去皮尖，熬，别作脂）一升。

用法：上六味，蜜和丸如梧桐子大，饮服十丸，日三服，渐加，以知为度。

原文：趺阳脉浮而涩，浮则胃气强，涩则小便数，浮涩相搏，大便则硬，其脾为约，麻子仁丸主之。

【学术思想】李老认为："便秘者，大便难矣。临床可见两证，或粪便干结，如羊屎状，或大便重滞，便而不爽，里急后重，虽能食而不得便，痛苦非常。仲景谓'趺阳脉浮而涩……大便则坚，其脾为约，麻子仁丸主之。'由此而立脾约证，此仍为后世医家之向导，以补中升阳益气之法治之，疗效尤胜麻子仁丸。久秘之人，往往有久服泻药，滥用泻药之病史，虽得一时之畅，然峻泻的药物均为伤津耗液之品，愈服愈燥，使排便更加困难，不仅患者自己痛苦，也给治疗增加了难度。燥结伤阴，泻药耗气，久则造成气阴两伤之结局，故补中益气、润燥生津方为本病之根本治则。对于湿热蕴结、肠道传导失常之黏滞型便秘，应称为大肠郁滞证，大肠郁滞之便秘，既有湿困，又有脾虚气化失司之表现，故治当健脾化湿，行气化滞，通里攻下，急则治标，缓则图本。三承气法临床应审慎应用，用之有时有度，切忌一见便秘即是通下，临床掌握适时而用药方为上工之治。"

【诊断思路】本病中医又称为"脾约"证。"脾约"之名见于《伤寒论》："趺阳脉浮而涩，浮则胃气强，涩则小便数。浮涩相搏，大便则硬，其脾为约。"《素问·经脉别论》说："饮入于胃，游溢精气，上疏于脾，脾气散精，上归于肺，通调水道，下输膀胱，水精四布，五行并行。"于此可知，脾主为胃行其津液，今脾弱胃强，约束津液不能四布，但输膀胱，致小变数，大便干硬，故曰"脾约"。李东垣对其病因病机曾精辟阐述为："若饥饱失节，劳逸过度，损伤胃气，及食辛热厚味之物，而助火邪，伏于血中，耗散其阴，津液亏少，故大便结燥。"由此可见，本病病位虽在大肠，但涉及脾、胃、肺三脏。脾与胃相表里，共居中州。脾主运化，胃主受纳，脾主升，胃主降，升者其水谷精微通过肺的宣发敷布周身，降者其水谷糟粕通过肺的肃降由大肠排出体外。现中气亏虚，胃津受损，脾不得为胃行其津液，久则母病及子，致使肺津干涸，肠中燥结，则病发此证。

【治疗方法】李老调治便秘组方用药有如下三个方面特点。

1. 久病必虚

以补为先。中医认为，新病多实，久病多虚。治宜以补为主，塞因塞用。故李老在方中首先选用桑椹、阿胶、当归、火麻仁等滋养阴津之品以治其本。桑椹味甘酸微寒，能滋肾水、补肝血、生津液、润心肺，可滋阴补血、清凉润肺，在方中可滋阴补液、润肠通便。阿胶味甘性平，本品气味俱阴，能养肝血、益肺阴、滋肾水，为益阴养血、润燥除热之要药。《本草纲目》谓："阿胶，大要只是补血与液，故能清肺益阴而治诸症……阿胶乃大肠之要药，有热毒留滞者，则能疏导，无热毒留滞者，则能平安。"火麻仁味甘性平，归脾胃、大肠经，体滑滋润，为养阴润肠常用之品，尤以润肠燥、通肠道、滑大肠、养阴血较为擅长，是治疗胃气强、脾阴弱而致肠胃燥热、大便秘结之上品。当归苦甘质润，能化阴生血、润燥滑肠、散结通便。如此相伍，治病求本，以润寓通。

2. 久病多瘀

行血推气。中医认为，久病多瘀。故李老在方中又配用了桃仁、当归、槐花以活血祛瘀、行血助气、顺其通降。方中桃仁味苦性平，可活血凉血，因其苦能泄滞，体润滑利，故又可开结通滞、润肠通便。凡年老体衰、血虚津亏、水枯舟停而致大便干结难出，或燥结不通者，多用此以润燥通便，且常与当归、麻仁、生地黄同用，如《陈氏尊生书》润肠丸；亦可与杏仁、柏子仁、郁李仁同用，如《世医得效方》之五仁丸。当归气轻味浓，能走能守，入心肝能生阴化阳、养血活血，走脾经能行滞气、散精微、化生补血。在方中既可补血活血，又可润肠通便。如《景岳全书》之济川煎，取其与肉苁蓉、枳壳相伍，能补肾润肠、行气通便，可治疗肾虚气弱之便秘。槐花味苦微寒、归肝与大肠经，可降肝火、凉大肠、清泻郁热，使腑气通利。如此相伍，血行气顺，结散腑通。

3. 肠腑不通

求之于肺。中医认为，肺与大肠相表里。肺气的肃降，有助于大肠传导功能的顺利畅通。故李老在方中又配以荆芥、枇杷叶、杏仁之品肃降肺气以通肠腑。枇杷叶味苦性凉，归脾、胃经，既可清肺止咳，又可和胃降逆，使肺胃之气下降而肠腑通利。杏仁味苦辛性微温，归经于大肠，本品苦降辛润，油润滑腻，既可宣肺降浊，又可润燥滑肠。

综上所述，李老辨治此证，精细入微，立法新颖，组方巧妙。治则脏腑同调，补润共进，活血兼施。用药主次分明，相辅相成，殊途同归。润降之中寓宣肺之意，活血之内奏顺通之功，诸药合用，匠心独运，机圆法活，故效如桴鼓。

【治疗绝技】李老调治便秘时强调三承气法临床应审慎应用，用之有时有度，切忌一见便秘即是通下，临床掌握适时而用药方为上工之治。在辨证及组方用药的过程中，药兼顾久病必虚、久病必瘀。故而在使用麻子仁丸的同时，选用桑椹、阿胶、当归、火麻仁等滋养阴津之品以治其本。又配用了桃仁、当归、槐花以活血祛瘀、行血助气、顺其通降。同时，肺气的肃降，有助于大肠传导功能的顺利畅通。故李老在方中又配以荆芥、枇杷叶、杏仁之品肃降肺气以通肠腑。脏腑同调，补润共进，活血兼施。

【验案赏析】患者，女，26 岁，2006 年 4 月 10 日初诊。主诉：便秘 4 年，加重半月。病史：患者于 4 年前即反复出现便秘症状，自服芦荟胶囊症状可缓解。近半月患者上症加重，为求系统治疗遂来诊。现症：大便秘结，黏腻不爽，腹胀痛，食欲尚可，但食少嗳气，夜眠尚可。查体：面色萎黄无华，形体瘦削。舌淡红，苔白，脉沉细。全腹软，左下腹有轻度压痛，无反跳痛及肌紧张。结肠镜：全结肠黏膜未见异常。患者由于年幼时饮食不节，食伤脾胃，脾胃运化失司，湿浊蕴蓄肠道，阻滞气机所致便秘，腑气不通。舌淡，脉沉细为脾肾气虚之征象。故治以补肾健脾、润肠通便之法以行瘀滞。西医诊断：功能性便秘；中医诊断：便秘。证型：大肠郁滞证。治则：补肾健脾，润肠通便。处方：麻子仁丸加减，苦参 10 g，黑芝麻 15 g，桑椹子 15 g，草决明 15 g，白扁豆 15 g，当归 20 g，桃仁 15 g，沉香 5 g，火麻仁 15 g，郁李仁 15 g，莱菔子 15 g，苏子 15 g。6 剂，水煎服，日 1 剂。嘱调情志，节饮食，忌冷饮及过饱。

【按语】 患者由幼时饮食不节、食伤脾胃而致脾胃失调、运化失司，肾气亦相对不足，精血津液虚少，肠道失润，腑气不通而便秘、腹胀、腹痛。此时当以调养脾胃、缓其燥结为主，而不宜峻下，因峻下恐更伤脾胃，使疾病更加难治而不愈。方以麻子仁丸为底方加减。李老特别指出，大肠郁滞亦有因虚因实所致，实则急攻，缓则润下，切莫急功近利妄投峻下之品，虽得便通，亦有伤正之弊，临床当审慎之。

参 考 文 献

[1] 汤立东，王学良，王垂杰，等. 李玉奇教授治疗便秘经验 [J]. 世界中医药，2013，8（8）：932 – 934.

[2] 高尚社. 国医大师李玉奇教授治疗便秘验案赏析 [J]. 中国中医药现代远程教育，2013，11（1）：3 – 5.

国医大师徐景藩教授运用四逆散治疗肝气郁滞之便秘

【经典名方】 四逆散（源于《伤寒论》）

组成：甘草（炙）、枳实（破，水渍，炙干）、柴胡、芍药各等份。

用法：上四味，捣筛为细末。

原文：少阴病，四逆，其人或咳，或悸，或小便不利，或腹中痛，或泄利下重者，四逆散主之。

【学术思想】 徐景藩秉承各家之长，学贯古今，长于辨证，精于用药，尤擅治疗脾胃病，认为便秘病位在肠，发病与肺、脾、胃、肝、肾等脏腑有关，病机主要是肠腑气机升降失调，主张从"气"论治。

【诊断思路】 肝属木，主疏泄，调畅全身气机，是影响气血津液运行的重要脏腑。大肠的传导有赖于气机的升降，清气升、浊气降，大肠方能通降有常。肝疏泄有度，气血调和，情志舒畅，脾升胃降，水谷得以运化，精微输布全身，糟粕下传大肠。正如唐容川所云："木之性主于疏泄，食气入胃，全赖肝木之气以疏泄之……"徐老认为肝疏泄异常，使脾胃升降无功，不仅影响脾的升清功能，在上则为眩晕，在下则为飧泄；而且还影响胃的降浊功能，在中则为脘腹胀满疼痛，在下则为便秘。大肠主津液，气郁久而化火，火热耗津灼液，则大便干结。如《症因脉治·大便秘结论》中说："诸气怫郁，则气壅于大肠，而大便乃结。"肝主疏泄还体现在肝调畅情志上，现代社会中生活节奏明显加快，竞争之多，心理应激反应剧增，社会、心理及行为因素均可形成应激，任何形式的应激都会影响气机，而肝主疏泄功能在应激反应中起着决定性作用。大便秘结既是内外部病因导致的疾病结果，又作为新的致病因素引起生理状态改变，如烦躁、抑郁或社会功能下降，加重肝疏泄功能失常，形成恶性循环。此类便秘患者临床多表现为大便排出时间过长，便质不干，或先干后稀，便量较少，多伴心情焦虑，精神紧张，胸胁胀痛或少腹不适，叹息后得舒，脉弦细等。

【治疗方法】治疗当疏肝解郁，理气通便。常用方药：紫苏梗 10 g，香附 10 g，炒白芍 12 g，炒枳壳 10 g，炙甘草 5 g，鸡内金 10 g，郁金 10 g，决明子 10 g，莱菔子 10 g，炒谷麦芽各 30 g，佛手柑 10 g。方取四逆散之意，但以紫苏、香附替代柴胡有两重用意：其一，张凤逵《治暑全书》提到"柴胡劫肝阴"，古人使用时曾以醋制或鳖甲血炮制，单药不可常用久用，且便秘患者常为津亏液燥体质，尤其需慎用；其二，徐景藩认为柴胡走两边，因其归肝胆经，行少阳肝胆经之气，苏梗走中间，因紫苏梗归肺、脾经，《本草崇原》指出其"气味辛"，并认为"能使郁滞上下宣行，凡顺气诸品，唯此纯良……宽胸利膈，疏气而不迅下"。香附归肝、三焦经，二者合用，可行肝胆、脾胃、三焦之气，故就病因病位而言，更适合肝胃不和型便秘。肝体阴而用阳，疏肝不忘柔肝、敛肝，《岳美中医论集》中指出"肝性多郁，宜泻不宜补，肝性至刚，宜柔不宜伐"，徐景藩在疏肝同时多加用白芍等酸甘养阴之品。此外常配鸡内金运脾助消，促进肠胃蠕动，加快饮食通过胃肠；配佛手柑理气宽中；枳壳、炒谷麦芽行气和胃；决明子、莱菔子润肠通便。诸药相合使肝气得疏，全身气机得畅，三焦得通，大肠传化功能得复。

【治疗绝技】肝气郁滞之便秘，徐景藩常使用四逆散加减，但以紫苏、香附替代柴胡。用意有二：其一，"柴胡劫肝阴"，古人使用时曾以醋制或鳖甲血炮制，单药不可常用久用，且便秘患者常为津亏液燥体质，尤其需慎用；其二，徐景藩认为柴胡走两边，因其归肝胆经，行少阳肝胆经之气，苏梗走中间，因紫苏梗归肺、脾经。香附归肝、三焦经，二者合用，可行肝胆、脾胃、三焦之气，故就病因病位而言，更适合肝胃不和型便秘。因此使用紫苏梗和香附替代柴胡。

【验案赏析】患者，男，41岁，2011年3月24日初诊。主诉：便秘近5年，加重2个月。刻下：大便量少，其质不干，临厕后许久方能排出，每次时长约25分钟，隔日一行，痞满，纳呆，不知饥，时有嗳气，无反酸烧心，夜寐不佳，眠浅易惊，情绪急躁，面色偏黄无华，舌红苔薄白，左寸脉弦，右关脉细滑。患者久病苦于就医不便，自服番泻叶、麻仁润肠丸，初有效，再进效不显。胃镜示慢性浅表性胃炎。未行肠镜检查。辨证属肝气郁滞、脾虚失运、通降失司。治当疏肝解郁、理气通降。处方：紫苏梗10 g，香附10 g，炒白芍12 g，炒枳壳10 g，炙甘草5 g，鸡内金10 g，郁金10 g，决明子10 g，莱菔子15 g，炒谷麦芽各30 g，沉香曲3 g。常法煎服。7剂。

服药后自诉精神舒畅，睡眠好转，食欲增加，大便日行1次，排便时间约缩短至18分钟。因甘草有滞满之效，为加大行气之效，故上方去甘草，枳壳改为15 g。再进7剂，患者诉胃纳佳，且有饥饿感。此时知患者肝郁之实已解，脾胃为气机之枢纽，当调理脾胃，恢复脾升胃降之功，拟法运脾理气，和胃降逆，予上方加党参10 g，生白术20 g，茯神30 g，杏仁10 g，去紫苏梗、香附。再进14剂后诸症改善。

【按语】患者情绪急躁，面色偏黄无华，舌红苔薄白，左寸脉弦，右关脉细滑。徐景藩辨证属肝气郁滞、脾虚失运、通降失司。运用四逆散加减，以紫苏梗、香附易柴胡，达到疏肝解郁、理气通降的作用。

参 考 文 献

孙丽珍，罗文舟，岳胜利，等. 国医大师徐景藩从"气"论治便秘经验［J］. 江苏中医药，2016，48（9）：18－20.

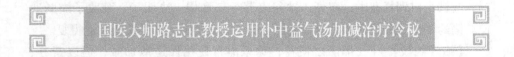

国医大师路志正教授运用补中益气汤加减治疗冷秘

【经典名方】补中益气汤（源于《脾胃论》）

组成：黄芪、甘草（炙）各1.5 g，人参0.9 g（去芦），当归身0.6 g（酒焙干或晒干），橘皮0.6～0.9 g（不去白），升麻0.6～0.9 g，柴胡0.6～0.9 g，白术0.9 g。

用法：上药㕮咀。

【学术思想】便秘即大便秘结不通，古称"大便难""脾约""阴结""阳结""大便燥结"等，指排便间隔时间延长，或虽不延长而排便困难者。便秘的形成，主要是肠道传导功能失常所致。路老认为，便秘虽出自肠道，但根在脾胃。脾主升清，胃主降浊，脾胃运化功能失常，影响肠道的传输，糟粕内停，可形成便秘，故便秘的治疗应以调理脾胃为核心，重点把握"运""降""润""通"几个方面。临床常用健脾和胃、健脾祛湿、健脾益气养血、温中健脾、芳化湿浊、疏肝健脾等法治疗，总以调理脾胃为核心。

【诊断思路】便秘之证，其原因虽有多种，总由肠道传导失常导致。肠道的功能正常与否，关键取决于脾胃的升降。临床上，或外感湿邪，或情志所伤，或"房劳过度，饮食失节，或恣饮酒浆，过食辛辣"（《医学正传》），或因"气血之亏，津液之耗"（《景岳全书》），令脾胃升降失司，可导致"传导失常，渐成结燥之证"（《医学正传》）。路老认为便秘虽出自肠道，但根在脾胃，治疗应以"运""降""润""通"为主，调脾为先，不可图一时之快而妄用攻下。朱丹溪云："如妄用峻利药逐之，则津液走，气血耗，虽暂通而即秘矣。"临床运用"运""降""润""通"之法，不是单一的，常相互结合，即"运中有降，降中有通，通中有润"。

【治疗方法】对于脾胃虚寒型便秘，路老认为，其病机为中阳不足，或食寒凉生冷，或苦寒药物损伤脾阳，阴寒内生，寒凝胃肠，阳虚不运，大肠传导失职，可引起便秘，又称之为冷秘。明代赵献可《医贯》："冷秘者冷气横于肠胃，凝阴固结，津液不通，胃气闭塞，其人肠内气攻，喜热恶冷。"症见大便干或不干，但排出困难，腹中冷痛，畏寒肢冷，食欲不振，舌淡苔白，脉沉细。治以温中健脾，助阳通便。路老则常以温中健脾导滞为法。明代赵献可《医贯》用"补中益气汤倍升麻送四神丸"治之。

在此基础上，若遇"运中有降、通中有润"，即对于脾虚失运、大肠传导无力而致便秘者，治以健脾助肠运，降腑气"以复肠道下行之机"。路老常用生白术30 g，黄芪30 g，炒枳实15 g，苏、荷梗等，其中生白术一味，《本草备要》谓："生白术补脾健运、利腰脐间血。"对于脾虚肠道津亏者，则与当归、火麻仁、郁李仁、黑芝麻、桃仁、松子仁等润肠之品同用，以健脾助运通便；脾肾阳虚者，与肉苁蓉、巴戟天、川牛膝同温肾润肠之品同用，或佐半硫丸，以温肾助运；脾虚食滞者，与莱菔子、炒谷芽、炒麦芽同用，以消食导滞；肝郁脾虚者，与娑罗子、佛手、八月札同用，以疏肝解郁、健脾宽中。"降中有通、通中寓法"，脾宜升则健，胃宜降则和，胃失和降，腑气不通，大便不行。降胃气则浊气下行，大便自通。路老常用姜半夏、刀豆、旋覆花、槟榔、厚朴花、广木香等和胃降逆，导浊下行。胃寒气滞者，配伍乌药、干姜、九香虫、沉香、枳实等温胃散寒，行气导滞；胃中积热者，与大黄、黄连、黄芩同用，以泄积热。此外，肺与大肠相表里，大肠的传导有赖于肺气的肃降，故路老治疗便秘常加宣肺、肃肺、清肺、润肺之品，表里同治，则相得益彰。药用杏仁、瓜蒌、紫菀、百部、炒莱菔子等降肺气，则秘自通。通降之法非只用硝黄之类攻下，如《证治汇补》所云："如少阴不得大便以辛润之，太阴不得大便以苦泄之，阳结者清之，阴结者温之，气滞者疏导之，津少者滋润之。"针对不同的病因病机，或以补为通，或以润为通，或以疏导为通，或祛湿导浊为通，或活血化瘀为通。临证应参酌病机，灵活运用。如气血不足者予西洋参、生黄芪、生白术、当归、白芍以补为通；阴津不足者，以首乌、生地、女贞子、麻仁、玄参、沙参、玉竹等滋阴润通；阳虚者以肉苁蓉、补骨脂、升麻、胡桃肉补阳温通；气滞者予香附、青皮、沉香、佛手等理气通滞；血瘀者以桃仁、泽兰、姜黄、水红花子等活血祛瘀；湿热者以虎杖、土大黄、土茯苓、茵陈、晚蚕沙、萆薢、六一散等清利湿热；湿浊者以藿香、藿梗、荷叶、荷梗、苏梗、苍术、佩兰、炙酥皂角子、晚蚕沙等芳化湿浊。

【治疗绝技】对于脾胃虚寒型便秘，因其中阳不足，阴寒内生，寒凝胃肠，阳虚不运，大肠传导失职，引起便秘。治以温中健脾，助阳通便。路老则常以温中健脾导滞为法，明代赵献可《医贯》用"补中益气汤倍升麻送四神丸"治之。

【验案赏析】患者，女，17岁，2007年8月4日初诊。3年前开始出现便秘，平素怕冷，月经不调，2~4个月行经一次，大便干，排出困难，2~3日一行，纳食睡眠可，腹中冷痛，经前腰酸痛，畏寒肢冷，小便调，舌质淡红，苔薄白，脉沉缓。妇科检查有多囊卵巢。证属中焦虚寒，阳虚不运，大肠传导失职。治以温中健脾暖宫。处方：太子参15 g，生白术18 g，干姜10 g，升麻10 g，当归12 g，桃仁9 g，炒杏仁9 g，炒白芍12 g，肉苁蓉10 g，川芎9 g，泽兰12 g，皂刺10 g，甘草8 g，炒枳壳12 g，生苡仁30 g。水煎服，14剂。药后便秘明显改善，以前法进退半年余，便秘告愈，又以暖宫通脉之法治疗半年，月经亦恢复正常。

【按语】本案素体阳虚，寒凝胃肠，阳虚不运而致便秘，下元虚寒不能暖宫而致月经不调。方中白术、干姜、肉苁蓉温阳健脾益肾；川芎、当归、白芍、桃仁养血润肠；太子参补脾益气，升麻提升中气，枳壳疏降肝胃二气；薏仁、泽兰利湿以驱寒；杏仁降肺气以通大肠；皂刺辛温通窍开闭以通便，甘草和中。全方以温阳为主，气血同调，燥润相济，升降相宜，故肠道功能恢复，便秘得除。

参 考 文 献

苏凤哲，李福海．路志正教授从脾胃论治便秘临床经验［J］.世界中西医结合杂志，2009，4（11）：761－764.

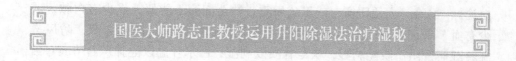

国医大师路志正教授运用升阳除湿法治疗湿秘

【经典名方】升阳除湿防风汤（源于《脾胃论》）

组成：去皮泔浸苍术四两，防风二钱，白术、白茯苓、白芍各一钱。

用法：上药㕮咀，除苍术另作片子，水一碗半，煮至二大盏，纳诸药，同煎至一大盏，去渣，稍热服，空腹食前服。

原文：如此证飧泄不禁，以此药导其湿；如飧泄及泄不止，以风药升阳，苍术益胃去湿；脉实，胀，闭塞不通，从权以苦多甘少药泄之；如得通，复以升阳汤助其阳，或便以升阳汤中加下泄药。

【学术思想】升阳除湿法乃李东垣创立的方法，是以升阳与健脾益气合用，治疗湿邪内停的治疗方法。由于升阳之品以风药为主，风药性燥，临床难以掌握。路老对李东垣的脾胃论，有较深的研究，并灵活运用李东垣升阳除湿法，治愈诸多疑难杂症。其中在临证治疗湿秘时，善于使用升阳除湿法。路老认为，湿本为水，养育人间万物，也是维持人体生命活动的重要物质，但湿伤人则为邪气，外湿因感天地之湿而发，内湿则是脾脏虚衰所致。湿性重浊黏滞，易阻滞气机，使病情缠绵难愈。湿性弥漫，伤人也呈多元化特点，无处不到，"害人最广"，故对于临床一些复杂、难治性疾病，要考虑湿邪的危害，从湿来论治。

【诊断思路】脾虚湿停，湿浊不化，湿阻气机，气机壅滞则大肠传导失司，腑气不利，可致便秘。此便秘又称为湿秘。《素问·至真要大论》有云："太阴司天，湿淫所胜……大便难。"《古今医统大全》指出："湿秘者，湿热蕴结，津液不行而秘涩也。"湿邪内结，湿阻气机，津液不行，湿邪郁久化热，又可灼伤阴津使便秘加重。该病病位在大肠，与脾脏关系密切。脾失健运，湿邪内生，阻滞胃肠，气机不畅，大肠传导失司，致使排便周期延长或排便困难。若此时妄用攻伐，反而会损伤正气，使病情变得复杂。治疗此病当以化湿行气为主。湿邪去除，气机升降自如，则大便通畅无阻。路老认为，此不同于其他便秘，治疗上滋润攻伐，清泻外导均不适宜，由于湿邪阻滞，脾胃升降失司，运化失常，可致清气不升、浊气不降而便秘。

【治疗方法】 治疗应以升阳健脾祛湿、导浊通降为主，使脾胃功能恢复，湿邪祛，则大便自通。升阳除湿防风汤出自李东垣《脾胃论·肠澼下血论》，主治"大便闭塞，或里急后重，数至圊而不能便，或少有白脓，或少有血"等证。方中苍术苦温燥烈，升清阳而开诸郁；风能胜湿，防风辛温胜湿而升阳；淡能利湿，茯苓甘淡以利湿；白术甘温以健脾；白芍酸寒敛阴而和脾。全方除湿升阳，阳升则阴气自降，不用通便药而便自通。

【治疗绝技】 升阳除湿法是李东垣治疗内伤脾胃的常用方法。正常情况下，脾气健运，通过脾阳的蒸化作用，将水湿等物质输送全身，"充实皮毛，散于百脉"。如阳气不升，则水湿停留为患，可出现多种病症。因此，凡由脾胃内伤、湿浊内生引起，治疗均可用升阳除湿法。

【验案赏析】 患者，女，15岁，2006年1月25日初诊。主诉：便秘3年。患者3年来无明显诱因出现大便干燥，每日1次，未予治疗，近来大便干硬成球，数日1行，自行服用麻仁润肠胶囊不效。临证可见面部雀斑，双腿踝上部可见硬币大小褐色皮疹，有点状出血，皮疹处瘙痒，纳可，眠安，小便黄，平素喜食生冷，月经周期正常，量稍多，白带量偏多，舌淡，苔薄黄，脉沉弦。患者素嗜冷食，寒湿伤脾胃，湿浊内停，腑气不利，秽浊之气浸淫，而致面部雀斑，踝部点状血疹，证属湿浊中阻便秘。治以升阳健脾、宣清导浊法。处方：太子参12g，苍术12g，炒防风12g，茯苓20g，生白术15g，炮姜6g，当归12g，桃杏仁各10g，火麻仁12g，砂仁516g，晚蚕沙15g，皂角子8g，炒莱菔子10g，甘草3g。14剂。药后便秘改善，每日一行，大便干硬减轻，双下肢足踝部皮疹服药后消失，停药后又复发。时有腹痛，带下量仍多，纳眠可，小便调，舌体稍胖，质红，苔薄，中有裂纹，脉沉弦。前用温中宣清导浊法，大便得畅，唯过去脾胃损伤，湿浊仍盛，拟健脾祛湿固带为治，仿傅青主完带汤意化裁。炒芥穗10g，炒苍术12g，柴胡10g，醋香附10g，茯苓18g，车前子15g，防己12g，炒薏苡仁

20 g，椿根皮 12 g，鸡冠花 12 g，白果 10 g，生龙牡各 20 g，炒三仙各 12 g，甘草 6 g，上方进 14 剂，药后患者大便通畅，带下亦止，3 年之疾告愈。

【按语】本案患者为学生，素食冷食，便秘伴有白带量多，乃是饮食生冷伤，又服用苦寒药伤脾胃，造成中焦虚寒，脾胃运化功能障碍，运化失职，湿浊内生，腑气下行不利而致便秘。故以升阳温中健脾、宣清导浊之法治疗。首诊以东垣升阳除湿防风汤合理中丸、皂荚丸加减，以太子参、白术、炮姜、甘草奉理中汤补气健脾、和中散寒之旨，苍术健脾燥湿，防风升阳胜湿，皂角子取《金匮要略》皂荚丸之意，辛散走窜，可除痰涤瑕，逐秽涤垢，融释湿滞而治大便燥结。李时珍谓其"治风热大肠虚秘……能通大肠阳明燥金，乃辛以润之之义"，辛者通阳祛湿，润者"和血润肠"。砂仁平调脾胃，有"治痰先治气"之意，合蚕沙以祛湿；当归、桃杏仁、火麻仁润阳明之燥，三药与砂仁相合，使太阴湿土，得阳而运，阳明燥土，得阴则安。杏仁又可降肺气而通大肠，莱菔子消食导滞，顺气化痰，《医学衷中参西录》称其"顺气开郁，消胀除满，此乃化气之神品，非破气之品"。二诊便秘有减，带下仍多，乃既往脾胃损伤未复，湿浊尚难尽除，仿完带汤意，二术健脾祛湿燥湿、香附行气化湿，补而不滞、茯苓、车前子、防己、薏苡仁利湿化浊、椿根皮、鸡冠花、白果、生龙牡固涩止带、三仙消食和中。全方寓补于散，寄消于升，开提肝木之气，则肝血不燥，不至下克脾土；补益脾土之元，则脾气不湿，故可分消水气，因是便秘之症随之缓解。

参 考 文 献

[1] 苏凤哲.路志正教授运用升阳除湿法治疗杂症的临床经验 [C] //2011 年中华名中医论坛暨中西医优势互补治疗肿瘤学术会议论文集.2011：33－36.

[2] 张苗，赵永萍.升阳除湿防风汤加味治疗湿阻便秘 52 例临床观察 [J].浙江中医杂志，2017，52 (9)：651.

国医大师王琦教授运用枳术丸治疗成人继发性巨结肠病

【名医简介】王琦，中国工程院院士，国医大师，北京中医药大学终身教授、主任医师、研究员、博士研究生导师，中医体质与生殖医学研究中心主任，国家级重点学科中医基础理论学科带头人。享受国务院政府特殊津贴，全国第二、第三批老中医药专家学术经验继承工作指导老师。

【经典名方】枳术丸（源于《脾胃论》）

组成：枳实（麸炒黄色，去穰）一两，白术二两。

用法：上同为极细末，荷叶裹烧饭为丸，如梧桐子大。每服五十丸，多用白汤下，无时。

原文：治痞，消食，强胃。

白术者，本意不取其食速化，但令人胃气强，不复伤也。

【学术思想】王琦认为巨结肠病指的就是"因扩张而变得巨大的结肠"。这是对患者肠道形态的描述，不是病因或病理生理方面的概念。患者的肠道出现扩张，有各种各样的原因。中医以"肿""胀"命名的疾病，如积聚、鼓胀、水肿等，病因都是有形或无形之邪聚集、积滞。《素问·灵兰秘典论》云："水谷者，常并居于胃中，成糟粕而俱下于大肠""大肠者，传导之官，变化出焉"。肠道扩张有可能是肠道肿瘤，但临床上更常见的是肠道内容之糟粕积滞所致，而糟粕积滞是大肠传导失司所致。

【诊断思路】成人巨结肠主要是指发病于成人阶段，由于各种原因引起肠内容物排出受阻、结肠被动扩张并且扩张肠管结肠袋消失、蠕动功能下降的一类疾病，包括成人先天性巨结肠病、成人继发性巨结肠病和成人先天性巨结肠类缘病。中医古籍中无此病名，根据临床表现似属于"肠痹""便秘"等证范畴。病机为大肠传导失常。其病因也不外乎热、寒、虚、实。胃肠受病或因燥热内结，或阴寒凝结，或气机郁滞，或气虚阴亏而致。①燥热内结：素体阳盛，或嗜饮酒，或嗜食辛辣炙煿，或过服温燥之药，或热病余邪，或肺热下移等导致热邪伤津，肠道津亏热结。②阴寒凝结：素体阳虚，或嗜食寒凉生冷，或过用寒凉之药，或年老体弱真阳不足，或久病脾肾阳虚等导致阳气虚弱，阴寒内结，不能蒸化津液，不能传导糟粕，肠道传导失职。③气机郁滞：忧思过度，或久坐不动，或跌打损伤，或肺失肃降、腑气不通等导致大肠气机郁滞，糟粕内停。④气虚阴亏：素体虚弱，或年老体弱、久病、产后，或劳役过度，或房事不节，或过用汗、吐、下、利之法，或过用温燥之品，或外伤亡血失精未复等导致气血津液亏虚，气虚则大肠传导无力，精亏血少、津液不足则大肠干涩，大便不通。病位主要在大肠，与肺、脾、肾关系密切。肺与大肠相表里，肺热下移或肺失肃降，都会使大肠传导失司。脾主运化，脾虚失运，则糟粕内停。肾为先天之本，肾气不足则人体整个脏腑功能皆受影响，肾阳虚则命门火衰、阴寒内结，肾精亏则肠道干涩，都会导致肠道传导失司。

【治疗方法】中医治疗大便不通以通下为主，配以行气消胀、软坚消积、理气健脾等方法。巨结肠的主要表现就是大便不通，可以从其参考论治。热者寒之，寒者热之，实者宜攻宜泻，虚者宜补宜滋。根据患者的不同情况：燥热内结者宜泄热导滞、润肠通便；阴寒凝结者宜温阳通便；气机阻滞者宜调理肝脾、顺气导滞；气虚阴亏者宜补气健脾、养血润燥、益肾填精、滋阴通便。临床常用枳术丸加减，起到攻补兼施、健脾化积、行气除痞的功效。枳壳和白术都归脾、胃经。枳壳辛行苦降，可以下气宽肠，气行则便通，现代药理学证明枳壳可以兴奋胃肠，增加胃肠蠕动及其节律性。生白术有益气健脾之功，被称为"补气健脾第一要药"，土旺则健运，升清降浊，痞积可除，临床报道大剂量使用生白术确有通导大便之功。

【治疗绝技】王琦在临床上治疗成人巨结肠病，倡导辨病、辨证结合辨体论治，标本兼顾，但又根据治疗的不同阶段而各有侧重。抓住大肠传导失司的病机特点，运用理气通肠、健脾助运等法解证祛病，同时根据患者的体质类型和状态，及时调整偏颇体质趋向平和，使其再没有发病的根源。用药以药精效宏的小方、经方、专方为主，力求治疗的精准高效。

【验案赏析】患者，女，60岁，2014年4月16日初诊。主诉：腹胀、大便不通3年。现病史：3年前无明显诱因出现腹胀、大便不通、无便意。喝润肠茶后大便3~4日1行，稀水样便，停服后则无大便。刻诊：已3~4日未排便，平素脾气急躁，纳少，喜食凉，白天尿频，夜尿2次，色正常，舌尖红，苔少有裂纹，脉弦细。本人及家族无类似病史。2012年11月13日曾于内蒙古某医院行结肠注水后经腹超声，显示乙状结肠明显增宽并转位至右侧，直肠增宽，其余未见异常。影像诊断：巨结肠（乙状结肠、直肠）。中医诊断：阴虚质便秘。辨证：脾虚气滞，燥屎内停。治法：先以理气通肠、健脾助运解其证，再以补气、滋阴、养血调其体。处方：枳壳20 g，生白术60 g，昆布30 g，炒莱菔子30 g，砂仁6 g（后下）。21剂，水煎服，每日1剂。

二诊（2014年5月7日）：患者服药后腹胀减轻，大便2~3日一行，排便通畅。在原方基础上加肉苁蓉20 g，槟榔10 g。30剂，水煎服，每日1剂。

三诊（2014年6月4日）：患者服药后腹胀已消，大便2日一行，排便通畅、成形。在二诊方基础上再加当归20 g，紫菀20 g。30 剂，水煎服，每日 1 剂。

四诊（2014 年 7 月 30 日）：患者服药后腹胀已消，大便 1～2 日一行，排便通畅。于 2014 年 7 月 10 日在宁夏某医院经钡灌肠大肠造影显示插管顺利，各结肠段充盈良好，肠壁光整，结肠袋明显，未见明确狭窄、扩张现象，未见明显充盈缺损影，阑尾显影。诊断意见：结肠造影未见明确异常。效不更方，三诊方基础上加牛蒡子15 g，天冬20 g，桑椹子20 g。30 剂，水煎服，每日 1 剂。

【按语】王琦治疗本案患者采用了"先辨病、后辨体"的诊疗模式。患者已病 3 年，病情渐重，苦不堪言，当急则治病之标。前三诊辨病为先，针对大便不通的病机要点结合相关脏腑生理特点，运用行气宽肠、和胃降浊、提壶揭盖、健脾助运、温肾润燥等配伍用药法。《脾胃论》云："大肠主津，小肠主液，大肠、小肠受胃之营气，乃能行津液于上焦，灌溉皮毛，充实腠理。若饮食不节，胃气不及，大肠、小肠无所禀受，故津液涸竭焉。"可见胃与大肠都有传化水谷的作用，同属阳明，因此关系密切。大便不通的共性问题就是大肠传导失司，因此以行气宽肠、和胃降浊为主法。王琦对此善用槟榔、枳壳，将其形象地称为"胃肠动力药"；昆布软坚散结，有助消散胃肠积滞。盖肺与大肠相表里，宣肺有助于通肠，方中紫菀宣肺、炒莱菔子降气，合以宣降肺气，寓有"提壶揭盖"法。又"脾为胃行其津液"，胃津之盈亏与脾气输布津液功能有关，故方中重用生白术健脾输津，合枳壳以升清降浊，寓枳术丸意；砂仁醒脾行气，有助脾运。肾司二便，其主水功能有赖于肾阳的蒸腾气化作用，故方中配伍温润之肉苁蓉温肾助阳、润肠通便；然"肾恶燥"，故配伍辛润之当归养血润燥。四诊时大便已通，且复查结肠造影未见明确异常，王琦在辨病用方基础上加用天冬、桑椹子、玄参等，滋阴生津润燥兼顾阴虚体质，体现了辨病结合辨体的处方思路。

参 考 文 献

梁雪，张惠敏，倪诚，等. 第十九讲　关于治疗成人继发性巨结肠病医案的探讨［J］. 中医药通报，2015，14（1）：6－11.

国医大师晁恩祥教授针药结合防治脓毒症胃肠功能障碍

【名医简介】晁恩祥，国医大师，主任医师，教授，中日友好医院中医呼吸内科专业首席专家，博士研究生导师。全国第三、四批老中医药专家学术经验继承工作指导老师，全国中医内科肺系学科带头人之一。

【经典名方】宣白承气汤（源于《温病条辨》）

组成：生石膏五钱（15 g），生大黄三钱（9 g），杏仁粉二钱（6 g），瓜蒌皮一钱五分（4.5 g）。

用法：用水 1000 mL，煮取 400 mL。先服 200 mL，不知再服。

原文：阳明温病，下之不通，其证有五：应下失下，正虚不能运药，不运药者死，新加黄龙汤主之。喘促不宁，痰涎壅滞，右寸实大，肺气不降者，宣白承气汤主之。左尺牢坚，小便赤痛，时烦渴甚，导赤承气汤主之。邪闭心包，神昏舌短，内窍不通，饮不解渴者，牛黄承气汤主之。津液不足，无水舟停者，间服增液，再不下者，增液承气汤主之。

【学术思想】晁恩祥善用下法治疗急危重症，并提出运用通下法治疗危重症的理念。晁恩祥认为下法虽应审慎，亦无须拘谨过度，强调应抓住时机，"急则治标"，并重视整体观，注意准确辨证。此外，晁恩祥在大量临床实践基础上，对下法进行发挥，认为"提壶揭盖"法属一种独特的下法，此法原指运用宣泄肺气的方法而达到通利小便的目的。肺与大肠相表里，若肺失清肃，大肠的传导失司；反之，大肠壅滞不通也会影响肺气的肃降。因此，通过宣肺气而治疗便秘的方法，亦可列为提壶揭盖法，同时指出提壶揭盖法实质上属"病在下，取之上"的下病上取法，虽取"宣"之法，实则为"下"所设，故亦可将其归于一种特殊的下法范畴。

【诊断思路】脓毒症是由感染引起的宿主失调的炎症反应，可导致危及生命的器官功能障碍。脓毒症在中医学中无相应病名，因其以发热为主症，临床上多归于"外感发热""温热病"范畴。其基本病机为正气亏虚，外感六淫邪毒，毒热内生，导致气机瘀滞、通降失调，容易损伤胃气，出现纳差、腹胀、便秘、胃肠潴留等临床表现。胃肠功能障碍在脓毒症的发病过程中起重要作用，目前西医尚无确切有效方法。对于脓毒症合并胃肠功能障碍患者，脾胃升降失常是其病机核心，肺失宣降是其重要的促发因素。

1. 脾胃升降失常是脓毒症胃肠功能障碍的核心

脾胃为"后天之本""气血生化之源"，主司水谷的纳运、吸收、转输及生化气血等。二者同居中焦且互为表里，为气机升降之枢纽。脾气主升，胃气主降，一纳一化，升清降浊。只有脾胃升降功能正常，人体气机才能通利，气血化生有源，元气得充，脏腑功能才能正常运行。临床上，我们把这种脾胃纳运如常的具体表现称为有"胃气"。"胃气"在人体受纳腐熟水谷、升降脏腑枢机甚至揆度判断死生等方面均具有重要意义，如"有胃气则生，无胃气则死""留得一分胃气，则留得一分生机"，可见胃气对人体的重要性。若脾胃功能受损，气机升降失调，可导致全身气机紊乱，气血生化乏源，脏腑功能失常，正如《脾胃论》云："百病皆由脾胃衰而生"。危重症患者多因毒热、瘀血阻滞气机，易导致脾胃升降失常，致使"清气在下，则生飧泄；浊气在上，则生䐜胀"。《临证指南医案·卷二》有言："脾胃之病……固当详辨，其于升降两字，尤为紧要"，故临证救治关键在于抓住脾胃升降失常这一核心病机。

2. 肺失宣降是脓毒症胃肠功能障碍的促发因素

肺与大肠相表里，包括经络的属络、生理、病理的相互作用和影响。肺气失于宣降可导致全身气机升降出入紊乱，诱发或加重胃肠功能障碍。肺为华盖，其位最高，为五脏中之娇脏，不耐诸邪之侵，脓毒症患者因外感六淫邪毒，温热毒邪上受，首先犯肺。而手太阴肺经与手阳明大肠经相互络属，构成脏腑表里关系，毒热壅肺，易传入阳明，与肠中积滞相结而致热结肠燥，导致大肠传导失司，使秽浊填塞中焦而出现腹胀、纳差、便秘等症状。另外，肺主气，司呼吸，并通过宣发与肃降功能主持、调节全身各脏腑之气。温热毒邪损伤肺气，导致肺失宣降，影响全身气机的升降出入，可导致脾胃升降失常，出现脘腹胀满、大便不通等症状。又"肺为水之上源"，肺失宣降，水液气化失司，则津不下达肠道，肠中积滞燥结，使大便更加干结难解，加重腑气不通。反之，大肠气机不通，不仅影响肺脏气机，也会影响其气血津液的生产代谢。大肠实热邪滞，腑气不通，浊气筑筑而上，壅滞于肺，可影响肺气肃降而致咳喘胸闷。如《黄帝内经灵枢集注·卷五》有言："大肠为肺之腑而主大便，邪痹于大肠，故上则为气喘争。故大肠之病，亦能上逆而反遗于肺。"又大肠主津，若大肠重吸收功能失常，肠间水饮停聚或津亏糟粕内结，可进一步影响肺之宣降作用。

综上，肺与大肠之间的关系是相互的。危重症患者多因毒热内盛，气机壅滞，上逆则喘，中阻则满，肺病及肠，肠病及肺，形成恶性循环，预后不佳。如《素问·阴阳应象大论》载"阳胜则身热，腠理闭，喘粗为之俯仰，汗不出而热，齿干以烦冤，腹满，死"，说明阳热之气亢盛于内，卫气郁闭，上焦之气不通，肺失宣降，发为喘促，进一步发展可致热甚伤阴，若再现腹满，则病情危矣。

【治疗方法】清代唐容川《医经精义·脏腑之官》云："大肠之所以能传导者，以其为肺之腑，肺气下达，故能传导"，故论调肠通腑不可不论及肺脏。肺与大肠的密切联系主要体现在传导和呼吸方面。一方面，肺与大肠之气化相通，大肠的传导有赖于肺气的肃降功能，肺气降则大肠之气亦降；肺气壅塞，失于肃降，气不下行，津不下达，可导致大肠传导失司，腑气不通；另一方面，肺主一身之气，肺气和利，呼吸调匀，全身气机顺畅，则大肠腑气畅通。若肺气虚损，推动无力，则可导致气虚便秘。"是以理大便必须调肺气。"（《中西汇通医经精义·上卷》）

此外，危重症患者多正虚邪实，从益气扶正治疗角度讲，也应肺肠同治。中医理论认为正气亏虚为发病之本，所谓"正气存内，邪不可干""邪之所凑，其气必虚"。脓毒症患者因"正气虚于一时，邪气暴盛而突发"，在短时间内可发生气血阴阳的亏虚，并以气虚为根本，治疗应注重益气扶正，鼓邪外出。《素问·通评虚实论》有云："气虚者，肺虚也。"肺主气，司呼吸，"诸气皆生于肺也"。人体通过肺的吸清呼浊，把自然界清气与脾胃运化之水谷精气相合于胸中，形成宗气，以参与一身之气的生成。故可通过调补肺气，使一身之气充沛，肺气宣降有序，全身气机调达，则腑气自通，胃气复生。

【治疗绝技】鉴于晁恩祥临证经验，从肺肠同治出发，用经典名方宣白承气汤加减治疗脓毒症胃肠功能障碍患者，临床获效明显。全方药用大黄苦寒，直折其火，能泻热通肠、凉血解毒、逐瘀通经，可涤荡肠中湿热瘀结之毒，使肺热从大肠解泻，有釜底抽薪之效，体现了肺肠同治之法；石膏入肺胃气分，清热于上中，透邪出肌表；佐以行气化痰药，联合原方中杏仁、瓜蒌皮以宣肺痹、下肺气、畅通气机；此外，辅以益气补虚之品，既鼓邪外出，又可顾护正气，使祛邪不伤正。全方既清肺脏之热邪，又泻大肠之秽浊，兼补脏腑之虚，方药联用，共奏通腑泻下、清热解毒、益气扶正之功。

【验案赏析】患者，女，71 岁，2017 年 12 月 17 日晚餐后出现持续上腹部胀痛，无放射痛，伴发热，恶心呕吐胃内容物 2 次。次日至外院就诊，测体温 38.4 ℃。血常规：WBC 12.8 × 10⁹/L，NEUT 90.8%，血淀粉酶 1035 U/L。腹部 CT：胰腺炎并胰头囊肿、腹腔积液，子宫直肠陷凹积液。诊断为"急性胰腺炎"收入院，予抗感染、抑酸等治疗后腹痛有所缓解，至 19 日开始出现气促、少尿，查肾功 Cr 199 μmol/L，Urea 15.4 mmol/L，考虑病情危重，由外院转重症医学科监护治疗。入院症见：神清，精神疲倦，上腹胀痛，偶有咳嗽，痰少，发热，口干，留置胃管、尿管，禁食，尿少，大便 2 日未解。既往高血压 3 级病史，维持硝苯地平缓释片 10 mg，每日 2 次。查体：体温 38.4 ℃，心率 76 次/分，呼吸 36 次/分，血压 107/53 mmHg，腹部膨隆，腹壁稍紧张，压痛（＋），无反跳痛，肠鸣音 1 ~ 2 次/分。舌黯淡，苔腻微黄，脉弦滑。诊断为急性重症胰腺炎，脓毒症，肠功能障碍，急性肾衰竭，高血压 3 级。治疗上，西医予无创呼吸机辅助通气，补液、抗感染、利尿及抑酸护胃等处理；中医予丹参注射液静脉滴注活血化瘀，四黄水蜜外敷上腹部清热祛湿、化瘀止痛，予大承气汤灌肠行气通便，并辅以电针足三里健脾行气。

【按语】患者为老年女性，脏腑精气渐衰，急性重症胰腺炎早期出现腹痛、腹胀、肠鸣音减弱，考虑热毒阻滞，腑气不通，当以急则治其标为则，予大承气汤灌肠以泻下通便；后期病情加重，合并呼吸衰竭，根据中医学"肺与大肠相表里"理论，此时一味清肺或使用攻下均非良策，而应肺肠同治，改宣肺调肠方灌肠，反复多次治疗后，患者腑气得通，肺气顺降，气息渐平稳，可逐渐脱离呼吸机，病情向愈。对于脓毒症胃肠功能障碍患者，诊治应从整体出发，肺肠同治，通补并用，早期调护肺与大肠，立足机体自身以抵抗全身炎症反应。

参 考 文 献

袁金霞，赖芳，杜炯栋，等. 运用晁恩祥教授经验针药结合防治脓毒症胃肠功能障碍的临床探讨［J］.中国中医急症，2019，28（4）：664 - 667.

国医大师许润三教授妙用麻黄汤治疗便秘

【名医简介】许润三，著名中医妇科专家，中日友好医院主任医师、教授、国医大师，首都国医名师，中国中医药促进会中医生殖医学专业委员会特聘专家，擅长妇科疾病的中医诊断及治疗。

【经典名方】麻黄汤（源于《伤寒论》）

组成：麻黄（去节）三两，桂枝（去皮）二两，杏仁（去皮尖）七十个，甘草（炙）一两。

用法：上四味，以水九升，先煮麻黄，减二升，去上沫，内诸药，煮取二升半，去滓，温服八合。覆取微似汗，不须啜粥，余如桂枝法将息。现代用法：水煎服，温覆取微汗。

原文：太阳病，头痛发热，身疼，腰痛，骨节疼痛，恶风，无汗而喘者，麻黄汤主之。

【学术思想】许润三认为，中医遣方用药之要旨在于辨证准确、理论通透，医者不应拘泥于疾病表象，当深究疾病、症状之本源，其基础在于对中医基础理论的深刻领悟，对中药、方剂的总结认知，将理论与临床融会贯通才可精妙用药。临床中，许润三使用"理肺法"这个基于"肺与大肠相表里"的基本治法，临证中加用"肠病治肺"这一原则，临床每多桴鼓相应。

【诊断思路】便秘是肠道疾病的常见病，也是诸多系统疾病的常见相兼症状，其定义为：粪便在肠内滞留过久，秘结不通，排便周期延长，或周期不长，但粪质干结，排出艰难，或粪质不硬，虽有便意，但便而不畅的病证。便秘首分虚实，实秘包括热秘、气秘、冷秘，虚秘当辨气虚、血虚、阴虚和阳虚。结合文献分析，我们发现便秘病位在大肠，与脾、胃、肺、肾等脏腑的功能失调密切相关。其中"理肺法"是基于"肺与大肠相表里"的基本治法。

便秘治肺的理论依据在于糟粕于大肠内顺利排出的过程，犹如舟行河道之中。此舟本无动源，要想此无动力之舟顺利到达彼岸，三样基本条件必不可少：一靠河道完整，舟行有道；二靠东风相助，舟行有力；三靠河道濡润，舟行无阻。只有三者协调进行，食物之糟粕才能顺利排出体外。此三者的顺利进行，无不和肺息息相关。

1. 肺主治节，统制大肠，维持河道通畅

《素问·灵兰秘典论》曰："肺者，相傅之官，治节出焉。"肺居膈上，位近于心，譬如辅佐君王治理国家的宰相。君有良相，治国有方，使民各司其职，秩序井然。肺治节功能正常，在大肠则表现为肠道运行功能正常，使河道完整、通畅。

2. 肺主宣发、肃降，调畅气机，推助舟行有力

肺为人体与外界气体交换的场所，整个气体交换的正常运行，全靠肺宣发、肃降功能正常，气机一升一降，环形有序，推动腑气下行，使之活动有源，舟行有力。

3. 肺通调水道，为水之上源，濡润河道无阻

《素问·经脉别论》云："饮入于胃，游溢精气，上输于脾，脾气散精，上归于肺，通调水道，下输膀胱，水精四布，五经并行。"肺居高位，为水之上源，助脾散津，濡润脏腑、皮毛、官窍，是津液输布的枢纽，下润大肠则舟行无阻。

《黄帝内经》中就有相关记载，如《灵枢·本输》曰："肺合大肠，大肠者，传道之府。"且记录了肺与大肠功能异常相互致病的病理特点，如《素问·咳论》曰："肺咳不已，则大肠受之，大肠咳状，咳而遗矢。"《灵枢·四时气》云："腹中常鸣，气上冲胸，喘不能久立，邪在大肠。"经后世医家的不断完善，"肺与大肠相表里"这一理论指导临床诊治，为肠病治肺提供了坚实的理论基础。

【治疗方法】提壶揭盖理肺气，气秘自解。《症因脉治·卷四·大便秘结论》言："气壅大肠，大便乃结……肺气不能下达，则大肠不得传道之令，而大便亦结矣。"此言气秘病机在于肺气宣肃失调，不能下通肠腑，终使气壅滞于大肠，大便秘结。治病必求于本，法当肃降肺气。待肺气和，腑气畅，则便秘自通。此类便秘多表现为大便数日一行，咳喘有痰，胸闷气促，腹满胀痛，苔白略厚，脉弦，用苏子降气汤治疗。肺气化，则便自通。叶天士在《临证指南医案·卷四·肠痹》中言："肠痹本与便闭同类……盖肠痹之便闭。较之燥屎坚结欲便不通者稍缓。"又云："丹溪每治肠痹，必开肺气，谓表里相应治法。"当开降上焦肺气，待上窍开泄，下窍自通矣。

肺之宣降正常与大肠传导功能正常息息相关，肺为水之上源，上窍闭则下窍不通，肺失清肃则肠腑闭塞不通。前人所谓"开上窍以通下窍""开天

气以通地气""提壶揭盖"之法，指的就是肺的宣发、肃降功能正常，才能使气机条畅、腑气得降。肺气得理顺，腑气能通畅，则气秘自解。

麻黄汤源自张仲景《伤寒杂病论》，方由麻黄、桂枝、杏仁、炙甘草4味药组成。麻黄为君，可发汗散邪、开郁肺气；桂枝为臣，助麻黄泻营卫之邪实；佐以杏仁，与麻黄宣降相配，呼应得当，泄皮毛、止喘急；炙甘草缓和麻黄、桂枝之峻烈，调和诸药。本方具有疏风散寒、宣肺平喘之效，临床常将其用于风寒郁滞腠理导致的经络不通和肺气失宣等呼吸系统疾病的治疗。

【治疗绝技】便秘一病与大肠之功能密切相关，许润三深究其理，以藏象学说中"肺与大肠相表里"为据遣方，从肺论治，用药思维体现了中医"治病求本"的特色。选用麻黄汤加减旨在通达肺气，方中杏仁有润肺下行之功效，可助降肺气、润肠通便，生白术、枳实有健脾导滞、增强通便之功效。

【验案赏析】患者，女，35岁，2018年7月17日初诊。慢性便秘病史10余年，口服西药导泻，用药期间症状缓解，停药后仍便秘，口服六磨饮子、麻仁丸等中成药，未见明显好转。辅助检查：B超、肠镜等均未见明显异常。刻下症：大便3～4日1次，便质不干，大便无力，伴胸腹胀满，舌质淡红、苔薄白，脉弦。西医诊断：慢性便秘；中医诊断：便秘，辨证属肺气郁滞，传导失司。治法：肃肺降气，通便导滞。方用麻黄汤去桂枝加生白术、枳实：麻黄10 g，杏仁10 g，甘草6 g，生白术30 g，枳实10 g。14剂，水煎，每日1剂，早晚服用。

二诊（2018年8月7日）：患者自诉服药后便秘、胸腹胀满较前好转，现1～2日1行，仍有腹胀及排便无力感，舌质淡红、苔薄白，脉弦。调整药物如下：麻黄10 g，杏仁10 g，甘草6 g，生白术30 g，枳实15 g。14剂，煎服法同前。

三诊（2018年8月21日）：患者药后大便1日1行，便质正常，排便无力感、胸腹胀满消失。嘱患者停药观察，如有不适，门诊随诊。

【按语】患者便秘日久，伴胸腹胀满明显，曾对症口服西药及中成药，疗效不佳。《灵枢·本输》云："肺合大肠，大肠者，传道之府"，阐述了肺与大肠相表里的关系。肺主宣发肃降、布散津液、濡润大肠助其传导之功，同时大肠腑气通畅，可助肺气之肃降，此二者升降相成，润燥相济。

参 考 文 献

[1] 刘宝琴. 国医大师许润三妙用麻黄汤治疗杂病经验 [J]. 中华中医药杂志，2021，36（3）：1414-1416.
[2] 梁姣，谢慧. 从肺与大肠相表里论便秘治肺 [J]. 四川中医，2015，33（10）：15-17.

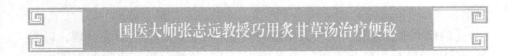

国医大师张志远教授巧用炙甘草汤治疗便秘

【**经典名方**】炙甘草汤（源于《伤寒论》）

组成：甘草（炙，四两），生姜（切，三两），人参（二两），生地黄（一斤，苦甘），桂枝（去皮，三两），阿胶（二两），麦门冬（去心，半升），麻仁（半升），大枣（擘，三十枚）。

用法：上以清酒七升，水八升，先煮八味，取三升，去滓，内胶烊消尽，温服一升，日三服。现代用法：水煎服，阿胶烊化，冲服。

原文：伤寒脉结代，心动悸，炙甘草汤主之。

【**学术思想**】炙甘草汤又名复脉汤，出自《伤寒论》，全方共九味药："甘草四两（炙），生姜三两，人参二两，生地黄一斤，桂枝三两，阿胶二两，麦门冬半升，麻仁半升，大枣三十枚。"关于方中的"人参"到底该选用人参还是党参，历来有不同的看法，现今，大多数学者倾向于张仲景所用系桔梗科党参。有学者研究指出，隋代以前对人参的认识较为混乱，《伤寒杂病论》《本草经集注》等所谓人参应是桔梗科党参，而党参之称最早见诸明代的《肯堂医论》，清代医家始将二者予以区分，上党人参简称为党参，辽参和高丽参则继续称为人参。张锡纯则从产地和性味指出："古所用之人参，方书皆谓出于上党，即今之党参是也，考《神农本草经》载，人参味甘，未尝言苦，今党参味甘，辽人参则甘而微苦，古之人参其为今之党参无疑也。"张老亦认同张仲景原方应为桔梗科党参，并结合《伤寒论》指出，白虎加人参汤、四逆加人参汤等，多取生津止渴、养阴补血之效，此乃性平偏凉之党参的功用，而非甘苦微温人参之效。张老强调，无论原方中为人参还是党参，都应结合临床，灵活选择，切勿抱令守律。

【诊断思路】便秘是指排便周期延长，或周期不长，但粪质干结，排出困难，或粪质不硬，虽有便意，但便而不畅的病证。便秘作为临床的常见病，早在《黄帝内经》便有"大便难""后不利"之称；《伤寒杂病论》则称其为"阴结""阳结""脾约"；《备急千金要方》称为"大便不通"；直到清代《杂病源流犀烛》中，才首见"便秘"一词，并作为病名延用至今。中医学的便秘类似于西医学的功能性便秘，目前对于引起功能性便秘的机制尚不明确，西医学的药物治疗虽能改善便秘症状，但治标不治本，还有一定的不良反应。

【治疗方法】炙甘草汤又名复脉汤，出自《伤寒论》，全方共九味药："甘草四两（炙），生姜三两，人参二两，生地黄一斤，桂枝三两，阿胶二两，麦门冬半升，麻仁半升，大枣三十枚。上九味，以清酒七升，水八升，先煮八味，取三升。去滓，内胶烊消尽，温服一升，日三服。"炙甘草汤主治脉结代，心动悸；《金匮要略》用其治虚劳。其临床应用历代医家各有发展，唐容川称其"生血之源，导血之流，真补血之第一方"；张璐认为本方"滋养真阴，回枯润燥兼和营散邪"；张锡纯则以方中重用生地黄一斤观之，主张本方原以补助肾之气化。

【治疗绝技】张老博览群书、精研伤寒，指出经方配伍严谨、组方缜密、味少效宏，因此，临床应善用经方、活用经方，提高应用水平，拓宽其治疗范围。如本文之炙甘草汤治疗阴亏肠燥的便秘，只要抓住其气亏阴虚的主要病机，再根据各自的特点，增减药量、加减药味，就可药到病除，效如桴鼓。

张老临床应用炙甘草汤，常据证而立，且加减灵活，期前收缩、房颤、心动过速等心律失常者，可加苦参 20～50 g，甘松 10 g，仙鹤草 15 g，龙眼肉 30 g，紫石英 30 g 等；气阴亏虚、精神倦怠乏力者，常去桂枝、火麻仁，加山药 20 g，枸杞子 15 g，何首乌 15 g；大病或久病愈后、消瘦倦怠之"羸人"者，加黄芪 30～60 g，当归 15 g，改党参为人参 10～15 g；精神异常、心中忐忑、恐惧，神经衰弱者，可加龙骨 30 g，丹参 15 g，熟附子 30 g，当归 10 g，远志 15 g 等。此外，气血亏虚、身体虚弱者，张老建议放宽忌口之禁，多吃红糖、木耳、羊肉、蘑菇、胡桃、扇贝、大虾、桂圆、水果、绿叶蔬菜等食物，喝少量咖啡、乌龙茶等，以起到辅助治疗作用。

【验案赏析】李某，男，64 岁。患者久病初愈，身体消瘦，周身乏力，精神不振，大便干结五日不下。曾予增液汤治疗，排出羊屎状粪粒数枚，尔后又不更衣；凡三次，没有转变。纳眠可，舌红苔薄白略干，脉沉细。中医诊断：久病便秘；西医诊断：功能性便秘。处方：生地黄 30 g，麦冬 20 g，党参 20 g，阿胶 20 g（烊化），火麻仁 15 g，桂枝 6 g，炙甘草 10 g，生姜 6 片，大枣 10 枚（擘开）。每日 1 剂，水煎分 3 次服。服药 1 剂，便如厕大解；嘱其更为隔日 1 剂，10 日而愈。

【按语】 本案患者曾服用增液汤治疗，药后排出羊屎状粪块数枚，但停药后仍不能正常大解。张老指出，阴亏肠燥用增液汤，确有作用，但是本案患者久病、身体虚弱，增液汤只能治其标，不治其本，壮水制火离开"补养"二字，等于扬汤止沸，无实际意义。只有促使身体恢复功能，才是首选措施，故用标本兼治之炙甘草汤，补气滋阴，通补兼顾，大便自通。本方重用生地黄、麦冬与党参，其性皆凉润，能养阴生津，增水以行舟；无水则舟停，气虚亦无力行舟，故用大枣、炙甘草与党参相配，补中益气以行舟。张老言火麻仁性味甘平、利肠含补，治疗老年人肠道蠕动弛缓、津液匮乏、燥屎聚结难下，功能稳定。方中桂枝、生姜，辛行发散，入肺经，能开宣肺气，肺气得通，津液得布，则肠道润、大便行。此外，桂枝、生姜二药，辛温宣通、调达气机，能推动机体阴得阳生、泉源不竭，取"辛以润之"之意，正如《素问·脏气法时论》云："肾苦燥，急食辛以润之，开腠理，致津液，通气也。"全方药性平和，补泄兼顾，恰合病机，见效易捷。

参 考 文 献

谢芳，刘桂荣. 国医大师张志远巧用炙甘草汤验案例析 ［J］. 山东中医杂志，2021，40（8）：871 – 874.

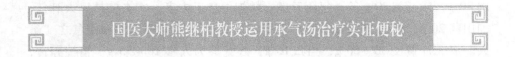

国医大师熊继柏教授运用承气汤治疗实证便秘

【经典名方】

大承气汤（源于《伤寒论》）

组成：大黄（酒洗）四两，厚朴（去皮，炙）八两、枳实五枚，芒硝三合。

用法：上四味，以水一斗，先煮二物，取五升，去滓，内大黄，更煮取二升，去滓，内芒硝，更上微火一二沸，分温再服。得下，余勿服。现代用法：用水适量，先煎厚朴、枳实，后下大黄，芒硝溶服。

小承气汤（源于《伤寒论》）

组成：大黄四两，厚朴（炙，去皮）二两，枳实（大者，炙）三枚。

用法：以上三味，以水四升，煮取一升二合，去滓，分温二服。初服汤，当更衣，不尔者，尽饮之；若更衣者，勿服之。

原文：阳明病脉迟，虽汗出，不恶寒者，其身必重，短气腹满而喘，有潮热者，此外欲解，可攻里也，手足濈然而汗出者，此大便已硬也，大承气汤主之；若汗多微发热恶寒者，外未解也，其热不潮，未可与承气汤；若腹大满不通者，可与小承气汤，微和胃气，勿令大泄下。

【学术思想】 熊继柏认为便秘有实证、虚证之分；实秘有热秘、气秘、冷秘的不同，虚秘则分气虚便秘、血虚便秘、阴虚便秘、阳虚便秘。熊教授治疗便秘的个人独到经验有4点：①辨治便秘首分虚实，再辨寒热、气血；②特殊类型的便秘治疗；③热盛伤阴之便秘，治以滋阴清热通便，方选增液承气汤加减；④便秘的食疗方。

【诊断思路】 便秘既是一种独立的疾病，也是在多种急慢性疾病过程中经常出现的一个症状。本病主要临床特征为大便排出困难，排便时间和（或）排便间隔时间延长，粪质多干硬；或粪质并不干硬，也有便意，但排便无力，排出不畅，常需努挣，排便时间延长。本病起病缓慢，多属慢性病变过程，多发于中老年和女性。

便秘的病位在大肠，但与脾胃肺肝肾密切相关。便秘多是大肠积热、气滞、寒凝、阴阳气血亏虚等多种因素所致。脾虚传送无力，糟粕内停，致大肠传导功能失常，而成便秘；肺与大肠相表里，胃与肠相连，肺胃热炽盛，下传大肠，燔灼津液，大肠热盛，燥屎内结，可成便秘；肝主疏泄气机，若肝气郁滞，则气滞不行，腑气不能畅通；肾主水而司二便，若肾阴不足，则肠道失润；若肾阳不足则大肠失于温煦而传送无力，大便不通，均可导致便秘。便秘的基本病机是邪滞大肠，腑气闭塞不通或肠失温润，推动无力，导致大肠传导功能失常。

肠胃实邪壅阻，腑气不通所致的便秘是实秘。《医学心悟·大便不通》："阳明胃实、燥渴、谵语、不大便者，实闭也，小承气汤下之。"《金匮翼·便秘统论》："实秘有寒有热；热实者宜寒下，寒实者宜温下。麻仁丸、厚朴三物汤，治实而热者；逐气丸、温脾汤，治实而寒者也。"临床上常见的实证便秘（实秘）分为3种证型。

1. 肠胃积热（热秘）

多因素体阳盛，或肺热肺燥，下移大肠，或过食醇酒厚味，过食辛辣，致肠胃积热，耗伤津液，肠道干涩失润，而成"热秘"。如《景岳全书·秘结》曰："阳结证，必因邪火有余，以致津液干燥。"症状：大便干结，腹胀腹痛，面红身热，口干口臭，心烦不安，小便短赤，舌红，苔黄燥，脉滑数。治法：泻热导滞，润肠通便。

2. 气郁便秘（气秘实证）

多因气机郁滞，气机不利，导致腑气郁滞，通降失常，糟粕内停，大便干结而成气秘。如《金匮翼·便秘》曰："气秘者，气内滞而物不行也。"症状：大便干结，或不甚干结，欲便不得出，或排便不畅，每于情绪不好时便秘加重，肠鸣矢气，腹中胀痛，胸胁满闷，嗳气频作，纳谷不香，舌淡红，舌苔薄腻，脉弦。治法：顺气导滞通便。

3. 寒实内结便秘（冷秘实证）

多因阴寒积滞，恣食生冷，凝滞胃肠，传导失常，糟粕不行，而成冷秘。如《金匮翼·便秘》曰："冷秘者，寒冷之气，横于肠胃，凝阴固结，阳气不行，津液不通。"症状：大便艰涩，腹痛拘急冷痛，胀满拒按，手足不温，呃逆呕吐，舌苔白腻，脉弦紧。治法：温里散寒，通便导滞。

【治疗方法】肠胃积热（热秘）需要依据病情轻重选方用药。火热症状较轻者用小承气汤（生大黄、枳实、厚朴）；严重者用大承气汤（生大黄、芒硝、枳实、厚朴）为主方；肠燥便秘者用麻子仁丸。气郁便秘（气秘实证）。主方：六磨汤，方含木香、乌药、沉香、槟榔、生大黄（后下）。若腹部手术后，出现便秘不通，属气滞血瘀者，可用桃核承气汤为主方。寒实内结便秘（冷秘实证）。主方：大黄附子汤（大黄、熟附子、细辛）合厚朴三物汤。

【治疗绝技】辨治便秘首分虚实，再辨寒热、气血，冷秘、热秘、气秘属实证，阴阳气血不足所致的虚秘则属虚证。对于实证便秘的治疗除以上三种证型外，若热盛伤阴便秘热病后期，火热症状已不明显，但因热伤津液，津亏阴伤，症见大便燥结，腹满不舒，口干唇裂，小便短赤，舌质红绛，少苔，甚或无苔，舌干少津，脉细数。治以滋阴清热通便。方选增液承气汤。大便通后，仅服增液汤（生地黄、玄参、麦冬）即可。

熊继柏善用食疗小偏方治疗慢性便秘。方含女贞子50 g，桑椹子50 g，白木耳适量，黑芝麻130 g，核桃肉250 g，熬粥，每天一小碗。适用于慢性虚秘的老年人。慢性便秘，除了药物治疗，熊继柏尤其强调生活上的调理：首先要尽量预防便秘的产生，饮食上注意吃些粗粮、杂粮，多食含纤维素多的蔬菜，如青菜、韭菜、芹菜、蕃芋等。多喝水，有意多食含脂肪多的食品，如核桃仁、花生米、芝麻、蜂蜜、大枣等，它们都有良好的润肠利道作用。其次要养成良好的排便习惯。

【验案赏析】患者，男，36 岁。大便不通 7 日，在某西医院住院，诊断为"肠梗阻"。但查不出明确的梗阻部位，拟剖腹探查。因患者体质较弱，家属不同意手术，坚持保守治疗。症见：低热（体温 37.5～38.0 ℃），大便不通，频吐苦水，腹部胀痛难忍，拒按，舌红，苔黄腻，脉滑数。辨证分析：患者大便不通，腹满而痛，痞、满、实症俱备，然苔黄腻，脉滑数，辨证属阳明热结。治疗：通腑泻下，初诊用小承气汤。因患者大便不通，同时伴有呕吐甚，药轻恐不能取效，故大黄、枳实、厚朴用量均大，加法半夏、竹茹止呕。处方：生大黄 40 g，枳实 20 g，厚朴 20 g，法半夏 20 g，竹茹 30 g。2 剂，水煎服，嘱其少量频服，每小时服药 1 次。服药 2 剂后，大便即通，但量不多，仍呕苦，腹胀痛，舌红，苔薄黄腻，脉数。辨证属少阳阳明合病，改大柴胡汤加味。服药 2 剂后，症状消除。

【按语】《素问·举痛论》曰："热气留于小肠，肠中痛，瘅热焦渴，则坚干不得出，故痛而闭不通矣。"患者大便不通，腹满而痛，痞、满、实症俱备，然苔黄腻，脉滑数，辨证属阳明热结。治疗：通腑泻下，初诊用小承气汤，后改用大柴胡汤，治疗效果显著。

参 考 文 献

姚欣艳，刘朝圣，李点，等. 熊继柏教授辨治便秘经验 [J]. 中华中医药杂志，2015，30（11）：3990－3992.

第十一章 癌 症

【经典名方】沙参麦冬汤（源于《温病条辨》）

组成：沙参三钱，玉竹二钱，生甘草一钱，冬桑叶一钱五分，麦冬三钱，生扁豆一钱五分，天花粉一钱五分。

用法：水五杯，煮取二杯，每日服二次。

原文：燥伤肺胃阴分，或热或咳者，沙参麦冬汤主之。

【学术思想】周老认为胃癌本身是一个动态发展的过程，并且随着现代科技的飞速发展，在胃癌患者的治疗过程中，手术、放化疗、分子靶向治疗等西医治疗手段的介入对患者机体也产生了较大影响。而病机辨证就是要揭示疾病发展过程中不同阶段的本质，从而更加准确地指导临床治疗。针对恶性肿瘤病因的复杂性，周老提出"癌毒"的概念。周老认为癌病为患，必夹毒伤人，首次提出"癌毒致病"的概念。他认为癌毒属于毒邪之一，是在内外多种因素作用下、人体脏腑功能失调的基础上产生的一种对人体有明显伤害的病邪。癌毒是导致癌症发生的一种特异性致病因子，具有增生性、流注性、难治性、顽固性、易于恶化、化热生火、损伤血络等特性。一旦产生，迅速长大，结聚成块，并可继生湿、热、痰、瘀等邪，走窜流注他脏，癌毒蕴结，伤及五脏六腑，耗损气血阴阳，即为胃癌晚期的中医病机，预后多不良。周老认为，癌毒既可直接外客，亦可因情志失调、饮食不节、脏腑虚弱等因素而诱发内生。

【诊断思路】胃癌是消化系统常见的恶性肿瘤，属于中医"噎膈""反胃""胃脘痛""积聚""癥痕""伏梁"等范畴。胃为六腑之一，其主要生理功能为受纳水谷、腐熟水谷，其生理特性为主通降、喜润恶燥。多种因素

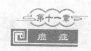

直接或间接作用于胃，久久不除，其生理功能持续性受损，久而化毒。胃癌尤其要重视"胃气"。"胃气"一词，最早见于《素问·平人气象论》曰："平人常禀气于胃，胃者，平人之常气也。人无胃气曰逆，逆者死。"又如《内经·五脏别论》曰："胃者，水谷之海，六腑之大源也。"脾胃为水谷之海，气血生化之源，人的生存，必须依赖胃的受纳、腐熟水谷，脾的运化输布精微，周流全身，营养五脏六腑、四肢百骸，故有"脾胃为后天之本""诸病由脾胃生""有胃气则生，无胃气则死""胃气一败，百药难施"之说。胃癌晚期虚实夹杂，扶正祛邪，当先调和胃气为先。若胃气得以复，正气尚不亏虚，可酌加清热解毒抗癌、化痰祛瘀之品。

【治疗方法】 在胃癌的治疗方法中手术治疗、放化疗法和中医治疗在临床上都有应用，西医的手术和放射疗法的副作用是比较强的，中医中药治胃癌一方面可以增强放化疗的治疗效果，提高其敏感性；另一方面能减轻放化疗对人体机能的损伤，使治疗得以顺利进行，效果比单纯西医治疗好，中医治疗可改善患者生存质量，有利于延长患者的生存时间。因此，胃癌的中医治疗方法成为大多数胃癌晚期患者的选择。由于胃癌病机的复杂性，辨治胃癌是要同时兼顾多种病因、病位，同时抓住其病变过程中的主要病理变化，决定了复法用药往往数量较多。但复法立方不是多种治法的简单相加和多味药物的罗列堆砌，而是在整体观和辨证论治的基础上，根据疾病所处的不同病理阶段，将不同治法有机组合起来，以增强疗效。

周老复法辨治胃癌治法之一的养阴生津法，是由于癌毒内耗，或放疗、化疗损伤，胃癌常常伴有胃阴不足。"胃喜润而恶燥"，因此养阴生津法必不可少。周老常常选用南北沙参、麦冬、天花粉、羊乳、玉竹、石斛等治疗养阴生津，方选沙参麦冬汤。临床使用时，可适当配伍理气助运药物，防止滋阴助湿、滋阴碍胃。

【治疗绝技】 周老认为癌毒侵蚀、不断耗伤人体的气血津液以自养，导致脏腑失养、功能失调、形体消瘦。而正气虚弱更加速了癌毒的流窜走注，形成恶性循环。其中癌毒伤正，又以耗伤元气和阴津多见，这与癌毒与痰瘀湿热胶结、易于化热耗气伤阴有关。胃癌后期，气阴两伤往往成为一个重要的病理变化。由此可见，胃癌是一种病机错综复杂的疾病。对于病机复杂的疾病，周老提出"复合病机"的概念；复合病机是指由于不同病因（如外感六淫，或者脏腑功能失调）而产生的病理因素（主要包括风、寒、湿、热、火、痰、瘀、气、水、饮、毒等）之间相互兼夹、相互转化、复合为患，从而表现为复杂的发病特点。常用健脾疏肝、清热解毒抗癌、益气养阴、活血化瘀、软坚化痰等复法大方综合治疗。

【验案赏析】患者，女，75 岁。2012 年 8 月 29 日初诊：2012 年 7 月疲劳无力，腿软，在当地医院查为胃癌晚期，在本院化疗 1 个疗程。CT 示肝脏、腹腔多发转移，自觉烧心，少饥，大便尚可，苔少质红，脉细。胃热阴伤，气津亏耗，和降失用。处方：太子参 10 g，南北沙参 10 g，大麦冬 10 g，法半夏 10 g，川连 3 g，苏叶 10 g，焦白术 10 g，枳壳 10 g，砂仁 3 g，谷麦芽 10 g，鸡内金 10 g，川石斛 6 g，厚朴花 5 g，炒六曲 10 g，共 14 剂。

复诊（2012 年 9 月 12 日）：近来食量尚可，午后胃胀，左锁骨上出现肿块，大如鸽蛋，质较硬，吞咽时稍有压迫感，大便日行，口干，苔少色黄，舌质光红，脉细。癌毒走注，痰瘀互结，原法进退。2012 年 8 月 29 日方加天冬 10 g，僵蚕 10 g，泽漆 15 g，猫爪草 20 g，山慈菇 12 g，制南星 10 g，肿节风 20 g。

【按语】此病案为胃癌晚期，肝脏、腹腔多发转移，符合西医胃癌晚期诊断标准。以疲劳无力、腿软、烧心、少饥为主症，苔少质红、脉细。中医辨证属胃热阴伤，气津亏耗，和降失用。当以调和胃气为先。首诊周老以益气、养阴、和胃为先，方选沙参麦冬汤、枳术丸加减。石斛与厚朴相配，养阴不滋腻，理气不伤阴。黄连与苏叶相伍，出自《温热经纬》黄连苏叶汤，必用川连以清湿热、苏叶以通肺胃。治疗肺胃不和，胃热移肺，肺不受邪，还归于胃。投之立愈者，以肺胃之气非苏叶不能通也。轻者，以轻剂恰治上焦病耳。砂仁、鸡内金、炒六曲、谷麦芽健脾醒脾和胃之品。复诊，患者药后食量尚可，由于左锁骨上出现肿块，大如鸽蛋，质较硬，吞咽时稍有压迫感，考虑癌毒走注、痰瘀互结、原法进退。酌加清热解毒化痰之品，猫爪草、山慈菇、肿节风清热解毒，制南星、僵蚕、泽漆化痰祛风。

参 考 文 献

[1] 董筠. 浅析周仲瑛教授辨治晚期胃癌的思路［C］//第二十五届全国中西医结合消化系统疾病学术会议论文集. 2013：190 − 191.
[2] 王小坤. 周仲瑛教授运用复法辨治胃癌经验研究［D］. 南京：南京中医药大学，2012.

国医大师周仲瑛教授运用经方治疗食管癌

【经典名方】

六君子汤（源于《医学正传》）

组成：陈皮一钱，半夏一钱五分，茯苓一钱，甘草一钱，人参一钱，白术一钱五分。

用法：上细切，作一服，加大枣二枚，生姜三片，新汲水煎服。

原文：六君子汤治气虚挟痰。

左金丸（源于《丹溪心法》）

组成：黄连（一本作芩）六两，吴茱萸一两或半两。

用法：上为末，水为丸，或蒸饼为丸。每服五十丸，白汤送下。

原文：左金丸治肝火。一名回令丸。

麦门冬汤（源于《金匮要略》）

组成：麦门冬七升，半夏一升，人参三两，甘草二两，粳米三合，大枣四枚。

用法：上六味，以水一斗二升，煮取六升，温服一升，日三夜一服。

原文：火逆上气，咽喉不利，止逆下气者，麦门冬汤主之。

【学术思想】《内经》有云："正气存内，邪不可干。"疾病的发生发展均以正虚为基础，周老认为正虚是癌毒致病的先决条件，而癌毒则是恶性肿瘤发生发展的必要条件。癌毒是指可酿生恶性肿瘤的特殊毒邪，是在内外多种因素作用下，人体脏腑功能失调基础上产生的一种对人体有明显伤害性的病邪。正虚而使癌毒易侵，癌毒侵袭机体影响脏腑、经络机能，气血津液失于运行、输布，损伤正气，则正气愈虚。具体食管癌则以气虚阴伤最为多见，尤其是术后及化放疗后的患者，一则癌毒侵袭伤津耗气，二则手术、化放疗耗损人体正气，均易致气虚阴伤。

【诊断思路】根据食管癌的症状，可将其归为中医"噎膈"病范畴。该病起病于胃，脾胃自然首先受损，脾升胃降，乃中焦枢纽，脾胃失和则水谷不生、清浊不分，津液亦失于输布而凝聚为痰，痰阻于络，血液妨于运行则生瘀，痰瘀互结，癌毒更与之搏结而成有形实邪，若阻于脘管，则发为食管癌，可见饮食难下或不下、食纳还出等症；有形实邪形成后进一步耗夺气血津液以自养，而呈现虚实夹杂之象。《医宗金鉴》中有描述"推之不动，坚硬如石，皮色如常，日渐长大……愈溃愈硬，腐烂浸淫，渗流血水"，与现代所观察到的肿瘤形态特质非常相似，也与肿瘤患者正虚邪实的特点相符。"肝为起病之源，胃为传病之所"，在食管癌中，肝胃不和是发展过程中的重要病机。脾胃的运化功能依赖于肝的正常疏泄。多因肝气上逆、痰气交阻而见食之不下、嗳气、反酸等症状。

【治疗方法】 周老论治食管癌有两条主张。第一，抗癌解毒结合辨证施治。疾病的起因各不相同，且在长期的病机演变中，疾病性质都发生了一定的变化，而治疗疾病应首先着眼于当下，抓住当下疾病的主要矛盾予以攻克。对肿瘤患者来说，癌毒瘤体即是他们最需解决的问题。不论对何种肿瘤，抗癌解毒都是治疗癌肿的第一大法。食管癌治疗中，常在癌毒的基础上伴见气阴两伤、脾虚胃弱、痰瘀交阻及肝胃不和、湿热蕴结等证型，临床择药气阴两伤可选用太子参、麦冬、南沙参、北沙参以助平补气阴，方选麦门冬汤，更兼顾肺胃之阴；脾虚胃弱可选用白术、党参、黄芪、炙甘草健脾运脾，方选六君子汤；痰瘀交阻则可用石打穿、瓦楞子、仙鹤草、泽漆、八月札、莪术等化痰消瘀之品；湿热蕴结、肝胃不和可选用藿香、黄连、吴茱萸、丁香、旋覆花、代赭石以平肝降逆、清化湿热。

第二，多法选用，以助健脾运脾。在过往有关周老辨治食管癌的文献中均提及脾胃虚弱是食管癌病机中的一个重要方面，所以健脾和胃也是治疗食管癌的重要法门。但所谓"脾贵在运而不在补"，所以补脾不是目的而是方法，使脾胃运化功能恢复才是目的。脾虚胃弱亦有多种，病因也各有不同，所以健脾助运之法亦多。若直接从脾胃而治，当知有阴虚、阳虚之别。胃阴有赖脾阴所行津液而正常润降磨食，若脾阴匮乏，可致脘胀脘痞、口干唇燥、饮食难下、饥不欲食、干呕呃逆等，切不可见满而下之，当以甘寒濡润复脾胃之阴，使津液有源而胃气自顺，选药可择用太子参、南北沙参、大麦冬等；若为阳虚，则应知脾阳不振，水湿不行可凝滞于胃，此时只需振奋中阳则水湿得运，壅滞可除。木横克土，治理脾胃不可忘肝，肝疏泄功能正常，有助于脾胃运化功能的恢复。肝胃不和中以肝气郁结，甚则肝郁化火、横逆犯胃而致胃失和降的情况最为多见，可选用左金丸疏肝泻火开郁或配柴胡疏肝散加减化裁。

【治疗绝技】 周老认为肿瘤的形成错综复杂，虚实夹杂，多种病理因素同时存在，难从单点入手，若病重药轻则难以逆转病势，所以提倡以复法大方治疗，辨证与辨病相结合。但大方并非是简单的药物堆砌，而是根据病情的不同阶段和性质决定治法的主次顺序等。扶正祛邪之时应注意该病以痰气瘀为主要病理因素，并以饮食不下为主要临床表现，故以降逆化痰消瘀、恢复饮食通畅为关键。另当注意，历代扶正补虚多注重气血的扶助，但在食管癌中应特别注意胃阴易损的特性。缺少阴液的濡养，食管及胃通降食物的功能都会大受影响而进一步加重病情，故治疗时当特别注意阴液的顾护。

【验案赏析】患者，女，48 岁，2012 年 10 月 19 日初诊。患者行"食管中下段鳞癌根治术"后 2 个月，面黄形瘦，纳食，曾见 2 次梗死不下，一般纳食正常，吃干饭有不适感，夜晚口干。舌质黯红，苔黄薄腻，脉细滑。西医诊断：食管中下段鳞癌根治术后。中医诊断：噎膈。证属脾胃不和，气机郁滞，津枯血燥，湿热痰瘀互结。治宜扶脾和胃，泄肝降逆，清热化湿，化痰祛瘀。方投六君子汤合左金丸、麦门冬汤加减。处方：党参 10 g，太子参 10 g，焦白术 10 g，茯苓 10 g，炙甘草 3 g，法半夏 10 g，陈皮 6 g，仙鹤草 15 g，石见穿 10 g，白花蛇舌草 20 g，莪术 10 g，生蒲黄 10 g（包煎），生黄芪 20 g，木莲 20 g，黄连 3 g，吴茱萸 3 g，煅瓦楞子 20 g，山慈菇 10 g，制天南星 10 g，鸡血藤 15 g，桑寄生 15 g，土茯苓 25 g，地肤子 15 g，南沙参 10 g，北沙参 10 g，肿节风 15 g，丹参 12 g，麦冬 10 g，制黄精 10 g，蒲公英 15 g。每日 1 剂，水煎 2 次取汁 300 mL，分早、晚 2 次服，服 28 剂。嘱细嚼慢咽。

【按语】肿瘤术后，余毒未清，痰瘀交阻，热结津亏，胃虚气滞，气液两伤，甚至精血枯槁，或"胃脘干槁"（清代程国彭《医学心悟》）。治疗应以"胃气为本"，治宜扶脾和胃，泄肝降逆，清热化湿，化痰祛瘀。冀脾运得健，湿浊痰饮易化，邪孤难再猖獗；胃气得开，气血生化有源，正气自能来复。方选六君子汤合左金丸、麦门冬汤加减。方中白花蛇舌草清热利湿，解毒消痈；石见穿清热解毒，活血镇痛；莪术行气破血，消积止痛；煅瓦楞子化瘀散结，消痰软坚，均具有明确的抗消化系统癌肿作用。黄连清胃热，吴茱萸热药反佐，以制黄连之寒，能入肝降逆，使肝胃调和，两者相合，辛开苦降，有开郁散火、泄肝和胃之功。全方寒不抑阳，温不伤阴，润不滋腻，补不碍脾，刚柔相济，升降和调。

参 考 文 献

[1] 朱杰.周仲瑛辨治肿瘤经验 [J].河北中医,2014,36 (2):165 – 166.
[2] 何若瑜,赵智强.周仲瑛教授辨治食管癌、胃癌异同探析 [J].辽宁中医药大学学报,2014,16 (11):107 – 108.

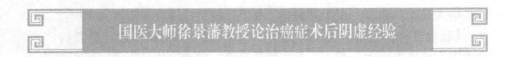

国医大师徐景藩教授论治癌症术后阴虚经验

【经典名方】 沙参麦冬汤（源于《温病条辨》）

组成：沙参三钱，玉竹二钱，生甘草一钱，冬桑叶一钱五分，麦冬三钱，生扁豆一钱五分，花粉一钱五分。

用法：水五杯，煮取二杯，每日服二次。

原文：燥伤肺胃阴分，或热或咳者，沙参麦冬汤主之。

【学术思想】 徐老在治疗脾胃病方面具有独到见解，在诊治过程中形成自己独特的见解与辨证方法，师承有源，师古而不泥古，结合前人理论经验提出"脾胃阴虚多并见""脾阴虚必伴脾气虚""脾胃阴虚可继发于他脏病变""胃阴津亏与否指导预后"等创新观点，在顾护脾胃的基础上，对于癌症术后患者，临床上多采用"甘寒益胃阴，甘淡实脾阴"以治疗脾胃阴虚之证，兼见他脏病证治疗用药当随证而议定，临床疗效显著。

【诊断思路】《临证指南医案》曰："太阴湿土得阳始运，阳明燥土得阴自安。"胃为阳土，有阳明阳脏之称，徐老结合前人理论，创新性地提出"胃体阳用阴，多气多血"，胃之体阳是指胃纳谷磨化的功能，全赖胃中阳气，阳气即胃中所禀之性，犹如灶中之火；胃之用阴是指胃中之津液具有液状而濡润的特性，主腐熟水谷，水谷不断，气血亦充盛不息。《素问》谓"脾主为胃行其津液"，脾为太阴阴脏，职司运化，徐老指出脾主运化依赖于脾阴和脾阳共同合作，脾阳是指脾脏运化水谷的生理功能，主温化健运；脾阴是指运化水谷的营养物质，具有灌溉脏腑、濡润孔窍的作用，正如清代唐容川所云："脾阳不足，水谷固不化也；脾阴不足，水谷仍不化也。"脾阴虚证可继发于肺阴虚、肝阴虚或肾阴虚证。反之，脾胃之阴先虚，气血生化之源不足，日久也可导致肺、肝和肾之虚证。徐老指出单独、孤立的脾阴虚证在临床上几乎是没有的，虽可以出现以脾阴虚为主的病证，但一般都兼有胃阴虚或他脏的虚证，其临床表现广泛而复杂，易与其他证候混淆，临床需多加慎思鉴别。

【治疗方法】 治疗上选择沙参麦冬汤清养肺胃，生津润燥。方中沙参、麦冬清养肺胃；玉竹、石斛养阴生津；山药补脾胃之气，养脾胃之阴；山栀清虚热烦扰、清实利下；《本草纲目》记载：生薏米味甘，性微寒，归肺、脾、大肠经，利水渗湿功效显著。

【治疗绝技】 徐老潜心脾胃病诊治研究60余年，形成了自己的独特见解和辨证方法，提出"脾胃阴虚多并见""脾阴虚必伴脾气虚""脾胃阴虚可继发于他脏病变""胃阴津亏与否指导预后"等创新观点，对临床有重要的指导意义。徐老结合多年经验，提出临床治疗癌症术后阴虚之证，症情复杂，临证颇为棘手，易与其他证候混淆，临床需多加慎思鉴别，在顾护脾胃气机的基础上，滋补脾胃阴液，针对他脏阴虚病证随证治疗，取得良好效果，在诊疗脾胃病方面具有深远影响，值得借鉴并推广。

【验案赏析】 李某，男，79岁，2011年8月10日初诊。患者于2006年1月因便血查肠镜示肠癌，同年2月行肠切除吻合术（1/3横结肠切除）。2006年12月出现肝转移，后行6次化疗+2次伽马刀。刻下：患者有胸腔积液和腹腔积液，胃脘不适，不欲饮食，吞咽不下，时有心慌，咳嗽咳痰，双侧胸腹部下午胀感明显，晨起缓解，行腹腔积液抽除1次，胸腔积液抽除2次，未见癌细胞。大便成形，日行2~3次，无黏液脓血。舌淡红、苔薄白，脉象细数，脾气急躁，情绪不佳。处方：南北沙参（各）15 g，麦冬30 g，玉竹15 g，石斛15 g，山药15 g，山栀10 g，生薏苡仁30 g，泽兰泻（各）15 g，路路通15 g，牵牛子10 g，葫芦瓢30 g，大枣30 g，葶苈子10 g。嘱其1剂药煎煮4次，温润以后分次口服，少食多餐，调畅情绪。续服14剂，诸症皆除。

【按语】 患者病情病机复杂，为肠癌切除术后伴肝转移，并且已行6次化疗+2次伽马刀，根据患者舌苔脉象，舌淡红、苔薄白，脉细数，辨证属阴阳俱虚之证。患者胃脘不适，不欲饮食，吞咽不下属脾胃阴阳不足，以脾胃阴虚为主，同时出现腹胀、腹腔积液、下肢水肿等症状，此为反胃兼水肿，是三阴三阳俱结之征象。徐老根据患者症状，依法论治，酌拟养阴清金，故选择沙参麦冬汤清养肺胃，生津润燥。徐老在临床上发现，患者胸腔积液多发生在右侧，而肝在右侧，所以治疗上可从肝阴虚入手、肝阴虚，水湿难留，又行手术，气滞血瘀，又经过化疗、伽马刀射频损伤，进一步引起肺阴虚。金木在末期更加横逆，金不润木，肺阴虚，肝阴更虚，互为因果，互相贮藏。患者咳嗽痰黏属于肺阴虚，胸、腹腔积液属于肝脾阴虚，徐老选择兰豆枫楮汤、葶苈大枣泻肺汤进行治疗。兰豆枫楮汤原是由泽兰、黑大豆、路路通、楮实子四味药物组成，由"南邹北关"的邹良材老中医提出，意在扶土制木，消胀利水以治疗肝肾阴虚型腹水。徐老师古而不泥古，将楮实子改为牵牛子、葫芦瓢以加强泻下消肿之功，体现徐老巧妙思路，功底深厚。葶苈大枣泻肺汤泻肺去痰，利水平喘，方中葶苈子入肺泄气，开结利水，使肺气通利，痰水俱下，则喘可平、肿可退。徐老指出利水过多伤阴，对于病机复杂、病情严重患者，需平衡两者间的关系，故佐以大枣之甘温安中而缓和药力，使祛邪而不伤正。

参 考 文 献

谭唱，徐丹华，赵宇栋，等. 国医大师徐景藩论治癌症术后阴虚经验探析［J］.江苏中医药，2019，51（6）：20－22.

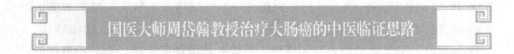
国医大师周岱翰教授治疗大肠癌的中医临证思路

【名医简介】周岱翰，国医大师，广州中医药大学首席教授，全国第三、第四批老中医药专家学术经验继承工作指导老师，岭南地区及全国中医肿瘤学科领军人物。

【经典名方】

白头翁汤（源于《伤寒论》）

组成：白头翁二两，黄柏三两，黄连三两，秦皮三两。

用法：上四味，以水七升，煮取二升，去滓，温服一升。不愈，更服一升。

原文：热利下重者，白头翁汤主之。

膈下逐瘀汤（源于《医林改错》）

组成：灵脂（炒）二钱，当归三钱，川芎二钱，桃仁（研泥）三钱，丹皮二钱，赤芍二钱，乌药二钱，元胡一钱，甘草三钱，香附一钱半，红花三钱，枳壳一钱半。

用法：水煎服。

原文：立膈下逐瘀汤，治肚腹血瘀之证。

四君子汤（源于《太平惠民和剂局方》）

组成：人参（去芦）、甘草（炙）、茯苓（去皮）、白术各等份。

用法：上为细末。每服二钱，水一盏，煎至七分，通口服，不拘时，入盐少许，白汤点亦得。

原文：治荣卫气虚，脏腑怯弱，心腹胀满，全不思食，肠鸣泄泻，呕哕吐逆，大宜人参（去芦）、甘草（炙）、茯苓（去皮）、白术各等份。

常服温和脾胃，进益饮食，辟寒邪瘴雾气。

四神丸（源于《内科摘要》）

组成：肉豆蔻二两，补骨脂四两，五味子二两，吴茱萸（浸，炒）一两。

用法：上药为末，加红枣50枚，生姜120 g，切碎，用水煮至枣熟，去姜，取枣肉和药为丸，如梧桐子大。

原文：温肾暖脾，固涩止泻。治脾肾虚寒，大便不实，饮食不思，或食而不化，或腹痛，神疲乏力，舌淡苔薄白，脉沉迟无力。

八珍汤（源于《瑞竹堂经验方》）

组成：人参、白术、白茯苓、当归、川芎、白芍药、熟地黄、炙甘草各一两。

用法：上咬咀，每服三钱，水一盏半，加生姜五片，大枣一枚，煎至七分，去滓，不拘时候，通口服。现代用法：或作汤剂，加生姜3片，大枣5枚，水煎服，用量根据病情酌定。

原文：治月水不调，脐腹痛，全不思食，脏腑怯弱，泄泻，小腹坚痛，时作寒热，此药调畅荣卫。

【学术思想】周岱翰认为大肠癌病位在大肠，与脾胃关系密切，病机与"壅塞"有关，故论治大肠癌强调"六腑以通为用，以降为和"，使气机升降出入达到平衡态，从功能角度、变化角度把握疾病规律。周岱翰认为，六腑主传化水谷而不藏，六腑正常传化功能应处于"虚实"状态，即"胃实而肠虚""肠实而胃虚"，以通为用。周岱翰还认为大肠癌的发病多因饮食不节，过食肥甘厚味或啖食不洁之物，遂致湿热蕴蒸；或恣食生冷瓜果，中阳被遏，寒湿滞肠，均可致脾不健运，湿热蕴毒下迫大肠，热伤肠腑脉络，毒聚成痈而成大肠癌。

【诊断思路】 大肠癌属古代中医文献中"脏毒""肠积"等范畴，病位在大肠。《素问·五脏别论第十一》说："所谓五脏者，藏精气而不泻也，故满而不能实；六腑者，传化物而不藏，故实而不能满"。《灵枢·五变》谓："人之善病肠中积聚者……则胃肠恶，恶则邪气留止，积聚乃伤，肠胃之间，寒温不次，邪气稍至，蓄积留止，大聚乃起"。明代《外科正宗》云："夫脏毒者，醇酒厚味，勤劳辛苦，蕴毒流注肛门结成肿块。"

通过大肠癌的部位、寒热、虚实将其分为四型：大肠湿热型、瘀毒内结型、脾肾亏虚型和气血两亏型。大肠湿热型症见腹痛腹胀，大便滞下，里急后重，大便黏液或便下脓血，肛门灼热，口干口苦，或伴发热、恶心、纳差，小便短赤，舌质红，舌苔黄腻，脉滑数。瘀毒内结型症见腹部刺痛，或腹胀腹痛，痛有定处，腹部可触及包块，便下黏液脓血，血色紫黯，伴有里急后重感，舌质暗红或有瘀斑，舌苔黄腻，脉弦数。脾肾亏虚型症见腹部冷痛，喜温喜按，腰酸膝软，久泻久痢，面色苍白，倦怠乏力，舌质淡胖或有齿印，舌苔薄白，脉沉迟或脉沉细。气血两亏型症见腹痛隐隐，大便溏薄，或脱肛下坠，或腹胀便秘，面色苍白，头晕心悸，气短乏力，舌质淡、苔薄，脉细数。

【治疗方法】 周岱翰根据临床实践，指出大肠癌的按病辨证应遵循"观其脉证，知犯何逆，随证治之"的辨证论治思想，综合运用"四诊""八纲""八法"进行个体化辨证论治，扶正祛邪，调整阴阳，以平为期。周岱翰教授针对大肠癌的病理特点和生物学特性，采用具有抗癌作用的单味中药或中成药进行辨病治疗，常选用苦参、败酱草、地榆、槐花、白英草、薏苡仁或中成药小金丸、西黄丸、华蟾素片、平消胶囊等。

大肠湿热型治以清热利湿，解毒散结，方用白头翁汤加减。处方：白头翁15 g，黄连12 g，黄柏12 g，秦皮12 g，半枝莲20 g，白花蛇舌草30 g，红藤15 g，白术15 g，茯苓30 g，猪苓30 g，败酱草30 g，生薏苡仁30 g。瘀毒内结型治以行气活血，祛瘀攻积，方用膈下逐瘀汤加减。处方：桃仁10 g，红花6 g，赤芍12 g，当归尾12 g，三棱10 g，莪术10 g，半枝莲30 g，乌药10 g，延胡索12 g，败酱草15 g，虎杖15 g。脾肾亏虚型治以健脾温肾，消癥散积，方用四君子汤合四神丸加减。处方：党参20 g，白术15 g，茯苓30 g，炙甘草10 g，肉豆蔻6 g，补骨脂15 g，吴茱萸10 g，巴戟天15 g，杜仲15 g，生薏苡仁30 g，五味子10 g。气血两亏型治以补气养血，健脾固泄，方用八珍汤加减。处方：党参20 g，熟地黄15 g，白芍15 g，川芎12 g，白术15 g，茯苓20 g，炙甘草9 g，当归15 g，薏苡仁30 g，灶心土15 g，丹参15 g。

随症加减：若腹痛、里急后重明显者，加用木香、台乌药理气止痛；便血不止者，加用仙鹤草、山栀炭凉血止血；腹痛明显、腹部包块可及者，加用桃仁、土鳖虫活血消癥；肿物增大合并有肠梗阻者，可选用大黄、川厚朴、枳实、槟榔通腑泄热；湿热内阻者，加苦参、黄连清热燥湿；久泻不止者，可加石榴皮、五倍子、罂粟壳益气固脱；贫血明显者，加何首乌、鸡血藤滋阴补血。

【治疗绝技】周岱翰认为六腑最重要的生理功能是"通"。肿瘤是正虚邪盛、虚实夹杂的全身性疾病。而晚期大肠癌临床多见饮食不下、腹痛腹胀、大便秘结等症，多由腑气不通导致，故强调"六腑以通为用，以降为和"的治疗方法。"急则治其标，缓则治其本"，如对腹痛滞下、脏毒脓血、肠道梗阻等治疗皆以"标急"为主，以"通利"为务，常以木香槟榔丸化裁治疗。另以解毒得生煎（大黄、黄柏、栀子、蒲公英、金银花、红花、苦参）直肠内滴注通降腑气，通利六腑，使糟粕得除，邪有出路。论治中注意从整体考虑，如大肠的传导功能会影响肺气的宣发肃降，大肠传导功能正常，人体的气机才能运行正常；反之，则会变生其他病症。另外，大肠癌因"蕴毒内结"或"毒聚肠胃"致腑气不通，而成"阳明腑实"或"热结旁流"之证，必先通降腑气，方可"急下存阴"而不伤正气。辨证均应谨记"六腑以通为用"的生理特点，贵在降气通腑、驱邪外出，进而调和全身的气机，使气机升降出入达到平衡态，从功能角度、变化角度把握生命规律。

【验案赏析】患者，女，73岁，2010年6月11日初诊。以"反复腹痛2年，阑尾腺癌术后、化疗后1年9个月余"就诊。初诊时症见患者精神疲倦，乏力，腹胀，纳眠差，大便日解5~6次，量少，不成形，小便调。舌质淡红，苔黄厚，脉沉细。患者于2008年9月因腹痛在新疆某医院行剖腹探查术，行阑尾切除＋大网膜部分切除术，术后病理检查结果提示黏液性囊腺癌，肿瘤浸透浆膜，部分网膜组织未见特殊，未见癌组织。术后行5个疗程的FOLFOX4（奥沙利铂＋亚叶酸钙＋氟尿嘧啶）化疗方案，5个疗程的化疗后复查发现肿瘤指标上升，第6个疗程改用希罗达口服化疗。2009年2月因癌胚样抗原（CEA）升高，考虑为阑尾腺癌术后腹壁切口转移，行手术切除，术后病理示中间淋巴结（1 个）见腺癌转移，术后口服希罗达 8 个疗程，末次化疗于 2009 年 6 月结束。期间一直反复腹痛发作，患者为求进一步诊治来门诊求诊于周岱翰。周岱翰根据脉症，中医诊断为肠蕈（脾肾亏虚，痰瘀互结证），西医诊断为阑尾腺癌术后化疗后（$T_4N_1M_0$，Ⅲa 期），治以健脾化湿、祛瘀散结，用四君子汤加减治疗。处方：党参 30 g，苍术 15 g，砂仁 12 g，茯苓 15 g，葛根 30 g，桂枝 10 g，肿节风 30 g，苦参 10 g，白头翁 20 g，白英 20 g，厚朴 15 g，白芍 15 g，共 20 剂，每日 1 剂，水煎服。

【按语】本病属肠蕈病范畴，证属脾肾亏虚，痰瘀互结。患者由于平素饮食不节，损伤脾胃，运化失司，痰浊内生，化生湿热，湿热互结，蕴热生毒，痰瘀毒胶结而成本病。瘀毒胶结于肠道，而见腹痛，大便夹杂黏液。舌红苔黄腻、脉细滑为脾胃亏虚、痰瘀互结之象。初诊时患者精神疲倦，处方以健脾化湿、祛瘀散结为法，以四君子汤健脾化湿为君；以葛根、肿节风、白头翁、白英等解毒祛瘀为臣；厚朴、砂仁行气通腑为佐使。

参 考 文 献

邬晓东，管艳. 周岱翰治疗大肠癌的中医临证思路［J］. 广州中医药大学学报，2015，32（2）：366 - 368.

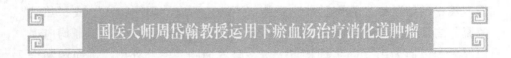

国医大师周岱翰教授运用下瘀血汤治疗消化道肿瘤

【经典名方】下瘀血汤（源于《金匮要略》）

组成：大黄二两，桃仁二十枚，䗪虫（土鳖虫）二十枚。

用法：上三味，末之，炼蜜为四丸，以酒一升煎一丸，取八合顿服之，新血下如豚肝。

原文：产妇腹痛，法当以枳实芍药散，假令不愈者，此为腹中有干血着脐下，宜下瘀血汤主之；亦主经水不利。

【学术思想】消化道肿瘤几乎占全部肿瘤的一半，以食管癌、胃癌、胰腺癌、肝癌及肠癌为常见。归纳消化道肿瘤的临床表现，老师认为皆与人体的饮食消化吸收和排泄功能有密切关系，其辨证分型、治疗原则和拟方选药有相似之处。

【诊断思路】中医学理论体系中，食管、胃、肠、胰腺统属脾胃，脾主运化，胃主受纳，脾胃乃气血生化之源，而肝与脾有相克关系，肝木调畅气机，疏泄脾土，而脾得肝之疏泄，运化功能才健旺。故消化道肿瘤本质上属于脾胃病范畴。食道、胃、肠属六腑，具有"传化物而不藏，以通为用，以降为和"的生理特点，因此考虑消化道肿瘤的特点，在病机认识上又有别于其他脏器的肿瘤。无论外感或内伤，均影响脾胃气机升清降浊功能，六腑积滞日久则由气及血、气滞血瘀、气滞湿阻、痰瘀互结而致癥瘕积聚。如宋代《圣济总录》云："瘤之为义，留置而不去也，气血流行不失其常，则形体平和，或余赘及郁结壅塞，则乘应投隙，瘤所以生。"王清任《医林改错》中指出："肚腹结块，必有形之血也。"周岱翰总结消化道肿瘤的临床各期，从早期或见胸闷、脘腹痞满、排便不爽，中期或见吞咽受阻、恶心呕吐、大便性状改变，直至晚期的进食困难、腹胀腹痛，虽然症状各有特征，病证复杂不一，但都不同程度上存在脾胃气机失调，气滞血瘀、脉络不通的共同病机。

【治疗方法】基于消化道肿瘤共同病因病机，周岱翰强调其治疗按照"急则治其标""通因通用"的治则，皆以"通利"为急务。因"久病入络，其血必结"和"六腑以通为用"的理论，下瘀血汤中攻下与活血化瘀药合用，切合《素问·阴阳应象大论》"血实者宜决之""实者泻之"之病机。方中大黄"推陈致新"，调和气机，通利结毒，桃仁活血化瘀，土鳖虫逐瘀破结、并开血闭。全方方解活血化瘀以疏通经络、破瘀散结，通利六腑以荡涤胃肠、推陈致新，既能攻下通腑，又能导瘀通经，利于瘀血下行，而最终恢复正常气血运行，达到邪有出路的目的。周岱翰甚为推崇此方，认为攻下逐瘀之法可早期祛除病邪，去死血而生新血，延缓乃至阻止病情进一步发展。正如金代张子和《儒门事亲》云："夫病之为物，非人身素有之也，速攻之可也，速去之可也……去邪即是扶正。"

周岱翰在40余年的临床探索中，积累了丰富和独特的用药经验，临证遣药，独具匠心。周岱翰对方中大黄尤为推崇，《神农本草经》下品收载大黄谓"味苦寒，生山谷，下瘀血，血闭，寒热，破癥瘕积聚，留饮宿食，荡涤肠胃，推陈致新，通利水谷，调中化食，安和五脏"。这段话极其精辟地把大黄的功效归纳为"下、破、通、调、安"5个字，而这5个字又灵活辨证应用到消化道肿瘤的临床治疗中。凡见热、瘀、痰、毒、闭（不通）均可选用大黄，六腑以通降为顺，大黄可有效荡涤人体脏腑中各种病变所产生的痰、瘀、毒、热等有形或无形有害物质，通过二便排出体外，因势利导，引邪外出，使邪有出路。即使晚期癌症见"大虚有盛候"也可酌加大黄，只要正确运用，就能攻其毒而不中毒，破其瘀而不伤正，达到邪去而正复的目的。周岱翰不但推崇大黄的应用，而且对大黄用法剂量上颇有讲究，一般大黄用量 6～20 g，治胃肠腑实不宜久煎，而治血证祛瘀生新则用大黄炭、体实、胃厚、清醒者汤剂内服，体弱、肠薄、昏迷者直肠内灌注。周岱翰创建的以大黄为主方的解毒得生煎（直肠内灌注方）缓解肝癌腹胀，疗效显著。现代药理研究也证实，大黄的有效成分大黄素有广泛的抗肿瘤作用，其机制主要包括抑制与肿瘤相关的血管生成，抑制肿瘤细胞的黏附、迁移和播散，负向调节 PI3K-AKT 信号通路等。而方中祛瘀消瘤之土鳖虫、桃仁，现代药理研究均认为有一定程度直接或间接抑杀肿瘤细胞的作用。

周岱翰辨治消化道肿瘤同时注意各种临床兼证的配伍加减，如食管癌见阻隔胃气之噎膈，常配旋覆花、代赭石下气消痰；胃癌见腹胀、血证，常配木香、厚朴理气和胃，仙鹤草、白及收敛止血；肠癌见湿毒梗阻、脓血便滞下，常配白头翁、败酱草、苦参祛湿解毒，地榆、槐花凉血止血；胰腺癌见癌痛、黄疸，常配延胡索、川楝子、莪术等行气止痛，茵陈、金钱草、栀子等通腑退黄；肝癌见腹水肢肿，常配槟榔、大腹皮、猪苓、泽泻利水消肿。晚期消化道肿瘤患者，病情已进入严重阶段，正虚邪盛是其特点，已不任攻伐，运用下瘀血汤要注意药物配伍，不可滥用，用药必须适度，采用攻补兼施的原则治疗。因脾胃为后天之本，是人身之正气的主要来源，故临床常配四君子汤、参苓白术散健运脾胃，药用党参、生晒参、白术、茯苓、薏苡仁、砂仁、木香等。周岱翰常说"存一份胃气存一份生机""人以胃气为本"，只要胃气旺，化源不绝，保持正气旺盛，"正气存内，邪不可干"。

【治疗绝技】周岱翰推崇《伤寒杂病论》，喜用经方，下瘀血汤出自《金匮要略·妇人产后病脉证治第三十一》。原方由大黄、桃仁、土鳖虫 3 味药组成，主治"产妇腹痛，为腹中有干血著于脐下"之证。周教授擅于运用下瘀血汤加减辨治消化道肿瘤，疗效显著，并且极大拓展了下瘀血汤原有的应用范围。

【验案赏析】患者，男，60 岁，患者因反复腹痛腹泻半年于外院就诊，经 B 超及 CT 发现肝右叶占位（5.0 cm×6.2 cm），实验室检查：AFP（血凝法）1/100 阳性，血沉 46 mm/h，肝功能除 GPT、AKP 明显增高外，余在正常范围。西医诊断：原发性肝癌Ⅱ期。半年后来我院就诊。症见：右胁胀痛，纳呆眠差，小便黄，大便结，舌质绛紫、苔薄黄，脉弦数。查体：无黄疸、肝掌及蜘蛛痣，浅淋巴结无肿大，心肺正常，腹软，无腹水征，肝锁骨中线右肋下 2 cm，剑突下 5 cm，脾不大。证属肝热血瘀，治宜清肝解毒，祛瘀消癥。处方：大黄 12 g，土鳖虫 6 g，仙鹤草 30 g，半枝莲 30 g，徐长卿 30 g，栀子 15 g，白芍 15 g，桃仁 15 g，柴胡 15 g，党参 30 g，白术 15 g。水煎服，每日 1 剂。半年后复查，自觉无明显不适，肝回缩锁骨中线右肋下 1 cm，剑突下 3 cm，复查 CT 示肝右叶病灶 5.0 cm×5.1 cm，AFP 转阴性，肝功能均正常，以上方辨证加减，患者间断服用中药 4 年余，至后体质渐衰，死于肝肾衰竭。患者在本院单用中药治疗，肝脏肿块一度缩小，AFP 转阴性，带瘤生存 4 年 2 个月。

【按语】周岱翰基于治疗按照"急则治其标""通因通用"的治则，皆以"通利"为急务。因"久病入络，其血必结"和"六腑以通为用"的理论，运用下瘀血汤，该方攻下与活血化瘀药合用，配以清肝热和补脾胃的药物，临床效果明显。

参 考 文 献

周蓓，梁艳菊．周岱翰运用下瘀血汤辨治消化道肿瘤［J］.辽宁中医杂志，2011，38（12）：2338 - 2339.

国医大师葛琳仪教授治疗消化系统肿瘤术后胃肠功能紊乱的特色经验

【经典名方】六君汤子（源于《世医得效方》）

组成：人参（去芦）、甘草（炙）、白茯苓（去皮）、白术（去芦）、陈皮、半夏各等份。

用法：上锉散。

原文：治脏腑虚怯，心腹胀满，呕哕不食，肠鸣泄泻。

【学术思想】随着社会经济的发展，癌症已经成为严重危害人类生命健康的常见疾病，近年来随着其发病率的不断增高，求治于中医者不断增多，且多为西医术后、化疗后的癌症患者，其中胃肠功能紊乱是消化系统肿瘤术后最常见的并发症之一，严重影响患者术后的康复进程。葛老临证强调

"治病求本、知常善变"，认为脾胃脏腑精气累损、中焦运化失和是本病发病的主要原因，同时重视肝与脾胃之间的相互影响，并兼顾气滞、痰湿、血瘀等病理产物，故将本病的病机归纳为"脾胃虚弱，中焦失和""情志郁结，肝失疏泄"和"内生诸邪，郁滞不解"三个方面。在临床辨证用药中，葛老总结出以健脾和中为主，疏肝理气、豁痰化瘀为辅的特色治疗经验，同时重视对患者进行心理情志的疏导，在临床治疗中起到了良好的效果，值得认真学习和推广。

【诊断思路】胃肠功能紊乱是消化系统肿瘤术后最常见的并发症之一，是患者术后康复过程中的一大难点。临床常见的症状包括腹胀、恶心、呕吐、反酸、嗳气、纳差、排便困难、腹泻等，其病因复杂，主要与手术创伤、药物、营养状况、精神状况、腹腔内炎症等因素相关。根据其临床症状，属中医"痞满""关格""呕吐""纳呆""泄泻"等范畴。葛老认为本病病机虚实夹杂，复杂多变，可归为以下三点。①脾胃虚弱，中焦失和：脾胃虚弱、运化失和、升降失司是本病发病的关键，肿瘤患者素体虚弱，加之手术创伤损伤脾胃，导致脾胃虚损，运化无力，升降失司，发为此病。②情志郁结，肝失疏泄：临床中消化系统肿瘤术后患者往往多伴有情志郁结，导致肝失疏泄，木郁而乘土，使脾胃失和、升降失司。③内生诸邪，郁滞不解：患者体虚久病，运化无力，气血津液停滞，加之手术损伤，脉络不通，形成痰饮瘀血等病理产物，从而再次致病。葛老认为三者皆是本病发病的重要病机，临证当从脾、肝入手，同时兼顾痰瘀等病理产物。

【治疗方法】健脾和中是葛老治疗消化系统肿瘤术后胃肠功能紊乱的根本之法。《黄帝内经·素问》曰："邪之所凑，其气必虚。"《张氏医通·积聚》有言："善治者，当先补虚，使气血壮，积自消也。不问何藏，先调其中，使能饮食，是其本也。"脾胃为后天之本，气血生化之源，两者阴阳相合，升降相因，燥湿相济，纳运互用，共同完成食物的消化吸收与水谷精微的传输，营养全身，化生气血。葛老临床治疗消化系统肿瘤术后胃肠功能紊乱注重补益脾胃，使运化有源，升降有序，正气得复，故以健脾和中为常法，从后天之本而治，以六君子汤为基本方进行加减。六君子汤由四君子汤加半夏、陈皮组成，参术苓草四君子均为甘缓温和之品，合用补气健脾，兼助脾胃运化，再加半夏燥湿化痰、陈皮理气和胃，更使脾胃之气升降有序。若遇大虚之人，清阳不升、中气下陷者，葛老常于前方基础上予补中益气汤加减，顾护脾气，升阳举陷。

消化系统肿瘤术后患者出于对自身病情的担忧，多伴有情志郁结，导致肝郁气滞，进而出现"木郁乘土"等一系列病理变化，葛老临证时对此十分重视。《读医随笔·升降出入论》曰："脾之主于动，是木气也。"《素问·保命全形论》有云："土得木而达。"《血证论》曰："木之性主于疏泄，食气入胃，全赖肝木之气以疏泄而水谷乃化。"可见肝失疏泄后导致的肝脾不和、肝胃不和也是引起消化系统肿瘤术后胃肠功能紊乱的重要因素。故葛老在顾护脾胃的同时，常加入疏肝理气之品，如柴胡、木香、枳壳、佛手、娑罗子、玫瑰等。柴胡，苦、平，归心包络、肝、胆、三焦经，具有疏肝解郁、升举阳气之功效；佛手，辛、苦、温，归肺、脾、胃、肝经，具有疏肝理气、燥湿化痰、理气和中之功效；玫瑰，甘、微温，归肝、脾经，具有疏肝解郁、活血止痛之功效；木香，辛、苦、温，归脾、胃、大肠、胆、三焦经，具有行气止痛之功效；枳壳，苦、辛、酸，归脾、胃、大肠经，具有行气宽中除胀之功效；娑罗子，甘、温，归肝、胃经，具有疏肝理气之功效。诸药相互搭配，共奏疏肝解郁、理气和胃之功。同时葛老在接诊此类患者时十分重视情志疏导，力求缓解患者焦虑、紧张的情绪，增加治疗疾病的信心，有利于患者的辅助治疗。

　　《景岳全书》引徐东皋言："脾胃为仓廪，所以纳谷，因脾弱不能营运，致血气失于滋养，故不周流，气道壅滞，中焦不能腐谷，遂停滞而为痰为饮。其变为寒为热，为喘为咳，为呕吐，为反胃，为肿满……为疼痛之类，不可尽状，是皆痰之变病，而其源则出脾湿不流，水谷津液停滞之所致也。"《素问玄机原病式》曰："积饮留饮，积蓄而不散也。水得燥则消散，得湿则不消，以为积饮，土湿主病故也。"《血证论》曰："瘀血在经络脏腑之间，则结为癥。癥者或聚或散，气为血滞，则聚而成形；血随气散，则没而不见。"又言："血家腹痛，多是瘀血，另详瘀血门。然亦有气痛者，以失血之人，气先不和，是以血不平而吐衄。"消化系统肿瘤术后患者脾胃虚弱，运化失司，气血津液输布停滞，久则成痰，痰饮阻络，久则成瘀，同时痰湿困阻脾胃，可阻碍气机升降，瘀血阻络，气为血滞，不通则痛，进一步加重胃肠功能紊乱的症状。故葛老指出，痰、瘀等病理产物属于内生之邪，既是原有疾病的病理产物，又能再次致病，故术后胃肠功能紊乱的患者病机往往虚实夹杂、复杂多变，在临床治疗中需加以重视，并强调痰瘀同源，临证倡导"痰瘀同治"，常选用苍术、厚朴、苏梗、白豆蔻、砂仁、炒扁豆、旋覆花、石菖蒲等药燥湿化痰，当归、川芎、丹参，桃仁、红花等药活血祛瘀。

【治疗绝技】 葛老认为消化系统肿瘤术后胃肠功能紊乱的病机主要可以归为"脾胃虚弱，中焦失""情志郁结，肝失疏泄""内生诸邪，郁滞不解"三方面，治疗上以健脾和中为基础，常用六君子汤加减，再佐以柴胡、木香、枳壳、佛手、苍术、厚朴、当归、丹参等药物疏肝理气、豁痰化瘀。

【验案赏析】 患者，女，68岁，2018年10月29日因"胃癌术后3个月"就诊。患者于3个月前行腹腔镜胃癌根治术，术后体质虚弱，胃纳减，食后腹胀，偶感乏力，夜寐欠佳，二便调，舌淡苔薄腻，脉细。拟诊：癌病术后，证属脾胃虚弱、脾胃气机失调，治拟健脾和中，方选六君子汤加减：太子参15 g，炒白术12 g，茯苓12 g，陈皮9 g，生白芍12 g，佛手9 g，娑罗子12 g，柴胡9 g，木香6 g，枳壳15 g，黄芩9 g，蒲公英15 g，当归12 g，炒枣仁15 g，夜交藤15 g，珍珠母30 g，龙齿30 g。共14剂，每日1剂，水煎服。

【按语】 患者高龄，精气虚衰，癌病耗伤正气，经手术峻攻之法后正气愈亏，脾胃虚弱，气机失调，运化失和，故症见胃纳减少、食后腹胀、乏力等。脾胃为后天之本，故拟健脾和中、理气和胃，方选六君子汤加减。方中太子参、茯苓、炒白术健脾益气，调补后天之本；生白芍、佛手、娑罗子、陈皮理气和胃；柴胡、木香、枳壳疏肝理气，以助脾胃运化；当归活血化瘀；炒枣仁、夜交藤、珍珠母、龙齿安神助眠。诸药合用，健脾气、调气机，使正气来复。

参 考 文 献

张涵，吴山，袁晓，等. 葛琳仪教授治疗消化系统肿瘤术后胃肠功能紊乱的特色经验[J].浙江中医药大学学报，2020，44（3）：252－254.

国医大师王晞星教授运用半夏泻心汤治疗胃癌经验

【名医简介】 王晞星，教授，硕士、博士研究生导师，全国第四、五批老中医药专家学术经验继承工作指导老师，国家中医肿瘤学重点学科带头人。

【经典名方】半夏泻心汤（源于《伤寒论》）

组成：半夏（洗）半升，黄芩、干姜、人参各三两，黄连一两，大枣十二枚（擘），甘草（炙）三两。

用法：上七味，以水一斗，煮取六升，去滓，再煎取三升。温服一升，日三服。

原文：伤寒五六日，呕而发热者，柴胡汤证具，而以他药下之，柴胡证仍在者，复与柴胡汤。此虽已下之，不为逆，必蒸蒸而振，却发热汗出而解。若心下满而硬痛者，此为结胸也，大陷胸汤主之。但满而不痛者，此为痞，柴胡不中与之，宜半夏泻心汤。

【学术思想】王晞星从事中医药防治肿瘤疾病 40 余载，在诊治胃癌方面经验丰富，提出应用"和法"治疗胃癌，临床运用半夏泻心汤加减治疗该病，取得良好的临床疗效。

【诊断思路】中医古籍中无胃癌的病名记载，根据其证候特点可归于"胃脘痛""吐酸""反胃""噎膈"，其病位在胃，与肝、脾密切相关。早期胃癌临床表现多无特异性，仅有胃脘不适、纳差、呃逆、嗳气或嘈杂、食后饱胀症状。中晚期胃癌患者可能合并上腹痛、恶心、呕吐、乏力、消瘦、黑便等症状，少数患者可能伴有呕血、食管或幽门梗阻及胃穿孔等症状。王晞星认为胃癌的病因病机复杂多变，但总由脏腑气血、寒热、阴阳不和导致，深究其病机，应从"不和"入手。

王晞星根据多年临床经验及对当代人们生活起居、饮食习惯的观察，总结出胃癌的病因病机为饮食不节，嗜食膏脂厚味、油炸辛辣之品，导致食滞胃脘，胃失和降，湿浊痰饮内生；同时又恣饮冰镇酒水，损伤脾胃阳气，脾胃升降失司，清阳不升，浊阴不降；加之现代人们生活节奏快，精神压力大，郁怒难伸，肝郁气滞，气郁化火，肝火犯胃，由轻到重，逐步演变成气滞、瘀血、湿浊，瘀滞于胃，聚而成瘤，盘踞胃腑，最终导致寒热错杂于胃。《丹溪心法·反胃》提出："反胃大约有四：血虚、气虚、有热、有痰。"王晞星指出"不和"是贯穿胃癌病程始终的主要病机，其主张"胃气以和为贵"，在治疗中以"调和"为主，运用半夏泻心汤调和寒热，调和脾、胃、肝，使胃气调和，脾胃健运，气血生化有源。如《黄帝内经》云："得谷者昌，失谷者亡。"《临证指南医案·不食》指出："有胃气则生，无胃气则死，此百病之大纲也。故诸病若能食者，势虽重而尚可挽救；不能食者，势虽轻而终致延剧。此理亦人所易晓也。"

综上所述，王晞星教授认为胃癌的发生多由饮食不节、情志不遂等引起五脏六腑功能失常，脾胃失和、肝失疏泄导致寒凝胃脉、气机郁滞、痰湿凝聚、气滞血瘀等一系列病理改变，痰浊、瘀毒之邪滞留于胃腑，形成癌肿，基本证型多属寒热错杂证。

【治疗方法】王晞星认为，"和"是中国传统文化的核心，在人与自然的关系上，强调天人合一；在人与社会的关系上，强调人伦和谐。"和"思想对后世的哲学、社会、天文、地理、医学等具有重要的影响。中医是中国优秀传统文化的重要组成部分之一，因此"和"思想也渗透在中医的辨证论治中。正如《黄帝内经》所说，"因而和之，是谓圣度""内外调和，邪气不能害"。调整脏腑气血、阴阳、寒热以求"和"，体现了中医辨证论治的最高境界。王晞星主张运用"和法"治病，其强调的"和"是天人和、形神和及脏腑、气血、阴阳调和，运用调"和"之法使阴阳、寒热、气血津液、五脏六腑间的失调不和重新归于平衡和谐，最终达到"阴平阳秘"的生理状态。

半夏泻心汤始载于《伤寒论》，用于治疗小柴胡汤证误用下法，损伤中阳，外邪乘虚而入，寒热互结而成的心下痞证。《金匮要略》又云："呕而肠鸣，心下痞者，半夏泻心汤主之。"半夏泻心汤是调和寒热、调和脾胃第一方。方中黄连、黄芩之苦寒降泄除其热，干姜、半夏之辛温开结散其寒，人参、大枣、炙甘草甘温以益气补中。七味相配，寒热并用，辛开苦降甘调，自然邪祛正复，气得升降，诸症自平。现代药理学研究发现，半夏泻心汤对胃肠道有双向调节、保护胃黏膜、杀灭幽门螺杆菌、抗缺氧等作用。王晞星教授紧抓胃癌的病因病机，临证运用半夏泻心汤灵活加减治疗，临床疗效显著，提高了患者的生活质量，延长了带瘤生存时间。

【治疗绝技】胃癌的病因病机较为复杂，证型较多，临床以寒热错杂证多见，王晞星深入探讨了胃癌的起承转合，临证时如见"呕""痞""肠鸣""下利"4种症状中的3种即可应用半夏泻心汤加减治疗，疗效显著。这也启示我们辨治"大病""癌病"时，应先辨病再辨证，病证结合，紧扣病机，遣方用药，用最佳方案为患者解决病痛。

【验案赏析】患者，男，68岁，2019年9月24日首诊。患者胃癌术后2年，2019年8月复查提示残胃，少许腺上皮高级别上皮内瘤变，遂口服替吉奥化疗。患者近日自觉胃脘饱胀，食欲不振，消瘦乏力，精神差。为求进一步治疗，遂至王晞星教授门诊寻求中医药治疗。现症见：胃脘部胀闷不适，胃灼热，干呕，纳差，眠一般，小便短少，大便溏，每日 2~3 次。舌淡白，苔黄腻，脉沉细。中医辨证：脾胃不和，寒热错杂。治法：调和脾胃，平调寒热。处方：清半夏 10 g，干姜 6 g，黄芩片 10 g，黄连片 10 g，党参片 15 g，海螵蛸 10 g，煅瓦楞子 10 g（先煎），浙贝母 30 g，白花蛇舌草 10 g，蒲公英 20 g，厚朴 10 g，枳实 10 g，炒麦芽 15 g，炒谷芽 15 g，甘草片 6 g。30 剂，每日 1 剂，水煎，早晚分服。

二诊（2019 年 10 月 24 日）：患者胃脘胀闷、干呕、胃灼热减轻，精神较前好转，纳可，眠差，易惊醒，大便稀，每日 2~3 次，小便可。舌淡白，苔薄黄，脉弦细。中医辨证：脾胃不和，寒热错杂。治法：调和脾胃，平调寒热。处方：首诊方加炒酸枣仁 30 g，百合 10 g。30 剂，每日 1 剂，水煎，早晚分服。

【按语】本案患者为胃癌术后化疗后，其平素脾胃虚弱，且化疗后正虚邪阻、升降失常，导致胃脘胀闷不适、嘈杂、干呕、胃灼热、食欲不振等症状，故选用半夏泻心汤加减治疗，以调和寒热、健脾和胃。方中党参、甘草、大枣益中气，补其虚；半夏、干姜开结散寒，与党参、甘草、大枣配伍以升补脾胃清阳；黄连、黄芩苦寒清热，以降泄浊阴；海螵蛸、煅瓦楞子制酸止痛；浙贝母开郁散结；白花蛇舌草、蒲公英清热解毒；厚朴、枳实理气消痞；炒麦芽、炒谷芽健脾消食开胃。诸药合用，使邪祛正复、脾胃健运、升降有常、气血生化有源，故胃胀、嘈杂、干呕、胃灼热症状得以控制，诸症减轻。二诊时患者诉眠差，易惊醒，首诊方加炒酸枣仁 30 g，百合 10 g。酸枣仁养心安神，百合清心安神和胃。诸药合用，调和脾胃，平调寒热，养心安神。

参 考 文 献

张晓男，赵妮妮，汪欣文. 王晞星运用半夏泻心汤治疗胃癌经验 [J]. 中国民间疗法，2021，29（16）：20-22.

第十二章 其 他

国医大师张琪教授运用香砂六君子汤治疗神经性贪食症

【经典名方】香砂六君子汤（源于《古今名医方论》）

组成：人参一钱，白术二钱，茯苓二钱，甘草七分，陈皮八分，半夏一钱，砂仁八分，木香七分。

用法：上加生姜二钱，水煎服。

原文：治气虚肿满，痰饮结聚，脾胃不和，变生诸症者。

【学术思想】治疗神经性贪食症的过程中，张琪认为其病因病机主要是大肠移热于胃，胃热而消谷善饥，阳明热烁肌肉而见形体消瘦。其二是胃移热于胆，木来克土而伤脾，"饮食移易而过，不生肌肤"。其病位主要在脾胃，而旁及肝、胆、大肠。

【诊断思路】神经性贪食症是一种以暴食为主导行为的精神性进食障碍。西方流行病学调查显示，该病的发病率为 0.5%～1%，年轻女性发病率偏高。近年来随着社会上"以瘦为美"时尚风潮的兴起，"节食"成为众多女性塑造完美体形的重要手段之一，许多人在"节食"减肥的过程中会引起进食功能的障碍，出现"节食－暴食"的恶性循环，严重的将会导致神经性贪食症等心理问题。中医古籍中早有类似的记载，其临床表现与中医的"食亦"多相类似。"食亦"乃中医之古病名，首见于《素问·气厥论第三十七》，书中云："大肠移热于胃，善食而瘦人谓之食亦，胃移热于胆，亦曰食亦。"《类经》云："大肠移热于胃，燥热之气上行也，故善于消谷，阳明主肌肉而热烁之，则虽食亦病而瘦，所以谓之食亦……阳明胃热而移于胆，则木火合邪，不生脾土，故亦当善食而瘦。"《黄帝内经素问注证发微》认为："胃为水谷之海，其气外养肌肉，今大肠之热移之，是传其生我者也，则胃火愈盛，食已如饥，故虽多食，而肌肉瘦瘠，又谓之食亦。其'亦'当作'易'，盖饮食移易而过，不生肌肤也。胃移热于胆，是传其所胜我者，则胃病如故，而胆木生火，亦当善食而瘦也，亦名食易。"《中国医学大辞典》曰："能食而瘦……此证盖因胃伏火邪于气分，故能食，脾虚，故食物入腹，即移易而过，不能充泽肌肤也，治法与中消同。"临床表现主要为食欲旺盛、进食量多、食后多无不适感、肠鸣矢气、大便量多或便秘、身体不见肥胖或反而消瘦、现代医学检查无特殊改变的脾系疾病。除上述症状表现外，因病位涉及胆腑，临床上还可见有抑郁等精神症状。

【治疗方法】张琪认为该病初期多为胃热，此时患者表现为多食易饥与中消多相类似，治疗上多以清胃热为主，可以选用白虎汤、白虎加人参汤加减治疗，但此期持续时间较短，在临床上很难见到。随着病情进展，饮食不节而伤脾，导致脾虚，患者脾虚索食以自救，临床仍以多食易饥为表现，但是此时不宜再用清热之法治疗，否则苦寒清热之品进一步损伤脾阳导致病情缠绵难愈，此期持续时间较长，故临床上见到的多以此期为主，在治疗上多采用补脾治疗，予以香砂六君子汤加味，在健脾的同时要佐以消食之品，以促进脾之运化、减轻脾的负担。肝之疏泄调达功能有助于脾之运化升清，同样脾之运化升清功能也有助于肝之疏泄调达，当脾之转运升清功能失常导致肝之疏泄失常而出现土壅木郁之证，进而出现精神症状，女子以肝为先天，肝为藏血之脏，肝失疏泄，血行不畅，则表现为月经的紊乱，乃至闭经。因此在治疗本病时除以健脾为主外还应注意佐以疏肝治疗，当患者出现月经紊乱时要注意疏肝理气活血以调经。

【治疗绝技】张琪认为该病起病初起治疗上多以清胃热为主，起病日久逐渐演变为脾胃虚弱后则不宜再度清热，而应多采用补脾治疗，予以香砂六君子汤加味，在健脾的同时要佐以消食之品，以促进脾之运化、减轻脾的负担。

【验案赏析】患者，女，20岁，2006年9月23日初诊。病史：患者自觉全身肿胀约4个月，经期加重，因节食减肥而出现停经1个月，现形体消瘦，多食善饥，食后胃脘不适，呃逆，乏力，便秘，时有眼睑水肿，水肿时尿少而色深，心情抑郁。舌尖红质润，苔薄白，脉沉细无力。辅助检查：2006年9月18日化验尿液分析、肾功、血脂、甲状腺功能（FT_3、FT_4、TSH）及肝、胆、脾、胰腺、双肾B超均正常。患者曾就诊于多家医院，诊断为神经性贪食症，心理治疗效果不佳，而求治于张琪。西医诊断为神经性贪食症，中医诊为食亦。证属脾胃虚弱，肝郁血滞之证。病机为过度节食，损伤脾胃，脾胃虚弱，饮食自救，而见多食善饥，食不知饱；脾失健运，气机不畅而见食后胃脘不适、呃逆；脾主四肢，脾运失司，水谷不化精微，四肢肌肉失养而见消瘦；脾虚无以化生气血加之土壅木郁、肝失疏泄而见停经；肝气不疏则情志抑郁。周身肿胀乃气机运化失常之表现。综观该患者以脾胃虚弱为核心兼有肝郁血滞之证。治以健脾为主，佐以行气消食活血之法。方用香砂六君子汤加减。处方：太子参20 g，白术20 g，茯苓20 g，甘草15 g，陈皮15 g，砂仁15 g，木香7 g，紫苏15 g，白芍20 g，柴胡15 g，鸡内金15 g，桑白皮15 g，五加皮15 g，木瓜15 g，益母草30 g，丹参15 g，桃仁15 g，赤芍15 g。二诊（2006年10月13日）：多食易饥症状较前减轻，仍时有发作，食后胃脘不适，呃逆好转，周身肿胀消失，手足凉，月经未潮，体重未见增加，舌红，质润，脉沉细。诸症好转，仍以香砂六君子汤加减治疗，在上方基础上加重活血之品以兼调月经。处方：太子参15 g，白术20 g，茯苓20 g，甘草15 g，陈皮15 g，木香10 g，鸡内金15 g，枳壳15 g，香附20 g，当归20 g，白芍20 g，丹参20 g，赤芍20 g，桃仁15 g，红花15 g，益母草30 g，川芎15 g，柴胡20 g，丹皮15 g，砂仁15 g。三诊（2006年10月27日）：易饥感消失，胃脘觉舒，月经未潮2个月，既往有痛经史，舌质红，脉沉细。患者食亦症状消失，以月经未潮为主，故以行气活血之血府逐瘀汤为主，兼以健脾之品治疗。处方：桃仁20 g，赤芍20 g，丹皮15 g，乌药15 g，延胡索15 g，当归20 g，川芎15 g，五灵脂15 g，红花15 g，枳壳15 g，柴胡15 g，益母草30 g，香附15 g，蒲黄15 g，鸡内金15 g，白术15 g，茯苓15 g，陈皮15 g，紫苏15 g，甘草10 g，砂仁15 g。随访患者多食易饥症状未再出现，服药月余后月经来潮。

【按语】本案始终抓住脾胃损伤这一病机重点，以香砂六君子汤化裁健脾益气，调理脾胃，以恢复脾胃运化之功，同时配合疏肝活血之品而获得较好的疗效。

参 考 文 献

徐鹏.张琪教授治疗神经性贪食症经验［J］.云南中医中药杂志，2011，32（5）：6－8.

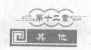

国医大师段富津教授运用六君子汤辨治小儿厌食症

【经典名方】六君汤子（源于《世医得效方》）

组成：人参（去芦）、甘草（炙）、白茯苓（去皮）、白术（去芦）、陈皮、半夏各等份。

用法：上锉散。

原文：治脏腑虚怯，心腹胀满，呕哕不食，肠鸣泄泻。

【学术思想】脾系疾病，常以饮食不佳、大便或溏或干、四肢瘦弱乏力，甚至呕吐或腹泻等为主要表现，临床主要以厌食、便秘、积滞、腹痛、疳证、胃脘痛、泄泻、呕吐等疾病为主，段富津教授辨治小儿脾胃系病证时，有以下特点。

1. 重视培补正气，慎用峻攻峻补之品

明代医家万全将小儿的五脏特点概括为"三不足，两有余"学说，即"肺常不足、脾常不足、肾常虚，心常有余、肝常有余"，然脾胃为后天之本、气血生化之源，小儿的生长发育，全靠后天脾胃化生的水谷精微的濡养，脾胃本身和他病的恢复，也全赖脾胃健运生化，可见，小儿不同于成人，脾常不足是其重要的生理特殊性。段富津在临床诊疗小儿疾病过程中，一再强调顾护脾胃，即培补元气、正气，始终将培补脾胃正气贯穿在临证用药过程中。

但小儿为纯阳之体，其生机旺盛，如旭日初升、草木方萌、蒸蒸日上、欣欣向荣。正如《颅囟经》中记载："凡小儿三岁以下，呼为纯阳……"用药切记"峻补"，大辛大热、大苦大寒、峻猛毒烈之品，皆宜慎用。

2. 善用通腑治法，注重饮食调护

六腑以通为顺，《黄帝内经》云："六腑传化物而不藏，实而不能满。"段师辨治脾胃系疾病时尤其强调通畅脾胃的重要性。在用药上，他常配伍调畅腑气的药物，如喜用牛蒡子，致润，性凉，归胃经，具有疏散风热、宣肺利咽、解毒透疹、消肿疗疮的作用，但同时也有润肠通便的作用，为儿科的常用药。

此外，他十分注重饮食调护，如积滞、厌食、便秘等疾病，大多因为小儿贪食，而家长又常喂养不当，多未按时添加辅食，或任意纵儿所好，饮食不均衡，反反复复，段富津每每强调，严格的清淡饮食，忌口一切奶制品、鸡蛋、肉类食品，是肠火清降、脾气缓复的必要保证，一般忌口2周为宜。

【诊断思路】小儿厌食症是临床常见病证，以小儿较长时期厌恶进食、食量减少为特征。本病日久，可使气血生化乏源，变生他病，甚至影响生长、智力发育。脾胃为后天之本，气血生化之源。脾主运化，胃主受纳，脾胃调和，则口能知五谷饮食之味，脾胃不和，纳化失职，则造成厌食。小儿脏腑娇嫩，脾常不足，加之小儿饮食不知自节，或家长喂养不当，损伤脾胃，使脾胃运化不利，纳谷不香，以致厌食甚至拒食。本病病位在脾胃，以脾虚不运为本，饮食积滞为标。

【治疗方法】段富津治疗小儿脾胃系疾病善用六君子汤加减。六君子汤出自《医学正传》，由人参、白术、茯苓、甘草、陈皮、半夏六种草药煎熬而成，具有益气健脾、燥湿化痰的功效。对儿童来说，因人参性热，而小儿心肝常有余，为阳热之体，故段师常用较平和的党参代替。此方亦是段富津常用来治疗各类成人虚损类病症的良方。

方中陈皮，味苦、辛，性温，归肺、脾经。功善行气调中、燥湿化痰，陈皮既是行气祛痰、消食导滞的良药，又是调味佐餐的佳品，此外又可作为茶饮，芳香醒脾，因此它是一种典型的药食两用、温和平易、老幼皆宜的药物。对各类肺脾不足、胃肠积滞皆有良效。段富津对陈皮在儿童疾病中的应用深有心得，如前文所述，陈皮亦是治疗小儿咳嗽常用药，在食积厌食中亦为重要用药。

白术，味苦、微甘，性温，归脾、胃经。具有健脾益气、燥湿利水的作用。脾喜燥恶湿，而白术又为温燥药，正为脾所喜，既能补气健脾，又可通过燥湿、利水，有效地排除因脾虚而停滞于内的湿浊，所以称其为"脾脏补气健脾第一要药"。《本草通玄》记载："补脾胃之药，更无出其右者……"段富津治疗厌食等脾胃疾病时常用白术，助脾气，利腑浊，标本同治。

茯苓，味甘、淡，性平，归心、肺、脾、肾经。具有利水渗湿、健脾宁心之效，为利水渗湿的要药，亦为治疗脾虚证的辅助药。如四君子汤中茯苓配白术健运脾气，又以其甘淡之性，渗利湿浊，使参、术补而不滞。《本草正》："能利窍去湿，利窍则开心益智，导浊生津；去湿则逐水燥脾，补中健胃；祛惊痫，厚肠脏，治痰之本，助药之降。"现代药理表明茯苓具有抗炎、保肝、抗肿瘤、调节免疫功能等多方面药理作用。

半夏，味辛，性温，归脾、胃、肺经。具有燥湿化痰、降逆止呕、消痞散结的功效。对脾不化湿、聚而为痰等证颇有奇效，为燥湿化痰之要药。

段富津活用六君子汤，灵活加减变化，每多获良效。如大便秘结、肠腑积滞，可选用消食化滞类药物，焦三仙、鸡内金、莱菔子等；腹胀、腹痛明显加木香、枳壳、枳实以理气宽中；恶心呕吐者可酌加竹茹温胃降逆止呕，对兼见脾胃虚寒、腹痛腹泻者，这类患者切不可"见虚妄补"，可在六君子汤基础上选用白胡椒等温散寒痰之品，药性切用。

【治疗绝技】段富津以六君子汤治疗小儿脾胃病，以陈皮、白术、茯苓、半夏的组合，为治疗小儿厌食疾病的核心药组，体现段师重视健脾为本的思路。方中陈皮、白术相配，健脾益气之功倍；陈皮、茯苓相配，理气利水，消痰除湿；陈皮、半夏相配，散降有序，使脾气运而痰自化，气机畅则痞自除。随证加减中，伴有腹痛气滞者加砂仁、香附以温中行滞；脾胃虚寒者加生姜、大枣专而温之；食积内停者加麦芽、鸡内金健脾消食；脾胃虚弱者加砂仁、山药健脾和中。

【验案赏析】患者，男，9岁，2011年5月6日初诊。患儿近半年厌食，食欲不振，近月偶发哼声，眨眼，睡中磨牙，大便秘结，舌淡苔白，脉缓。处方：党参8g，焦白术8g，茯苓10g，半夏6g，陈皮6g，焦山楂8g，焦神曲8g，焦麦芽8g，酒白芍8g，桔梗8g，蝉蜕6g，甘草8g，7剂。二诊（2011年5月13日）：症状略减，上方加蜜远志5g，石菖蒲5g，石菖蒲醒脾开胃、消胀，合远志兼以宁神，7剂。三诊（2011年5月20日）：仍食少，上方加枳实6g，破气除痞，消积导滞，7剂。四诊（2011年5月27日）：好转，上方加僵蚕5g，息肝风、止抽搐，7剂。五诊（2011年6月3日）：食可，无著症，继服上方，7剂。

【按语】脾为后天之本，主运化水谷和水液。脾虚健运无权，则水湿内停，聚而为痰，痰浊蕴热，痰热互结，上扰咽喉，喉间发声。小儿肝常有余，易生风内动，加之痰阻清阳，可出现眨眼。脾为湿困，运化失职，清阳不升，胃失和降，食积化热，可出现睡中磨牙、大便秘结。方以六君子汤益气健脾，燥湿化痰。因人参补益之力太强，故易以党参为君，甘淡平和，补中益气；加焦山楂、焦神曲、焦麦芽消食化积；酒白芍平肝调肝；桔梗宣肺祛痰利咽；蝉蜕疏散肝经风热、明目止痉。

参 考 文 献

［1］徐慧馨，段富津，赵雪莹，等．段富津教授运用六君子汤辨治小儿厌食验案举隅
［J］．中医药信息，2013，30（1）：46－47.

［2］代金珠．国医大师段富津教授中医儿科学术思想及临证经验研究［D］．哈尔滨：黑
龙江中医药大学，2021.

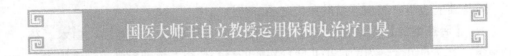

国医大师王自立教授运用保和丸治疗口臭

【经典名方】保和丸（源于《丹溪心法》）

组成：山楂六两，神曲二两，半夏、茯苓各三两，陈皮、连翘、萝卜子各一两。

用法：上为末，炊饼丸如梧子大。每服七八十丸，食远白汤下。

原文：保和丸治一切食积。

【学术思想】王自立主任医师认为，口臭多因饮食不节、情志不遂、劳累过度、外感寒湿火热之邪、久病脾虚或素体虚弱等引起，病理因素多为火热、湿热、寒湿、痰浊、食积、瘀血等，其病机主要为肝脾（胃）功能失调，尤以脾胃升清降浊功能失常为关键，使清气不升、浊气不降反逆而致口臭。

【诊断思路】口臭是指口腔发出或呼出的气体有臭味，是某些口腔疾病、鼻部疾病和全身性疾病的一个症状，临床较为常见，据统计，有10%～65%的人受到口臭困扰，口臭是影响人们社会交往和造成心理障碍的原因之一。

有关口臭的病因病机历代医家均有不同的阐述，多认为其关键在"热"，如清代吴谦《医宗金鉴·口舌证治》曰："口出气臭，则为胃热。"宋代《圣济总录·口齿门》曰："口者脾之候，心脾积热，蕴积于胃，变为腐臊之气，结聚不散，随气上出，熏发于口，故令臭也。"明代龚廷贤《寿世保元》曰："口臭，牙龈赤烂，腿膝痿软……此肾经虚热。"然而亦有非"热"所及，如《景岳全书·杂证谟·口舌》云："口臭虽由胃火，而亦有非火之异。"郑钦安在《医理真传·阳虚症门问答》中云："病人口忽极臭，

舌微黄而润滑，不思水饮，身重欲寐者何故？答曰：口虽极臭，无胃火可凭；舌虽微黄，津液不竭，无实火可据；不思水饮，身重欲寐，明系阴盛逼出真火之精气，有脱之之意。"明确提出口臭的病机是阴寒内盛，水极似火。此外，亦可由瘀血内阻、食滞胃脘、劳郁伤脾等引起，如元代危亦林《世医得效方·口齿兼咽喉科》云："劳郁则口臭，凝滞则生疮。"明代李时珍《本草纲目》曰："口臭是胃火、食郁。"由此可将口臭的病因病机大致概括为脾胃湿热、湿热内蕴、胃火炽盛、胃肠食积、肝火犯胃、肺热证等。

【治疗方法】口臭病机多端，王自立主任医师认为，单从清胃降火、消食导滞治疗口臭，部分患者疗效欠佳。故临证当细审病因病机，首辨虚实。实证多见脾胃热盛、肝胆实火湿热、痰湿内阻、食积内停等，治疗常以泻黄散、玉女煎、龙胆泻肝汤、温胆汤、保和丸加减化裁而获效。虚证多见肺胃阴虚、脾胃虚弱（气虚、阳虚）、脾肾不足、阴虚内热等，多用沙参麦冬汤、自拟运脾汤、理中丸、栀子豉汤等，每获良效。以上诸证，均可酌加调理脾胃之品，如党参、白术、麦芽、枳壳等，以恢复脾胃升清降浊功能，使清气得升、浊气得降则病自愈。

【治疗绝技】王自立认为口臭的关键在于肝脾（胃）功能的失调，因"脾开窍于口"，脾与胃互为表里，同居中州，具有承载万物的功能，是气机运化、升降的枢纽。脾主运化，以升为宜，胃主受纳，以降为顺，而肝主疏泄，调畅气机，协调脾胃升降，若肝失疏泄，脾胃气机升降失常，当升不升，当降不降，则口臭作矣。故治疗当审症求因，辨证论治，以"治病求本"为原则，但总以调理肝脾（胃）功能为主，恢复脾胃的升清降浊功能为要，使脾胃健运，升降如常，诸症自除。

本病在药物治疗的同时，王自立亦强调加强生活调理的重要性。除嘱患者注意保持口腔清洁外，还应饮食有节、忌暴饮暴食、控制饮酒、防止过食肥甘损伤脾胃。调畅情志，保持乐观、积极、舒畅的心情，并加强体育锻炼，增强体质，否则容易复发或反复发作。

【验案赏析】患者，女，45岁，口臭1周，2011年6月17日初诊。患者自诉1周前因暴饮暴食出现脘腹胀满、嗳气、口臭、口苦，自服"吗丁啉"后胃胀、嗳气缓解，口臭未除，食不知味，大便干结，2～3日一行，舌淡暗，剥脱苔，苔微腻，脉弦滑有力。中医诊断：口臭。证属食积内停，胃失和降。治则：消食和胃，清热化积。处方：保和汤化裁，半夏10g，陈皮10g，茯苓10g，枳壳10g，石菖蒲10g，麦芽10g，山楂10g，连翘

10 g，白豆蔻 10 g，甘草 5 g。7 剂，水煎分服，每日 1 剂。二诊（2011 年 6 月 25 日）：口臭除，仍不欲食，大便干结，2 日一行，上方枳壳加至 30 g，槟榔 10 g。7 剂，水煎分服，每日 1 剂。

【按语】本案患者暴饮暴食后胃失和降，脾胃运化、腐熟功能异常，胃中秽浊之气上逆，而致口气异常。王自立投以保和汤治之，对于保和汤，张秉成认为："此为食积痰滞、内瘀脾胃、正气未虚者而设也。山楂酸温性紧，善消腥膻油腻之积，行瘀破滞，为克化之药，故以为君；神曲系蒸窨而成，其常温之性，能消酒食陈腐之积；莱菔子辛甘下气，而化面积；麦芽咸温消谷，而行窨瘀积，二味以之为辅。然痞坚之处，必有伏阳，故以连翘之苦寒散结而清热。积郁之凝，必多痰滞，故以二陈化痰而行气。此方虽纯用消导，毕竟是平和之剂，故特谓之和耳。"王自立认为在保和汤中加入石菖蒲、白豆蔻以加强健脾化湿之力，二诊槟榔、枳壳加至 30 g，意在加强消导之力。

参 考 文 献

王煜，田苗．王自立主任医师治疗口臭验案举隅［J］．西部中医药，2014，27（9）：30 – 32．

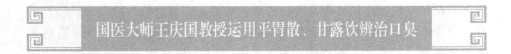

国医大师王庆国教授运用平胃散、甘露饮辨治口臭

【经典名方】

平胃散（源于《太平惠民和剂局方》）

组成：苍术（去粗皮，米泔浸二日）五斤，厚朴（去粗皮，姜汁制，炒香）、陈皮（去白），各三斤二两，甘草（炒）三十两。

用法：上为细末。每服二钱，以水一盏，入生姜二片，干枣二枚，同煎至七分，去姜、枣，带热服，空心，食前。入盐一捻，沸汤点服亦得。常服调气暖胃，化宿食，消痰饮，辟风、寒、冷、湿四时非节之气。

原文：治脾胃不和，不思饮食，心腹胁肋胀满刺痛，口苦无味，胸满短气，呕哕恶心，噫气吞酸，面色萎黄，肌体瘦弱，怠惰嗜卧，体重节痛，常多自利，或发霍乱，及五噎八痞，膈气反胃，并宜服。

甘露饮（源于《太平惠民和剂局方》）

组成：枇杷叶（刷去毛）、干熟地黄（去土）、天门冬（去心，焙）、枳壳（去瓤，麸炒）、山茵陈（去梗）、生干地黄、麦冬（去心，焙）、石斛（去芦）、甘草（炙）、黄芩各等份。

用法：上等份，为末。每服二钱，水一盏，煎至七分，去滓温服，食后，临卧。小儿一服分两服，仍量岁数，加减与之。

原文：治丈夫、妇人、小儿胃中客热，牙宣口气，齿龈肿烂，时出脓血，目睑垂重，或即饥烦，不欲饮食，及赤目肿痛，不任凉药，口舌生疮，咽喉肿痛，疮疹已发可服之。又疗脾胃受湿，瘀热在里，或醉饱房劳，湿热相搏，致生疸病，身面皆肿，胸满气短，大便不调，小便黄涩，或时身热，并皆治之。

【学术思想】王庆国认为每一种疾病的背后一定存在着某些可以找寻的规律，这些规律即是辨病论治的根基。这种诊疗思路在临床上具有一定优势，如临床实用性强，方法容易掌握，易于重复等特点。重视辨病论治，甚至直接以西医对病的认识和分类作为要点，为中医诊疗效果的提高带来新的契机。王庆国在临床辨治各类疾病的过程中，继承了《伤寒论》中以病为纲的诊疗模式，逐渐摸索出一套以"病证结合"为特点的诊疗体系，该体系诊断标准清晰，疗效判定精确，医患沟通便利，具有明显的优势。

【诊断思路】王庆国认为，在口臭的治疗上，应注意"以病为纲，辨证潜方"。中医典籍中对口臭的病机早有论述，认为口臭的产生是五脏六腑功能失调的结果，其中尤其与脾胃关系最为密切。巢元方的《诸病源候论·口臭候》中说："口臭，五脏六腑不调，气上胸膈。然腑脏气臊腐不同，蕴积胸膈之间，而生于热，冲发于口，故令臭也。"李时珍也在《本草纲目·第四卷上·口舌》中说："口臭是胃火、食郁。"脾开窍于口，故口能知味，脾热蕴积于胃，不能运化，湿热之气上冲于口，其气必秽浊难闻。胃热日久，灼伤胃阴，故患者多兼口热口干。《温病条辨·湿》说："脾主湿土之质，为受湿之区，中焦湿证最多。"湿邪所致脾胃病与多种因素有关，季节、气候、环境等因素使外在湿邪侵袭人体、损伤脾胃为外湿；饮食所伤、情志失调、久病劳倦等因素使脾胃受损为湿证。脾主运化水湿，脾脏功能健旺，则体内水液不会发生不正常的停滞而形成湿、痰、饮等病理产物，反之则导致湿、痰、饮等病理产物的生成。口臭病位在脾胃，病机不离湿和热，后期热久阴伤。

【治疗方法】王庆国在临床实践中，根据患者实际病情治疗该病，以"平胃散"和"甘露饮"两首方剂加减为用，取得了一定的疗效。平胃散和甘露饮均出自《太平惠民和剂局方》。平胃散由苍术、厚朴、陈皮、甘草四味药组成，以生姜、大枣为引，是治疗湿滞脾胃的基础方，古人曾将其称之为"治脾圣药"，方后注曰："常服调气暖胃，化宿食，消痰饮，辟风、寒、冷、湿四时非节之气。"汪昂谓："此足太阴阳明药也。苍术辛烈燥湿而强脾，厚朴苦温除湿而散满，苦降能泻实满，辛温能散湿满，陈皮辛温利气而行痰，甘草中州主药，能补能和，蜜炙为使。泄中有补，务令湿土底于和平也。"张介宾认为该方"性味从辛从燥从苦，而能消能散，惟有滞有湿有积者宜之"。平胃散乃治脾胃之圣剂，利湿化痞，消胀和中，兼治时疫瘴气，燥而不烈，故为消导之首方。后世许多健胃除湿的方剂均由其化裁演变而来。王庆国教授认为平胃散功专燥湿和胃，为治疗脾胃不和、痰湿阻滞中焦所致口臭基本方剂。该方的着眼点当为湿、食所致的积滞之证。临床以舌苔厚腻为指征，不论何种疾病，凡有胃部症状而因于湿滞、食积者，均可在辨证的基础上合用该方，使湿化胃开、积滞去而气机畅。

而甘露饮则体现了养阴为主、清热为辅、佐以宣肺除湿这一配伍原则。张璐云："素禀湿热而挟阴虚者，治以寻常湿热迥殊。若用风药胜湿，虚火易于僭上；淡渗利水，阴液易于脱亡；专于燥湿，必致真阴耗竭；纯用滋阴，反助痰湿上壅。务使润燥合宜，刚柔协济，始克有赖。"甘露饮由生地黄、熟地黄、天冬、麦冬、茵陈、黄芩、枳壳、枇杷叶、炙甘草、石斛组成，主治"丈夫、妇人、小儿胃中客热，牙宣口气"。"盖以阳明之治，最重在'养津液'三字。此方二地、二冬等药，即猪苓汤用阿胶以育阴意也。茵陈、黄芩之折热而去湿，即猪苓汤中用滑、泽以除垢意也。"方中生地、熟地、天冬、麦冬、甘草、石斛，治胃中虚热，或伤及肾阴；茵陈、黄芩苦寒折热又祛湿；另枳壳、枇杷叶能降上行火热，宽中理气。故此方能够清利湿热的同时兼顾阴液，寓泻于补，契合口臭脾胃湿热、日久伤阴的病机特点。

【治疗绝技】王庆国临证以病为纲，辨证潜方，体现了中医因人制宜、随证论治的精髓，符合现代医学及中医学的临床实际。王庆国临床应用时，在口臭辨病的基础上，针对患者的不同病情，辨证"痰湿阻滞"和"脾胃湿热"，分别选方"平胃散"和"甘露饮"，形成了治疗口臭的病证结合诊疗模式。应用"病证结合"为特点的诊疗体系，诊断明确，疗效显著，为临床学习提供了有益的借鉴。

【验案赏析】患者，男，34岁，自诉无明显诱因口臭半年余，平素肠胃不好，平日胃疼，磨牙，睡不稳，口唇淡。刻下症见自觉口中异味严重，晨起口苦，大便干稀不调，食欲差，不呃逆，心下痞，有吸烟史，无龋齿病史。血压140/100 mmHg。中医四诊：面色萎黄，舌质淡，苔白腻，左脉弦细，右脉弦滑。考虑脾胃不和、痰湿阻滞、湿热蕴结证，予平胃散加减，处方：苍术10 g，厚朴10 g，陈皮10 g，生甘草10 g，木香10 g，藿香6 g，法半夏10 g，黄连10 g，柴胡10 g，炒龙骨12 g，炒牡蛎12 g，当归15 g，焦神曲10 g，焦麦芽10 g，焦山楂10 g，炒栀子6 g，生大黄2 g。7剂，水煎，每日1剂，早晚温服。嘱患者禁油腻，清淡饮食，减少吸烟。二诊自觉口臭明显好转，嘱继服14剂而愈。

【按语】本案患者口臭半年余，考虑其病机为脾胃不和、痰湿阻滞、湿热蕴结。脾胃同居中焦，互为表里，同为后天之本。胃主受纳，脾主运化。"脾宜升则健，胃宜降则和""降则生化有源，出入有序，不降则传化无由，壅滞为病"。故脾伤则精微不布，蕴而生湿；胃病则通降不行，郁而生热。本证治疗以平胃散燥湿和胃，加藿香、半夏为不换金正气散方，藿香芳香化湿而醒脾，既能祛散表邪，又兼化里湿，宣中解郁；半夏燥湿，二者配平胃散芳香化湿、健脾和胃；加黄连、柴胡、栀子、大黄泄热，龙骨、牡蛎安神，焦三仙健脾助运。共达燥湿和胃、清胃泄热、化湿醒脾之功。

参 考 文 献

张翠新，马重阳，王庆国. 王庆国教授病证结合辨治口臭经验 [J].世界中西医结合杂志，2019，14（4）：496－499.